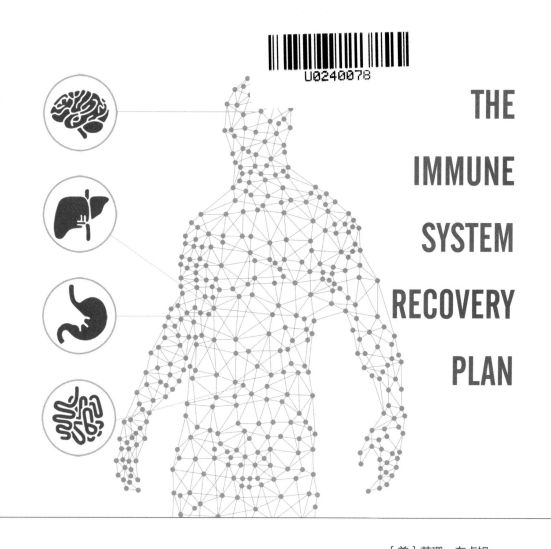

THE

IMMUNE

SYSTEM

RECOVERY

PLAN

〔美〕苏珊·布卢姆
〔美〕米歇尔·本德 ◎著

王树岩◎译

免疫功能
90天复原方案

从根源上构筑人体免疫防线的健康策略

北京科学技术出版社

读者须知

医学是随着人类的科研成果与经验积累不断发展的。本书中的所有建议均是作者结合自身临床经验审慎提出的，虽然如此，你在采纳之前还是应考虑自身情况与医生的建议。此外，如果你想获得详尽的医学建议，请向有资质的医生咨询。因本书相关内容造成的直接或间接的不良影响，出版社和作者概不负责。

THE IMMUNE SYSTEM RECOVERY PLAN: A DOCTOR'S 4-STEP PROGRAM TO TREAT AUTOIMMUNE DISEASE by SUSAN BLUM, M.D., M.P.H., WITH MICHELE BENDER
Copyright: © 2013 BY SUSAN BLUM, M.D.
This edition arranged with JANIS A. DONNAUD & ASSOCIATES, INC.
through BIG APPLE AGENCY, INC., LABUAN, MALAYSIA.
Simplified Chinese edition copyright © 2020 Beijing Science and Technology Publishing Co., Ltd.
All rights reserved.

著作权合同登记号　图字：01-2019-3456

图书在版编目（CIP）数据

免疫功能 90 天复原方案 /（美）苏珊·布卢姆，（美）米歇尔·本德著；王树岩译. —北京：北京科学技术出版社，2020.6（2025.3 重印）

书名原文：The Immune System Recovery Plan: A Doctor's 4-Step Program to Treat Autoimmune Disease

ISBN 978-7-5714-0620-2

Ⅰ. ①免…　Ⅱ. ①苏…②米…③王…　Ⅲ. ①免疫性疾病—康复　Ⅳ. ① R593.09

中国版本图书馆 CIP 数据核字（2019）第 264061 号

策划编辑：胡　诗		电　话：0086-10-66135495（总编室）	
责任编辑：吴佳慧		0086-10-66113227（发行部）	
责任校对：贾　荣		网　址：www.bkydw.cn	
图文制作：天露霖文化		印　刷：北京中科印刷有限公司	
责任印制：李　茗		开　本：710mm×1000mm　1/16	
出 版 人：曾庆宇		字　数：350 千字	
出版发行：北京科学技术出版社		印　张：20	
社　　址：北京西直门南大街 16 号		版　次：2020 年 6 月第 1 版	
邮政编码：100035		印　次：2025 年 3 月第 24 次印刷	
ISBN 978-7-5714-0620-2			

定　价：79.00 元

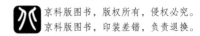

谨以此书献给自身免疫性疾病患者，希望它成为你们希望的源泉。

生大材，不遇其时，其势定衰；生平庸，不化其势，其性定弱。

——老子

从痛苦与折磨中解脱
（代序）

是什么疾病，对女性而言，患病人数超过心脏病和乳腺癌的总和？

是什么疾病，影响着近 2 400 万美国人，研究经费却仅占美国国家卫生研究院总预算的 5.4%？

答案是：自身免疫性疾病。

自身免疫性疾病鲜为人知，因为它表现出多种特点、有多种类型。类风湿性关节炎、系统性红斑狼疮、多发性硬化症、溃疡性结肠炎、1 型糖尿病、桥本甲状腺炎和银屑病都属于自身免疫性疾病。很多人把这些疾病视为不同的病，实际上它们是同一类病，只是因患者年龄、性别和基因等不同而有不同的表现而已。自身免疫性疾病的影响几乎遍及全身。有些自身免疫性疾病和自闭症、抑郁症一样，影响人的神经系统；有些则影响人的关节、肌肉、皮肤、内分泌系统、心脏等。一旦人体免疫系统开始攻击自身组织而非异物（比如细菌），就会引发自身免疫性疾病。自身免疫性疾病有 100 多种，任何一位患者曾经都遭受过自身免疫性疾病给他们的生活质量带来的巨大的影响。

随着科学的发展和功能医学的进步，我们已经知道自身免疫性疾病的若干诱因，其中大多数都被临床医生忽视了，他们甚至试图用副作用特别大的强效药物来阻断免疫系统的攻击。

事实上，所有自身免疫性疾病的病源大同小异，无非是微生物、环境化学物质（包括环境毒素）、过敏原压力和不良的饮食。只要在根除病源的基础上调控饮食和生活方式来将身体调整到最佳状态，人是可以战胜自身免疫性疾病的。

这本书是苏珊·布卢姆博士的开创性著作，也是自身免疫性疾病患者自我康复的重要指南。在这本书中，布卢姆博士向我们展示了从根本上治疗自身免疫性疾病、修复免疫系统的方法。她为千千万万被自身免疫性疾病折磨的患者制订了康复计划，并就饮食、营养补充剂和环境等情况提供解决方案，以便帮助患者应对甚至战胜自身免疫性疾病。布卢姆博士之所以一直致力于找到自身免疫性疾病的病源，是因为她自己曾经就是一位自身免疫性疾病患者。如今，她的病已经被治愈了，用的就是这本书中所述的方法。

治疗自身免疫性疾病的传统方法是通过强效药物，包括非甾体抗炎药（如艾德维尔、萘普生）、类固醇激素类药物（如泼尼松）、抗癌药（如甲氨蝶呤）以及一些新药（如恩利、修美乐和类克）来抑制免疫应答，阻断一种名为肿瘤坏死因子-α（TNF-α）的炎症因子。然而，这些药物会令人体免疫系统变得非常迟钝，从而增大人患癌症或致命性感染的风险。此外，这些药物通常只能缓解部分症状，并且还有严重的副作用。这些药物虽然在短期内能挽救一些人的生命，但从长远来看无法根除病源。

在治疗自身免疫性疾病的过程中，布卢姆博士和我运用的是功能医学的理论知识，因为它能指引我们找到问题的根源。如今，我们已经让数百名自身免疫性疾病患者康复。

我也是这本书中所介绍的治疗方案的受益者。慢性疲劳综合征的症状与自身免疫性疾病的症状相似。我的血液检测结果清楚地显示，我的身体正在进行自我攻击。不过，在我将体内的汞排出去之后，慢性疲劳问题和自身免疫问题也得到了改善。

很多患者跟我情况一样。针对每一位患者，像布卢姆博士和我这样的医生都能找到病因——环境毒素、过敏原、感染、不良的饮食和压力，并通过调控饮食、补充营养、运动、进行压力管理、喝洁净的水和呼吸洁净的空气、参加社区活动、处理好人际关系等方法来让人体恢复到最佳状态。

以下是读者可能关心的一些患者的康复之路。

- 一位患有混合性结缔组织病的 10 岁女孩曾来我处就诊，当时她的皮肤、关节、肝脏和血细胞都被炎症破坏了。此前，医生们试图通过静脉注射大量类固醇激素类药物和具有免疫抑制作用的化疗药物来控制她的症状，但都以失败告终。对此，没有人问为什么。她为什么会发炎？是什么让她的免疫系统过度活跃？医生们只是想着如何将免疫系统关闭。我让她戒掉麸质和动物奶，清除了她肠道里所有有害的酵母菌，并让她吃天然食物、服用营养补充剂来维持身体所需的营养。2 个月后，她的情况大为好转。一年之后，她的症状完全消失，停掉了所有的药物，抗体水平也恢复了正常。这种逆转是临床医生难以实现的，但通过阅读布卢姆博士的这本书，每一位患者都能实现。

- 一位患有致残性银屑病和银屑病关节炎的女性，虽然年仅 42 岁，却不能自己上下楼梯，不能自己洗澡，也无法好好照看孩子。在我们这里接受治疗（包括戒除饮食中的麸质和其他食物过敏原、去除体内的重金属、平衡免疫系统）9 个月后，她不仅减掉了 30 磅（约 13.6 kg）的体重（炎症会让人发胖），而且再也不用受病痛折磨了。

- 一位患有多年的带血性腹泻和溃疡性结肠炎的男性，虽然调控饮食和促进消化的措施对他有所帮助，但直到我们清除他肠道中的有害菌并让他戒掉麸质，他的病情才真正好转。

- 最近来找我就诊的一位多发性硬化症患者，大脑上已经出现了白色炎性瘢痕，还有衰弱性疲劳的症状。她在接受治疗之后再次做磁共振检查时，大脑上的所有白色瘢痕都消失了！

在美国，功能医学正帮助无数自身免疫性疾病患者走向康复，苏珊·布卢姆博士就是这背后的一位付出者。在美国布卢姆康复中心，她改善了成千上万位患者的生活。找到并消除诱因（如隐藏在人体内的有害菌、毒素或过敏原），以及让患者通过服用营养补充剂、草本制剂和一些前体药物（如益生菌）来恢复身体机能，都是医学前沿的做法。功能医学已为全球千千万万的患者提供了帮助，这本书就清晰、透彻地阐述了功能医学的宝贵知识。运用这本书中所阐述的革命性方法，你也可以找到并消除引起自身免疫性疾病的诱因，从而扭转病情，让自己重拾健康！

功能医学为我们提供了知识和方法，而你要做的就是运用它们！

马克·海曼医学博士
美国马萨诸塞州西斯托克布里奇

前　言

　　在美国，自身免疫性疾病的问题越来越严重。虽然这一问题还没有登上报纸头条或晚间新闻，但它确实存在。自身免疫性疾病会使人衰弱，有时甚至致命。**自身免疫性疾病已经成为美国相当常见的一种慢性病，目前大约有 2 400 万美国人受其影响。**自身免疫性疾病患者比癌症或心脏病患者还多，但大多数人至今还不知道什么是自身免疫性疾病。实际上，缺乏相关知识正是大多数人深受其害的原因。自身免疫性疾病会造成剧烈疼痛，让人残疾甚至死亡。更糟糕的是，许多患者深受其苦，因为临床医生要么无法确定问题是什么，要么无法找到问题的根源。

　　功能医学就能解决自身免疫性疾病这一问题。这是一门在近十年间才发展起来的学科，专注于治疗慢性病。我希望这本书能够给自身免疫性疾病患者带去希望，让他们摆脱或者战胜疾病。

我为什么要写一本关于自身免疫性疾病的书？

　　自身免疫性疾病有 100 多种，它们都是由免疫系统出现问题而引发的严重慢性病。这本书给我们敲响了警钟：如果我们能及早发现这些疾病，在疾病发展并造成严重疼痛、残疾甚至死亡之前，它们是可以被逆转并治愈的。最初，自身免疫性疾病的症状只是疲劳或者肌肉、关节疼痛，也可能只是感觉不舒服。我们可以通过简单的血液检测来诊断。在大脑、关节、甲状腺、血管和身体的其他部位受到不可逆的损害之前，你可以按照本书的治疗方案，慢慢地恢复免疫系统的平衡。如果你已经身患自身免疫性疾病一段时间，并且已经出现组织损伤的情况，本书能改善你的症状，并且教给你摆脱疾病的方法，以防你的组织损伤进一步恶化。作为一名医生，我对自身免疫性疾病（如 Graves 病、类风湿性关节炎、克罗恩病、溃疡性结肠炎、系统性红斑狼疮、多发性硬化症、桥本甲状腺炎、银屑病、斑秃、白癜风、干燥综合征、硬皮病等）的了解算是比较早的。当我自己被确诊患有一种自身免疫性疾病时，我的个人生活及职业生涯被永远改变了。

我的故事

接下来，请允许我假设你是一位患者。

我是苏珊·布卢姆博士，是一名通过预防医学认证的专科医生、纽约西奈山医学院预防医学系的临床助理教授，也是布卢姆康复中心（位于美国纽约市莱伊布鲁克）的创始人。

我的医学之路始于医学院。在内科实习期间，我很快就认识到自己不仅应关注疾病的治疗，更应将重点放在疾病的预防上。但在当时，预防医学主要包含筛查检测和公共卫生项目，而这些并不是医生日常工作的一部分。医学院并没有教医生如何让患者从根源上做出改变，比如如何让患者吃得更健康或者减轻压力。此时我就意识到，作为一名医生，我必须走一条与众不同的路。因此，我向当时被划为"异类"的机构寻求培训机会。我特别感兴趣的是压力、营养和疾病之间的关系。

我离开了临床医学，转而寻求治疗疾病更全面的方法，因而进入了一个新兴领域，即功能医学的领域。首先，我在位于美国华盛顿的心身医学中心学习压力管理和消除压力对身体造成的影响的方法。接着，我在功能医学研究院了解食物影响身体的过程，包括食物促进健康或引发疾病的方式。我在将体重管理与营养学的知识应用到实践中后，亲眼目睹了这些知识是如何帮助人们预防与逆转慢性病的。此后，这种想法——预防和逆转慢性病——成为我的热情所系，也成为我行医的核心。

功能医学确实对自身免疫性疾病有效。我这么说不仅因为我看到它对自身免疫性疾病患者的效用，还因为在我被确诊患有自身免疫性疾病后，我看到它对我自己所产生的影响。

10多年前，当一位朋友问我为什么我的手那么黄时，我才注意到这一点。实际上，之前我竟然丝毫没有察觉。之后，我立刻做了血液检测，找出了原因。

"你得了甲状腺功能减退症。"检测结果出来后，医生告诉我。这说的是我吗？我的甲状腺有问题？我不敢相信。甲状腺功能减退指甲状腺无法分泌足够的甲状腺激素，而甲状腺激素是一种帮助身体将 β 胡萝卜素（存在于黄色和橙色的果蔬中的一种营养物质）转化成维生素 A 的必需激素。由于我体内的这种转化无法进行，我从饮食中所获得的 β 胡萝卜素不能被正确处理。慢慢地，这些营养物质在我体内积累，所表现出的其中一个症状就是手发黄。我仔细回想了一下才意识到，这并不是我唯一的症状。我必须非常努力才能控制体重增长。此外，我经常感觉疲乏。但之前我并没有意识到这些都是身体出问题的征兆，因为这些症状已经成为我生活的一部分，我已经把它们看作"正常现象"。

进一步的检测带来了更多的坏消息。我还得了一种叫"桥本甲状腺炎"的自身免疫性疾病。换句话说，作为身体日常对抗感染和异物的防御系统，我的免疫系统不再保护我或起防御作用。事实上，我的免疫细胞已经开始针对我的甲状腺发起攻击，而这造成我的甲状腺无法分泌足够的甲状腺激素。这令我震惊不已。在这之前的几年，我已经成为一个素食主义者。我经常运动，练习瑜伽和冥想，还培养自己的精神信仰。我在心理治疗中曾战胜了自己的心魔，目前对自己的生活也非常满意。由于我一直在做我认为对的事，被诊断出患有自身免疫性疾病真的令我感到震惊和恐惧。况且我还是一名医生，所以我不敢相信自己体内发生了我不知道的事。

我的初级保健医生却对这个令人不安的消息不屑一顾。"这没什么大不了的，"他说，"你只需服用甲状腺激素替代药物即可。"没什么大不了的？也许对他来说是这样，但我的直觉告诉我不是。我的身体失去了平衡，我想知道原因。我为什么会得这种病？我为什么现在得这种病？为了了解病情，我决定把我的病当作一个探索临床医学和功能医学的机会。**我不想吃那些只能从表面控制症状的药。我想弄清楚的是我出现这些症状的原因。**

功能医学是如何帮助我的?

在被确诊患有桥本甲状腺炎后，我开始了人生的新旅程。这段旅程让我更深刻地了解了功能医学——一个独特的、在当时还较新的医学领域。功能医学注重的是从人的整体入手，而不仅仅是症状本身。在确诊之后，我开始运用在功能医学研究中所学到的知识为自己治疗。结果发现，由于具有遗传易感性，我患自身免疫性疾病的风险很大。我还了解到，我的身体很难将汞从身体中排出（汞是一种毒素，会损害人体组织，还可能引发自身免疫性疾病）。我坚持吃不含麸质的食物，不再吃重金属含量高的鱼（如金枪鱼、旗鱼、鳗鱼和条纹鲈鱼），从而减少汞暴露。2 年间，我还拿掉了牙齿中的银汞合金填充物。我开始喝蛋白奶昔，以减轻炎症、增强肝功能（因为肝脏是人体的主要排毒器官，这样做有助于清除体内的汞和其他毒素）。在我使用功能医学的方法治疗桥本甲状腺炎的 2 年里，我的抗体水平恢复到正常状态，桥本甲状腺炎也被治愈了。我还服用了少量的甲状腺激素（左旋甲状腺素），每天精力充沛，体重也维持得很好。能和患者分享自己学到的东西令我感到激动、兴奋。

这还只是第一步。因为在我第一次就诊时甲状腺就已经受损，所以我的下一个目标是将它治愈。治愈时间因人而异，具体取决于甲状腺受攻击的时间的长短。由于我的甲状腺已经受到重创，我还要继续服用甲状腺激素。尽管如此，我现在的服药剂量已经减小到10年前的一半。如今，我觉得自己比以前更健康、更有活力。我的康复之旅让我明白身体需要什么、该如何问诊以及如何倾听。治疗慢性病需要时间和努力，但结果可期。我的故事就是最有力的证明。我付出了时间和努力，也希望通过自己的专业知识帮助其他自身免疫性疾病患者。

几年前，我在心身医学中心的专业培训上，给一群卫生保健人员做过一次讲座。我谈到以食代药的重要性以及放松练习等是如何帮助患者战胜疾病的。然而，我惊讶地发现，200名听众中的大多数人从没有听说过这些重要的、能改变生活的概念。他们可是专业的卫生保健人员！这令我不敢相信。如果连医生都不了解这些知识，也不亲身实践，如何把它们教给患者？那时我便意识到应该更广泛地宣传功能医学，而不是仅仅针对我诊治过的患者以及那些听过我的讲座和与我交谈过的人。

功能医学如何帮助你？

经过数年规划（更多的时间都在梦想有这样一个机会），我于2010年在纽约莱伊布鲁克建立了布卢姆康复中心，专注于传播功能医学、心身医学和预防医学的成果。布卢姆康复中心下面设有一所烹饪学校和心-身-精神中心。前者负责教患者如何进行健康饮食；后者则负责教授一系列放松技巧，用以预防和解决慢性健康问题；再加上我提供的治疗方案，布卢姆康复中心为患者带来了巨大的改变。

我不是唯一被临床医生告知只需要吃几片药的人，当然也不是唯一认为应该有更好的治疗方法的人。在布卢姆康复中心接受功能医学实践的过程中，患者经常和我分享临床医生在确诊他们患有自身免疫性疾病后对他们说过的话——"要学会适应止痛药，因为你这辈子都离不开它们了。""我不知道你为什么会得这个病。""你的免疫系统无法被治愈。"等等。这里只列出了几个例子，但这些话带给患者的却是深深的绝望。临床医生认为患者应该接受诊断结果，接受伴随终身的止痛药、免疫系统抑制药及其副作用（即便其中一些药的副作用可能是长期的、毁灭性的）。但我拒绝接受那些说法，那些认为自身免疫性疾病患者对自己的病束手无策的说法。不过，随着自身免疫性疾病发病率的升高，我意识到很多很多的患者可能永远到不了我的诊所。于是，我写下了这本书，希望所有患者都能摆脱自身免疫性疾病的困扰。

许多临床医生向疾病屈服了，而这往往让患者感到无力。**此外，临床医生的这种态度还会让患者病情恶化，因为它破坏了身体的自愈过程。要知道，身心的关联是真实而强大的**。很多研究表明，人感觉自己对病情的掌控力越强，疾病的治愈率就越高。人一旦意识到他们可以为自己做些什么，无论当时自己的健康状况如何，他们都能做得更好、感觉更好并且生活得更好。事实上，人们是真的可以为自己做些什么的！这是功能医学的核心原则之一。作为该领域的专家，我将在本书中向你展示人可以在多大程度上掌控自己的健康和幸福。

那么，到底什么样的人是功能医学专家呢？我先来说说什么样的人不是功能医学专家。大多数临床医生会注意到患者的症状，也能根据这些症状做出相应的诊断，而这通常决定了患者的治疗情况。因此，如果你和你的朋友有相同的症状，你们通常会得到相同的诊断结果，并且接受相同的治疗。这种诊疗方式适用于某些实实在在的创伤问题，比如得了阑尾炎或腿断了，即医生通过某些手段（如做手术）就能解决问题或消除症状。不幸的是，当你试图治疗和预防诸如自身免疫性疾病之类复杂的慢性病时，这种方法就不起作用了。

功能医学专家就像医学侦探，他们会搜集关于你的所有线索，包括你的过去（你在哪里长大、你的家庭状况、你的既往创伤和既往病史等）和你的现在（你所处环境中的毒素情况、社会生活情况、压力水平、人际关系、饮食、运动、睡眠情况、现有症状等）。接着，他们会根据这些信息告诉你你的身体无法正常工作的机制和原因。这种检测工作，正是我在布卢姆康复中心为患者做的，也是我进行自我治疗的方法。以上因素都是我在书中为你提供的切入点。

西德尼·贝克，医学博士，预防医学的著名专家，被誉为功能医学之父。他曾说："如果你坐在一枚大头钉上，那么先要做的不是治疗疼痛，而是找到大头钉并把它拔出来。"这本书的目标就是帮你找到自身免疫系统中失灵的"大头钉"，并将它们逐个拔出来。我们主要通过四大方案来清除你身体中对免疫系统有害的东西，从而确保你的身体发挥正常的功能。

免疫功能复原方案

我之所以写这本书，就是为了向患者传递希望。**令人震惊的是，目前市面上竟然没有一本书告诉普通人免疫系统是如何工作的以及该如何修复免疫系统**。这些都是我将在本书中详细介绍的内容。此外，我还会向读者讲述一些自身免疫性疾病患者（如系统性红斑狼疮、类风湿性关节炎、干燥综合征、桥本甲状腺炎和 Graves 病等的患者）康复（症状消除、体内抗体水平降低）的经历。

抗体通常是由免疫细胞产生的因子，用于攻击和消灭外来"入侵者"。但在自身免疫性疾病患者体内，抗体却错误地攻击和破坏自身组织。大多数自身免疫性疾病是慢性病，会让人身体衰弱，有的还可能危及生命。事实上，自身免疫性疾病是导致美国 64 岁以下的女性死亡的十大主要原因之一。

本书将帮助患者了解自己的症状、某些症状出现的原因以及消除这些症状的潜在根源的方法，从而达到治愈的目的。你可能要发出疑问了：一本书就能解决自身免疫问题吗？是的，因为大多数自身免疫性疾病的发病机制相似。通过本书中的互动部分（包括自我评估表以及自我评估结果分析等），你自己在家治疗的效果和找我就诊的效果一样。当然，你自己在家不能做血液或粪便检测（因为这需要专业的人员来完成），不过通过书中介绍的四大治疗方案，你轻轻松松就能学会治疗自身免疫性疾病的方法。四大方案具体如下。

- 第一阶段：以食代药
- 第二阶段：调控压力
- 第三阶段：修复消化道
- 第四阶段：维护肝脏

我建议你按照本书的顺序一个阶段一个阶段地进行评估与治疗，以便从中获得最好的效果。当然，每个阶段的内容都是独立的。所以，如果你愿意，可以一次只接受一个阶段的治疗。这里列出的四大方案对应的是书中的前四部分内容，在书中，每一部分又分为 3 章。

- **第一章**：**阐明这一部分的主题对免疫系统的影响**。比如，免疫系统是如何对压力做出反应的，消化系统的健康状况是如何影响免疫系统的。
- **第二章**：**自我评估手册**。基于这一章的评估情况，你可以进行个性化治疗。本章会为你提供治疗所需的全部信息，包括如何将这些方法与日常生活相结合以及如何改变生活方式等。

- 第三章：**食谱**。这一章主要教你如何将食物作为个性化治疗方案的一部分。
  每份食谱都含有特定的食物。

在深入讲述这四部分的内容之前，我要先解释一下每一部分的内容都很重要的原因，并向你展示这些方案的起效速度。照着这些治疗方案做，无论你是接受单一的治疗还是整体的治疗，你的免疫系统都将得到改善。这些方案都是我为患者制订的，也是最简单、最有效的"药物"。

本书可为你解答下列问题。

- "5A"，即抗酸剂（antacid）、抗生素（antibiotic）、艾德维尔（Advil，布洛芬类止痛药）、酒精（alcohol）和动物性食品（animal food）是如何致病的？
- 为什么标准美式饮食中常见的食物成分常被人体误认为"入侵者"，从而导致免疫系统攻击自身组织？
- 汞暴露和其他环境毒素暴露是如何改变人体组织从而导致免疫系统攻击自身组织的？
- 常见的病毒，比如会引起单核细胞增多症的爱泼斯坦-巴尔病毒，是如何引发持续的免疫反应，使患者一直感觉身体肿胀、僵硬、浮肿与疲劳的？
- 阻断人体免疫反应的传统疗法是如何产生各种副作用，包括失眠、体重增加、肌肉疼痛、血压升高和抑郁的？
- 如何将功能医学的方法与传统疗法相结合，在获得较好的效果的同时承担较小的风险？
- 患者曾感染过的病毒，包括单纯疱疹病毒、水痘-带状疱疹病毒、肝炎病毒、爱泼斯坦-巴尔病毒等，是如何诱发自身免疫性疾病的？
- 为什么说人体 70% 的免疫系统在肠道里？为什么平衡肠道菌群可以令免疫功能达到最佳状态？
- 如何通过在肠道中保留适量的细菌来降低自身免疫性疾病的发病率？

我们都将受益其中

需要指出的是，虽然本书的内容主要针对的是自身免疫性疾病患者，但其实**任何希望拥有健康、平衡的免疫系统的人，都能从本书中获得帮助**。书中阐述的治疗方案不仅为来我处就诊的哮喘和过敏症患者提供了帮助，也帮助了那些觉得自己得了流感的人。

如今，越来越多的美国人身患自身免疫性疾病。造成自身免疫性疾病发病率升高的部分原因是我们正被有毒食物、压力、环境毒素（包括重金属）等威胁。虽然我们不能生活在泡沫世界中，但可以通过有意识地改变进入我们的房屋、身体的东西来保持健康。我们每个人都有责任照顾好自己。

其实最重要的是，我们的确可以对发生在我们身上的事情加以控制，是的，**被确诊患有自身免疫性疾病是一件严肃的事情。但这不等于你的人生被判了死刑。**你不必在痛苦中度过余生，也不必服用会使身体衰弱的药物。相反，你完全可以将自己的免疫系统治愈。我这么说，并不仅仅因为我诊治的很多患者康复了，还因为我切身经历过。

本书为你提供了治疗甚至逆转自身免疫性疾病的方案，同时还提供了相应的预防方法。本书的写作目的，是希望患者在读到它时能够意识到自身免疫性疾病是能够被治愈的，除了终身服药之外还有其他更有效的治疗方案。希望你可以通过我提供的治疗方案重拾健康。在这条路上，你并不孤单，我就是引导你踏上康复之旅的引路人。行动起来吧！

美国国家卫生研究院（NIH）称："从过去 10 年的研究成果来看，自身免疫研究已经成为最有前景的一大研究领域。"

写在开始之前

其实，本书所说的治疗方案有时让人感到难以承受，因为它要求我们在饮食和生活上做出很大的改变。通读全文之后，做个深呼吸，跳过书中的细节（一棵棵树木），我希望你能看到"整片森林"。你也要知道，你的免疫系统无需药物也能被治愈。虽然你也需要关注"树木"，因为它们涉及的是书中的具体细节，但请将重点放在大局上，即最大限度地获得健康。

我写作本书的目的有 3 个。本书中所述的平衡免疫系统的方法是有大量文献支持的。你可能遇到不熟悉功能医学或不熟悉本书中提到的某些研究的医生，但你要知道，医生不知道这些研究或者结论并不意味着它们就是错的。我写本书的第一个目的，就是让你掌控自己的健康，同时也希望你与他人分享这些知识。

第二个目的，是希望你在阅读本书后进行自我治疗所获得的效果与找我就诊所获得的相当。患者千千万，而我只有一个。这也是我制作自我评估手册的原因。自我手册分为多个部分，这样你就可以随时停下，等有时间再接着做，按照自己的节奏进行。治疗自身免疫性疾病不可能一蹴而就，你无须在一周或一个月内完成所有事情。不要被困难吓倒，请记住，你随时都能获得帮助：如果你觉得自己无法完成，可以访问我们的网站或者找一位功能医学的医生来解决。

第三个目的是传递希望。我很高兴有机会告诉你，不要放弃，也无须向长期被痛苦和药物充斥的生活低头。我真诚地祝愿每个人都能康复，你们所做的改变，一定会让自己变得更好。

目 录

从痛苦与折磨中解脱（代序）   I

前言   V

    我为什么要写一本关于自身免疫性疾病的书？   V

    我的故事   VI

    功能医学是如何帮助我的？   VII

    功能医学如何帮助你？   VIII

    免疫功能复原方案   X

    我们都将受益其中   XI

    写在开始之前   XII

第一章 自身免疫性疾病   1

    健康的免疫系统   1

    紊乱的免疫系统   3

    什么是自身免疫性疾病？   3

    什么引发了自身免疫性疾病？   4

    如何利用本书：你的健康"梦之队"   9

    希望就在本书中   11

第一部分 以食代药   23

第二章 食物与自身免疫性疾病   25

    什么是炎症？   26

    食疗   26

    会引起炎症反应的食物成分   27

    吃饭不易   28

    食物即信息   28

    要戒掉的食物   30

    细说麸质   32

    食物对免疫系统有害？   37

    改善免疫系统的要素   38

　　　有益的食物成分 39

第三章　饮食自我评估手册 44

　　　食物与感觉 45

　　　自我评估 46

　　　治疗方案 52

第四章　免疫系统修复食谱 69

　　　杏仁蓝莓麦芬 71

　　　格兰诺拉燕麦棒 72

　　　坚果藜麦粥 73

　　　亚洲荞麦面沙拉 74

　　　佛陀饭 75

　　　藜麦意面 77

　　　地中海香草三文鱼 78

　　　奶油菠菜 79

　　　香菇藜麦饭 80

　　　巧克力燕麦饼干 81

第二部分　调控压力 83

第五章　压力与自身免疫性疾病 85

　　　应激反应 86

　　　肾上腺 91

　　　压力对自身免疫性疾病的影响 93

　　　应激反应：皮质醇与自身免疫性疾病 96

　　　心身关联 101

第六章　压力自我评估手册 105

　　　解析生活中的压力 106

　　　自我评估 106

　　　治疗方案 116

第七章　减压食谱 128

　　　香蒜炒鸡蛋 130

　　　意式烘蛋 131

　　　香辣黑豆藜麦沙拉 132

姜炒青江菜　　　　　　　　　　　　133

柠檬甘蓝牛油果沙拉　　　　　　　　134

肉桂红薯泥　　　　　　　　　　　　135

褐菇炒丹贝　　　　　　　　　　　　136

地中海鹰嘴豆饼　　　　　　　　　　137

甜椒酱　　　　　　　　　　　　　　139

烟花女酱鳕鱼　　　　　　　　　　　139

椰味鸡柳　　　　　　　　　　　　　140

杏仁酸橙酱　　　　　　　　　　　　141

巧克力牛油果布丁　　　　　　　　　142

第三部分　修复消化道　　　　　　145

第八章　消化道与自身免疫性疾病　147

消化道与免疫系统的关联　　　　　　147

肠道菌群　　　　　　　　　　　　　149

健康的菌群与免疫系统　　　　　　　150

胃内失衡　　　　　　　　　　　　　152

肠道生态失调　　　　　　　　　　　155

肠漏症　　　　　　　　　　　　　　156

第九章　消化道自我评估手册　　　160

卡萝尔的故事　　　　　　　　　　　160

自我评估　　　　　　　　　　　　　163

治疗方案　　　　　　　　　　　　　168

第十章　消化道修复食谱　　　　　180

美"胃"奶昔　　　　　　　　　　　182

自制格兰诺拉燕麦片　　　　　　　　182

法国发芽小扁豆沙拉　　　　　　　　183

印度绿豆饭　　　　　　　　　　　　184

椰子油炒绿蔬　　　　　　　　　　　185

橙子茴香金甜菜沙拉　　　　　　　　186

火鸡汉堡排　　　　　　　　　　　　187

辣椒松子菠菜鸡肉卷　　　　　　　　188

花椰菜泥 189

腰果蓝莓芭菲 190

澄清黄油（酥油） 191

第四部分 维护肝脏 193

第十一章 肝脏与环境毒素 195

肝脏是如何处理毒素的？ 196

环境毒素暴露 198

自身免疫性疾病与环境毒素：重金属与外源性雌激素 203

改善肝脏排毒功能，清除重金属 210

第十二章 肝脏自我评估手册 218

自我评估 221

治疗方案 226

第十三章 肝脏维护食谱 236

绿蔬排毒汤 238

蓝莓菠菜思慕雪 239

北非马粟豆汤 239

蒜香甜菜白芸豆 240

鹰嘴豆沙拉 241

羽衣甘蓝沙拉 242

蘑菇野生米饭 243

枫糖浆照烧三文鱼 245

黑豆饼 246

亚洲风味沙拉 247

第五部分 自身免疫性疾病补充说明 249

第十四章 感染与自身免疫性疾病 251

感染在自身免疫性疾病中起的作用 252

感染是如何诱发自身免疫性疾病的？ 252

你的免疫系统存在缺陷吗？ 253

多发性硬化症 254

系统性红斑狼疮 258

乳糜泻 262

类风湿性关节炎 264

干燥综合征 267

自身免疫性甲状腺病：桥本甲状腺炎与 Graves 病 269

结语 274

致谢 276

参考文献 279

附录Ⅰ 有用的书籍 285

附录Ⅱ 营养补充剂和草本制剂 287

附录Ⅲ 健康饮食和购物清单 292

附录Ⅳ 具排毒疗效的抗炎小食 297

第一章

自身免疫性疾病

健康的免疫系统

人体免疫系统包括一些细胞，这些细胞能够保护人体免受疾病的困扰，这也是免疫系统常被称为"细胞军团"的原因。其实，人体每天都暴露在会招致生病的环境中，受到诸如病毒、细菌、霉菌、寄生虫和来自食物的外源蛋白等的威胁。但人并没有因此而生病，这正是免疫系统的功劳，是它将各"兵种"的"士兵"召集起来一致抗敌。要想理解什么是自身免疫性疾病，我们要特别关注"细胞军团"中的一支"劲旅"——淋巴细胞。淋巴细胞是一种白细胞，负责保护人体免受有害异物的侵害。然而，淋巴细胞一旦无法正常工作，就会成为诱发自身免疫性疾病的罪魁祸首。淋巴细胞"部队"中有两种"士兵"。一种是杀伤性 T 细胞（又名细胞毒性 T 细胞），它们会对自己不认识的以及被自己判定为"入侵者"的对象直接发起攻击。我将这种直接攻击称为"细胞之战"。一种是 B 细胞，它们具有生成抗体的功能。抗体是一种分子，能够捕获免疫系统认定的一切异物或危险物。在抗体捕获这些异物或危险物后，免疫系统会产生更大的反应，即炎症反应。此时，系统会分泌新的化合物来攻击该异物或危险物，将它们杀灭或从体内清除。我们可以将抗体比作 B 细胞发射的子弹，B 细胞的目标是杀灭"入侵者"。免疫系统的这两种"士兵"（能够生成抗体的 B 细胞和杀伤性 T 细胞）均能引起全身的炎症反应。虽然它们引起炎症反应的原理有所差异，但是最终人体的感受基本是一样的。免疫系统健康的首要表现是杀伤性 T 细胞和 B 细胞处于平衡状态，因为只有这样才能保证免疫系统平衡。

当免疫系统发挥作用的时候，你有时能察觉，有时却不能，具体因"入侵者"而定。这里所说的"入侵者"可能是细菌和病毒。如果你因细菌入侵而患上鼻窦炎或耳炎，那么当免疫系统起作用时你会鼻塞以及感到耳朵或鼻窦疼痛。如果你因病毒入侵而患了流感，则可能发高烧。这些症状是免疫系统试图对抗细菌或病毒的结果。你可能表现出非常强烈的反应，你的肌肉和关节还会出现类似于关节炎的炎症。这些都是免疫系统抵抗"入侵者"的信号。如果你的免疫系统很强大，发生在你体内的这些战争最多持续一两周就会停止。一旦任务完成，免疫系统就会放松并回到正常状态，继续侦查或等待下一批"入侵者"。此时炎症反应也将消失。对拥有健康免疫系统的人而言，这是一个有益的过程，而且我们需要杀伤性 T 细胞和抗体来保持身体健康。

T 细胞有很多种。辅助性 T 细胞和调节性 T 细胞会告诉杀伤性 T 细胞和 B 细胞要做什么——是要启动还是抑制免疫功能。辅助性 T 细胞和调节性 T 细胞要保持平衡，这样免疫系统在被激活并完成任务后才能恢复正常。这种平衡是免疫系统健康的第二个表现。

免疫系统时刻保持警惕，在防止人体被感染或被毒素入侵的同时，还要非常小心，以免将自身的细胞误认为"入侵者"而给自身组织造成伤害。在早期发育过程中，免疫细胞须学会区分人体的自然部分（或称"自身"）和异物（或称"非自身"）。免疫系统的这种分辨能力被称为免疫耐受性。免疫系统健康的第三个表现，便是它只对"入侵者"或异物发起攻击。

以下是免疫系统健康的三大表现。

1. 杀伤性 T 细胞与能够生成抗体的 B 细胞保持平衡。

2. 辅助性 T 细胞和调节性 T 细胞保持平衡，二者负责启动或抑制免疫功能。

3. 免疫系统能区分异物（比如病毒、细菌）和人体的自然部分（自身的细胞和组织）。

紊乱的免疫系统

当前文所述的免疫系统健康的三大表现都出问题时，人体就会出现自身免疫问题。人体开始合成过多的杀伤性 T 细胞或抗体（因疾病而异，后文将深入讨论），导致免疫系统无法恢复正常状态，免疫反应无法停止（这种情况在过敏症患者身上常常出现，他们的身体对过敏原产生了过度活跃的免疫反应。有些症状，比如喘息、抽动鼻子，甚至是会危及生命的舌头肿大、喉咙发紧等，都是免疫反应的表现，不是由过敏原造成的）。其实，对自身免疫性疾病患者来说，最严重的问题是原本应该攻击"入侵者"的免疫细胞反过来攻击自身细胞和组织。免疫系统紊乱的最终结果是引发炎症及对自身细胞和组织造成损害。

什么是自身免疫性疾病？

"自身免疫性疾病"不单指某一种疾病，而是至少 100 种疾病的合称。这是许多人对自身免疫性疾病感到困惑的原因，也是许多人不了解自身免疫性疾病或不确定哪些疾病属于自身免疫性疾病的原因。况且，很多病名中并没有"自身免疫"这样的字眼，比如桥本甲状腺炎（又名桥本病）、类风湿性关节炎、系统性红斑狼疮、干燥综合征、乳糜泻和多发性硬化症等。自身免疫性疾病不同于癌症，后者的病名中多包含"癌"字及患病部位（如乳腺癌指乳腺中出现肿瘤，结肠癌指结肠中出现肿瘤，皮肤癌则指皮肤中出现肿瘤）。因为病名中没有"自身免疫"这样的字眼，所以各种自身免疫性疾病听起来毫无关联。然而，事实并非如此。

同样令人困惑的是，"自身免疫性疾病"这几个字并没有体现患病部位。一些自身免疫性疾病是系统性的，比如系统性红斑狼疮，这意味着受到攻击的是全身的所有组织。一些自身免疫性疾病则具有器官特异性，即患病部位为特定区域或器官，比如桥本甲状腺炎就是甲状腺疾病。虽然各种自身免疫性疾病的患病部位不同，但它们的病源相似。事实上，目前有关自身免疫性疾病的研究焦点已从观察受疾病影响的特定器官转向确定这些疾病发生的潜在机制。这些疾病的病源相似——这对我们找到治疗方法至关重要。

100 多种自身免疫性疾病具有相似的特征。它们都是严重的慢性病，都是因免疫系统出现问题造成的。此外，它们还有一个共同点，就是都会引发炎症，即造成身体内部（包括大脑）出现刺激性反应和肿胀。炎症表现为多种症状，包括疲劳、肥胖、肌肉或关节疼痛、腹部不适（包括腹泻）以及注意力不集中（包括"脑雾"）等。有时候，你可能只是有一种难以名状的感觉，尽管医生没发现你的身体有什么问题，但你就是觉得身体不太对劲。

通过使用功能医学的方法对免疫功能障碍的主要原因进行研究，人们发现了这些疾病的许多潜在诱因（诱因是一切会引起不良免疫反应的因素）。**事实证明，许多自身免疫性疾病都有相似的诱因，比如麸质、毒素（包括重金属）、感染和压力等**。不同的自身免疫性疾病的主要区别在于免疫细胞针对和攻击的部位和组织不同。从本质上来说，大多数自身免疫性疾病的相同点多于不同点。因此，修复基础系统——从饮食、应激激素、消化道健康和体内毒素水平等方面修复——能够治疗自身免疫性疾病。这是我将在本书中详细阐述的一种革命性方法，也是本书所讲述的方法能够改善并治疗所有自身免疫性疾病的原因。

什么引发了自身免疫性疾病？

美国国家卫生研究院估计，美国的自身免疫性疾病患者多达 2 350 万，且患病率还在增高。随着患病人数逐渐增长，许多医学专家对自身免疫性疾病的诱因感到困惑，并对此进行了持续性研究。对自身免疫性疾病的诱因，目前有许多观点和看法。以下是已经过充分论证的一些诱因。

潜在诱因：日常饮食不当

麸质

现代农业技术涉及基因改造，即转基因技术，也就是人为改变玉米、大豆和小麦等作物种子的基因，从而让这些作物长得更大或者更能抵御病虫害。但以这种方式改变作物有不良后果——它们含有非天然的蛋白质。动物实验证实，这些蛋白质难以被消化，会造成以下症状：

- 胃灼热（烧心）
- 反流
- 排气
- 腹胀

此外，有证据表明，这些蛋白质会引发肠道免疫反应，从而使人体出现自身免疫问题。所谓自身免疫，即免疫系统细胞受损之后，开始攻击自身组织。麸质是一种存在于普通小麦、大麦、卡姆小麦和斯佩尔特小麦中的蛋白质。而转基因技术使麸质在谷物中功能更强、含量更高。近几十年来人们发现，食物中的麸质含量越高，人们对食物过敏的概率就越大。这是为什么呢？因为麸质是我们人类饮食中较新的组成部分。

起先，我们的祖先是采猎者，他们吃的是动物、坚果、种子和浆果，而不是谷物。他们定居下来从事农业生产以后，开始季节性地吃一些当季的食物。这样做的好处是，一年中人们的饮食不断变化。要知道，一直吃同样的食物会增大过敏的风险。加工食品不再是全天然的；通常来说，食物被加工后，食物中原有的膳食纤维和其他许多营养物质都被去掉了。这样做的目的是延长食物的保质期，让更多的人吃到更多的食物。但现在我们已经知道，加工食品并不健康。如今，美国人使用的大多是白面粉，而不是更健康的全麦面粉。其实，人们应该选择天然食物，即没有经过任何加工的食物。

难消化是麸质的一个大问题。当大量大块麸质进入血液时，免疫系统会高度戒备，将其视为异物，从而产生抗体对其发起攻击。糟糕的是，在攻击麸质的同时，抗体也会错误地攻击自身组织。**这个过程被称为"分子拟态"，人们一般认为它是麸质引发自身免疫性疾病的一种机制。**分子拟态不是麸质所特有的，当免疫系统误把自身组织当作异物时，就是分子拟态机制在起作用。

饮食引发炎症和自身免疫反应的另一种机制是免疫复合物沉积（引发免疫复合物疾病）。以麸质为例，抗体与麸质会在人体内合成一种可在全身传播的复合物，即免疫复合物。合成免疫复合物是免疫系统对付异物的一种常见而重要的方式。免疫系统的正常运行离不开免疫复合物。在正常情况下，免疫系统会清除血液中的这些复合物。但如果免疫复合物过多，就会沉积在各器官中，导致局部发炎、组织损伤、出现自身免疫反应，而这可能造成关节肿胀、疼痛。因此，免疫复合物沉积被认为类风湿性关节炎的病因之一。

那么，麸质是引发自身免疫性疾病的主要因素吗？对一些人来说，的确如此。但对另一些人来说，就没那么简单了；找出他们的病因，就像拼一大幅拼图一样复杂。我喜欢用拼拼图的方式来解决这个问题，因为通常来说，引发自身免疫性疾病或造成免疫功能障碍的原因有很多。我的方法是，一次解决一部分问题（拼出拼图的一角）。在本书中，我分四大部分来说明引发自身免疫性疾病的最主要和最常见的因素。除了饮食健康，你还必须调节压力、保持消化道健康（如果你的肠黏膜屏障功能正常发挥作用，麸质就无法对你造成任何不良影响）以及确保体内不堆积毒素。一旦这几个问题解决了，拼图也就完成了。那时你再回头看，会看到健康的模样。

膳食纤维、脂肪及保持免疫系统健康的营养物质

除了麸质，其他营养物质也会影响人体的免疫系统。如果你的饮食中富含动物性食品，如乳制品、鸡蛋和牛肉，那么你容易出现发炎、消化道内有益菌减少等问题。摄入膳食纤维、多吃蔬菜对保持肠道菌群平衡和滋养肝脏至关重要，只有这样肝脏才能有效地清除体内的毒素（详见第十一章）。遗憾的是，许多人没能做到这两点。

要想打造健康的免疫系统，就必须在饮食中添加许多营养物质，比如维生素 D、维生素 A、硒、锌和健康的脂肪等。但这些营养物质在美国人的饮食中常常"缺席"。加工食品中的有害脂肪除了对免疫细胞造成损害外，还会引起其他很多健康问题，具体的我将在下一章详细讨论。

潜在诱因：慢性压力积累和激素分泌失调

有些人没有心理上的压力，但不按时吃饭、睡眠不足或者运动过度，而这些行为会加重身体负担，导致肾上腺分泌应激激素皮质醇。有些人生活习惯较健康，但常常焦虑、心烦或沮丧，甚至长期遭受严重的情感创伤的折磨，这些也会引发肾上腺分泌皮质醇。肾上腺是位于肾脏上方的小腺体，所有的应激激素都由肾上腺分泌。我先说明一下，并非所有的应激激素都是有害的。例如，在你遇到紧急情况时，肾上腺会分泌皮质醇和肾上腺素来为身体提供能量，从而让你快速摆脱困境；在你做重要演讲之前，应激激素能为你提供能量，以便你集中精神思考。

但是，长期处于慢性压力之下意味着体内的皮质醇水平不断升高，这可能损害免疫系统并阻碍其修复。慢性压力还会导致肾上腺疲劳（又名肾上腺疲乏、肾上腺衰竭），肾上腺因此无法分泌身体正常运转所需的激素，包括肾上腺素、脱氢表雄酮和睾酮等。如果肾上腺疲劳，人们会有以下表现：

- 毫无缘由地感到疲乏
- 睡足一整夜后第二天依然困乏
- 下午 4~6 点精力充沛
- 心中负担感很重
- 特别想吃过甜或过咸的食物

- 血压低

- 血糖低

- 易怒

肾上腺疲劳与炎症和自身免疫性疾病有关，这也是我们要调节好生活中的压力的原因。

压力还会使消化道内的有益菌减少，而这会引发自身免疫性疾病。如果你一直感觉疲劳、经常生病、患有关节炎、月经不调、有更年期障碍、减肥难，也许就是应激激素出了问题。具体的我将在第五章讨论。

潜在诱因：肠道菌群失衡

人体的免疫细胞，特别是杀伤性 T 细胞和 B 细胞，是造成自身免疫问题的关键。这些细胞不能正常工作的话，人体就可能无休止地攻击自身。为了帮助这些细胞更好地发挥功能，了解它们的生长发育过程十分重要。人成年后，由骨髓生成免疫细胞，之后免疫细胞转移到胸腺（胸骨下的一个小器官）、淋巴结和肠道相关淋巴组织（位于肠黏膜上皮下方）。当你还是个胎儿（还在母亲的子宫里）时，你的胸腺非常活跃；你出生之后，胸腺仍然是免疫细胞的主要家园。随着你年龄增长，虽然胸腺仍能促进免疫细胞发育和成熟，但其活跃度在逐渐降低。

肠道内有许多有益菌。这些有益菌对促进免疫细胞成熟至关重要，因为它们会与肠道相关淋巴组织中的细胞相互作用。当有益菌不活跃时，免疫系统很容易出现功能障碍。对人体内的有益菌产生影响的因素有很多。正如我在上文中提到的，压力就是影响有益菌的一个重要因素。此外，我们生活的社会充斥着"5A"：抗酸剂（antacid）、抗生素（antibiotic）、酒精（alcohol）、艾德维尔（Advil，布洛芬类止痛药）、动物性食品（animal food）。这些因素（连同感染和其他药物）会导致肠道菌群失衡，损害肠黏膜的屏障功能。这样一来，食物颗粒会渗漏进肠黏膜下方的肠道相关淋巴组织，进入血液。出现这种情况后，免疫系统会将血液中的食物颗粒识别为"入侵者"，并产生抗体去攻击它们。于是，你的身体对你之前一直在吃的食物产生了反应。

有益菌的另一个重要作用是促进肠道内的杀伤性 T 细胞发育，并帮助它们区分异物（如细菌）与自身组织。这是我认为将有益菌和肠黏膜维持在最佳状态是保持免疫系统健康的最佳方法的原因。具体的我将在第八章讨论，你现在只需要知道，**健康的肠道对保持免疫系统平衡、保证其正常运转至关重要。**健康的肠道有助于预防和治疗自身免疫性疾病并修复免疫系统。

潜在诱因：毒素暴露

毒素指任何外来的、对人体产生害处的重金属、环境化学物质或其他化合物。我们也可以把霉菌视作一种有毒物质，因为它通常会在食品中产生危险的毒素。毒素暴露是人体免疫系统和细胞受损、引发自身免疫性疾病的一大诱因。如今，毒素暴露水平达到了前所未有的高值。美国疾病控制与预防中心（简称CDC）发布的《第四次人类环境化学物接触水平的国家报告》称，受检测的212种化学物质在大多数美国人的血液和尿液中都存在。[1]这并不奇怪，因为我们经常通过食物、杀虫剂、地下水、工业废料和工业化学品接触到有毒物质。我们特别关注的是那些会改变人体脱氧核糖核酸（DNA）和核糖核酸（RNA）的结构的毒素以及细胞中的蛋白质毒素，因为这些毒素会刺激人体产生免疫反应。换句话说，这些毒素改变了人体组织的结构，导致人体把自身组织视为异物并对其发起攻击。

在与自身免疫性疾病有关的毒素中，被研究得最多的是汞（在CDC检测的212种毒素中，汞排在第6位）。汞暴露多与治疗龋齿所用的银汞合金填充物有关。此外，汞还在煤炭或木材作为燃料燃烧时以及含汞废物焚烧时被释放到大气中。由于这些现象已存在数十年，空气中的汞已经渗入土壤，并且进入河流和海洋。因此，我们吃的很多鱼，比如旗鱼、金枪鱼、条纹鲈鱼与国王鲭鱼体内都含汞（处于食物链上层的鱼的汞含量往往更高，即吃小鱼的大鱼的汞含量更高）。研究表明，汞与桥本甲状腺炎、毒性弥漫性甲状腺肿（Graves病）和系统性红斑狼疮有关。由此可见，汞是一种直接损害人体组织的毒素，会将人体组织变成免疫系统眼中的异物，而现在你已经知道，免疫系统会攻击它不认识的任何异物。**这就是我在本书中用很大的篇幅来评估你体内的毒素暴露水平，然后尽可能地帮助你将毒素从你的饮食和所处的环境中清除的原因。**具体的我将在第四部分介绍。

毒素暴露还会引发一个问题，那就是当人体中含有太多毒素时，主要排毒器官肝脏将疲于清除毒素，这就会造成肝脏疲劳。肝脏有许多解毒手段，即有许多负责解毒的酶。每一种酶都需要特定的营养。如果体内毒素过多、营养又不足，肝脏就会衰竭，毒素则会逐渐堆积。肝脏还负责协助处理身体产生的激素。当肝脏因体内毒素含量过高而疲劳时，它仍然在处理体内的激素和身体自然产生的其他化学物质。雌激素就是通过肝脏代谢的，肝脏中有代谢雌激素所需的特定的酶，这些酶只有在正常工作时才能处理雌激素并将其排出体外。然而，如果肝脏负担太大，雌激素就会在体内累积，慢慢地体内就会出现很多有害雌激素，进而造成 DNA 损伤、引发免疫反应。人们认为有害雌激素在引发系统性红斑狼疮和类风湿性关节炎中都扮演着重要的角色。在本书的第四部分中，我将告诉你哪些食物和补充剂有助于促进激素、化学药品和毒素被肝脏代谢。

潜在诱因：感染

很多文献表明，病毒与自身免疫性疾病之间存在关联，我们会在后文详细讨论。其实，我们不能将患自身免疫性疾病简单地归咎于病毒。要知道，所有人的体内都有病毒，抑制病毒原本就是免疫系统的职责。我的意思是，病毒如果得到抑制，我们就不会生病。然而，如果某种病毒很活跃，免疫系统就会一直处于高度戒备的状态，这意味着体内的炎症会持续存在。这是个问题。如此下去，身体会出现很多症状，比如浮肿、僵硬、疲倦、思考或记忆困难等。举例来说，引发单核细胞增多症的病毒——爱泼斯坦-巴尔病毒（EB 病毒）就时常很活跃，而单核细胞增多症与自身免疫性疾病有关。EB 病毒会永远留在人体内，有时隐而不发、逃过检测，有时却出来兴风作浪。很多患者告诉我，他们在得了单核细胞增多症后感觉身体大不如前——此时我检测他们血液中的 EB 病毒后，常发现它们处于活跃状态。

解决这个问题的关键在于弄懂免疫系统无法抑制 EB 病毒的原因。而解决这个问题正是本书要做的，即从源头上——从饮食、压力、消化道健康、毒素暴露这 4 个方面解决问题，从而使你的免疫系统处于健康和平衡的状态。最终，你的免疫系统将使病毒作怪无能、无法持续刺激免疫系统。

如何利用本书：你的健康“梦之队”

正如前文所述，虽然自身免疫性疾病已经成为美国最普遍的慢性病，但仍未受到重视。我认为这是因为人们没有意识到那些形形色色的疾病其实是同一类病：桥本甲状腺炎和 Graves 病患者看的是内分泌科，类风湿性关节炎和系统性红斑狼疮患者看的是风湿科，乳糜泻患者看的是胃肠科，多发性硬化症患者看的则是神经科。因此，自身免疫性疾病的诊治没有统一的方法，这样一来人们既无法进一步了解它们，也无法针对其根源制订更合适的治疗方案。

此外，大多数传统治疗方法侧重于使用能阻断人体免疫反应的药物来控制症状，但这样做并不总是有效，往往还会产生严重的副作用。例如，类固醇药物泼尼松吃多了会导致失眠、体重增加、血压升高、肌肉疼痛和抑郁。一些用来抑制免疫系统功能的药物会对消化道产生影响，如让人出现恶心、呕吐、发热、肌肉疼痛、贫血和反复感染等症状。这些药物还会损害肝脏、肺和肾脏。停药之后，有些药物会在体内残留 2 年之久。因此，如果患者在此期间怀孕，会非常危险。这个问题很严重，因为 75% 的自身免疫性疾病患者是女性。这一统计数据使许多研究人员开始关注性激素在自身免疫性疾病发展过程中扮演的角色。关于这个问题，我会在讲压力、应激激素、排毒、肝脏代谢以及系统性红斑狼疮时进一步阐述。

在这里你要了解的最重要的一点是，这些药物只能缓解自身免疫性疾病的症状，不能根除疾病。它们无法解决免疫系统不能正常工作的问题。如果不解决这个问题，那么所有的治疗都只能控制症状，而不能将疾病治愈。

如果某位临床医生怀疑你得了自身免疫性疾病，他要做的第一项血液检测是抗核抗体（ANA）检测。这项检测只是一般性筛查，针对的不是器官特异性自身免疫性疾病，而是系统性自身免疫性疾病（如系统性红斑狼疮）。医生还可能针对器官特异性自身免疫性疾病（比如桥本甲状腺炎或 Graves 病）做一些检测。正如前文所述，如果免疫系统健康，抗体会对可能导致人体生病的异物发起攻击；而当自身免疫系统出问题时，抗体会转而攻击自身组织。在实验室检测中，第一个被检测到的抗体通常是 ANA。如果 ANA 检测结果呈阳性，医生会针对系统性红斑狼疮、类风湿性关节炎、干燥综合征、硬皮病、混合性结缔组织病、多肌炎或皮肌炎等进行专项检测。如果这些检测结果都呈阴性，而 ANA 检测结果呈阳性，那么医生不会下诊断说你患有自身免疫性疾病，至少现阶段不会。临床医学讲究的是观察和等待，看症状是否恶化以及最终检测结果是否呈阳性，好像在盼着你有一天患上某种病似的。

这种观察、等待、什么也不做的做法违背了预防医学和功能医学的原则，因为我们可以做很多事情来防止自身免疫性疾病无限制地发展。事实证明，在你真正患上某种自身免疫性疾病或出现某种症状之前的许多年里，ANA 检测结果都呈阳性。相应地，在发现甲状腺功能存在问题前，你体内的抗甲状腺抗体已存在多年。你可能在出现乳糜泻症状（如小肠损伤）之前的很多年里就已经对麸质产生了免疫反应。我的目标，也是预防医学与功能医学的目标，是及早发现抗体，然后通过找到导致免疫系统功能失调的根源来修复免疫系统。这样，我们就可以降低杀伤性 T 细胞和抗体的活跃度，防止它们造成组织损伤并进一步引发严重的疾病。

你已经知道，抗体和杀伤性 T 细胞在对抗有害菌、病毒或癌细胞时非常有用。

但我们不能让抗体或杀伤性 T 细胞攻击正常和健康的组织，因为这会引起一系列损伤和炎症，最终造成功能损伤。例如，在类风湿性关节炎患者体内，沉积在关节中的抗体会使关节变形，导致关节疼痛和功能受损。在系统性红斑狼疮患者体内，抗体会攻击血管内壁细胞、阻断患处的血液供应（这常常导致患者肝脏受损）。因此，要在关节、血管或身体其他组织受到损害之前及早发现抗体。研究表明，及早发现抗体是完全可行的。我也确定这是一种可行的做法，因为这正是我每天在办公室和患者一起做的事情，我自己也是被这样治愈的。别着急，本书会告诉你怎么做。

希望就在本书中

我写本书的目的是给大家带来希望。有了这本书，你不用"坐等"自己患上一种可预防的疾病，也不用因看着病情恶化、不知病情能否控制住而不知所措。如果你已被确诊患有某种自身免疫性疾病，现在看这本书也为时不晚。除终身服用处方药外，你还有其他选择。我的目标就是让你明白这一点。照着本书说的方法做，你将战胜疾病，重获健康（是的，健康！）。

我先要澄清一点，那就是我并不反对服药。如果你的症状突然恶化，病情突然加重，这时你肯定很痛苦，那么进行传统的药物治疗将非常有帮助，也很有必要。但一旦危机过去，你就该寻找免疫功能障碍发生的根源，并加以解决。另外，功能医学并没有排他性。作为一名医生，即使来找我的患者在服药，我依然会为他治疗。我的目的是从根本上修复免疫系统，从而消除他的所有症状、清除他体内多余的抗体。在时机成熟时，我会和他以前的医生共同决定如何减小他的服药剂量。

在本书中，针对自身免疫性疾病，我提供了四大治疗方案，你可以照做。如果你正在服用治疗自身免疫性疾病的药物，可以继续服用。如果你有所顾虑，可以向医生咨询。记住，书中的许多建议与治疗方法只要求你在生活方式上做出改变，而不会让你做任何可能令你或你的医生觉得不妥的事情。你也要知道，就算你的医生因对我所说的情况不太了解而否定了我的治疗方案，也不意味这些方案对你有害或无益，这只说明你的医生不清楚相关研究或不了解这些方案，请你不要因此放弃。我发现社区内许多曾经对功能医学持怀疑态度的医生现在非常愿意将患者送到我这里，与我合作进行治疗。他们为什么这样做？因为他们看到了功能医学的效果，承认功能医学的疗法风险很小。我对这种疗法信心满满，因为它确实对解决自身免疫问题非常有效。此外，它的意义超出消除症状本身，因为它让我们知道，我们可以有所作为——治疗、逆转和预防自身免疫性疾病，而这让我们真的看到了希望。

常见的自身免疫性疾病

我看诊时见到的自身免疫性疾病通常是乳糜泻、Graves 病、桥本甲状腺炎、系统性红斑狼疮、多发性硬化症、类风湿性关节炎和干燥综合征。此外，我还见过其他自身免疫性疾病，如肾小球肾炎（一种肾脏疾病）、1 型糖尿病（胰岛素依赖型糖尿病）、恶性贫血（红细胞出问题的疾病）和白癜风（一种皮肤病）。在本书中，我将重点讨论上述的 7 种常见的自身免疫性疾病。下面具体介绍这些常见自身免疫性疾病的相关知识，包括症状和你怀疑自己患这几种病之一时要做的检测。请记住，如果你患有自身免疫性疾病，无论它是不是我列出来的这 7 种病之一，你都要对自身的免疫系统进行修复。

乳糜泻

乳糜泻是一种由麸质过敏引发的疾病，其确诊依据是排列在小肠上的、细小的指状绒毛受损。患者可能接触麸质多年后才会出现绒毛受损的症状，并被确诊患有乳糜泻。但在确诊之前，麸质可能已经引起消化问题和自身免疫问题。由于很多人对麸质敏感，乳糜泻成为一种最为人所熟知的自身免疫性疾病。

症状

除肠道之外，麸质还会造成其他器官的自身免疫问题，因此乳糜泻会表现出多种症状，从四肢麻木、刺痛到因甲状腺功能减退引起的疲劳，不一而足：

- 关节炎
- 脑雾
- 全身疲劳
- 消化问题，如腹泻、食后胀气、胃灼热等
- 贫血

医生或卫生保健人员应做的检测

目前，乳糜泻的诊断方法非常混乱。胃肠科医生只有在活检显示小肠绒毛受损后才会确诊。这种方法具有很大的局限性，因为在检测结果呈阳性时，你

可能已经患乳糜泻几十年了，只不过那时还没有表现出任何症状。因此，你应该让医生进行抗麦胶蛋白抗体和抗脱酰胺基麦胶蛋白抗体检测（AGA 检测和 ADGA 检测）。这两种检测能够敏锐判断你是否对麸质过敏，在小肠受损之前的数年就能检测出来。检测结果呈阳性表明你身体的某处正在发生自身免疫反应。如果是这样，你就应该意识到自己患有早期乳糜泻，虽然你的肠道还没有受损，但你的身体已经受到了很大的损害，只不过这种损害目前可能表现为桥本甲状腺炎、Graves 病、多发性硬化症或其他自身免疫性疾病。

即使以上检测结果全部呈阴性，你也可能对麸质敏感。这是因为，上述检测的目的仅仅是检查你是否患有乳糜泻，但麸质还会引发其他自身免疫性疾病。因此，如果你患有自身免疫性疾病，那么无论你患的是哪一种，都要戒麸质。

Graves 病

身体产生抗体刺激甲状腺，导致甲状腺素（T_4）水平升高，即甲状腺功能亢进，就可能引发 Graves 病。

症状

- 体重减轻
- 脉搏快
- 眼球突出
- 失眠
- 燥热
- 焦躁不安
- 腹泻
- 易怒
- 心悸

医生或卫生保健人员应做的检测

- 促甲状腺激素（TSH）检测
- 游离 T_4 检测
- 游离 T_3（三碘甲状腺原氨酸）检测
- 刺激甲状腺免疫球蛋白（TSI）检测

- TSH 受体抗体检测

下列检测指标是 Graves 病的典型指标。

- TSH 值偏低，比如 <0.5 mIU/L，通常更低或检测不到。

- 游离 T_4 值升高，一般 >32.3 pmol/L（2.5 ng/dl）。

- 游离 T_3 值可能正常，但一般 >6.16 pmol/L（4.0 pg/ml）。

- TSI 或 TSH 受体抗体检测结果呈阳性。如果二者检测结果均呈阴性，则可以排除患 Graves 病的可能。

你可能只有某项指标超出正常范围，比如游离 T_4 值偏高而 TSH 值正常。这可能只是一个信号，告诉你可能你早就有这方面的问题了。此时正是治疗的好时候，你可以按照书中的方法去做，将疾病扼杀在摇篮中。

桥本甲状腺炎

桥本甲状腺炎，又名慢性自身免疫性甲状腺炎，是一种常见的自身免疫性疾病。患病后，患者的甲状腺会遭到免疫细胞入侵。在早期，患者的甲状腺功能仍然完好，如果医生仅检测 TSH 值而不查抗体，那么你可能错过治疗的好时机。这太可惜了，因为早期是清除抗体和防止甲状腺受损的最佳时机。甲状腺如果长期受到免疫攻击，就可能永久性受损，到那个时候患者就需要终身服用激素进行治疗了。

症状

- 甲状腺变大（甲状腺肿）
- 甲状腺经常发炎，有些人会因此感到喉咙痛
- 疲劳
- 脱发
- 体重增加

医生或卫生保健人员应做的检测

- TSH 检测
- 游离 T_4 检测
- 游离 T_3 检测

•抗甲状腺球蛋白抗体和抗甲状腺过氧化物酶抗体检测

如果你感觉自己患有桥本甲状腺炎，下列检测指标可供参考。

•抗甲状腺球蛋白抗体或抗甲状腺过氧化物酶抗体水平升高。如果二者水平均正常，则可以排除患桥本甲状腺炎的可能。

•如果 TSH、游离 T_4 和游离 T_3 值处于正常水平，则可以排除甲状腺功能减退的可能。在早期，桥本甲状腺炎患者的甲状腺仍然能分泌足够的激素，此时是按照本书方案进行治疗的最佳时机。这样，在病情还可控时发现了症结所在并积极治疗，就可以避免甲状腺受损。以下是各项指标的正常值。

  • TSH 值：<3.0 mIU/L
  • 游离 T_4 值：>12.9 pmol/L（1.0 ng/dl）
  • 游离 T_3 值：>4.00 pmol/L（2.6 pg/ml）

•如果 TSH 值 >3.0 mIU/L、游离 T_4 值 <12.9 pmol/L 或者游离 T_3 值 <4.00 pmol/L，那么你的甲状腺可能已经出现因自身免疫问题而受损的迹象。此时你可以与医生讨论是否要服用甲状腺激素。我会在第十四章针对桥本甲状腺炎展开更详细的讨论。

系统性红斑狼疮

系统性红斑狼疮比其他任何自身免疫性疾病的影响范围都要大，因为患者患上这种病后，身体所产生的抗体攻击的是细胞中的 DNA。因此，这种病是全身性的，并伴有发热以及关节和肌肉疼痛等症状。需要注意的是，这些症状会反复。不幸的是，很多系统性红斑狼疮患者病情很重，常常因小血管受损而死亡，因为小血管会让全身所有器官（包括肾脏和心脏）都受损。与对男性的影响相比，系统性红斑狼疮对女性，尤其是对二三十岁的女性的影响更大。因此研究人员认为，雌激素在引发或诱发系统性红斑狼疮的过程中起了一定的作用。对此，我将在第十一章详细讨论。

症状

•疲劳

•肌肉疼痛、无力

•病情严重时发热

- 出现器官特异性反应，如关节痛、肌肉痛、呼吸困难
- 被阳光照射后，脸颊和脖子上出现蝴蝶斑
- 脱发（不到秃头的程度）
- 口腔或鼻腔溃疡，但无痛感
- 因寒冷或情绪引起的手脚变色

医生或卫生保健人员应做的检测

- 抗核抗体（ANA）检测
- 抗磷脂抗体检测
- 抗双链 DNA 抗体检测
- 抗史密斯抗体检测

ANA 检测是筛检系统性红斑狼疮的首要项目。正如上文所述，ANA 检测结果呈阳性并不意味着你得了系统性红斑狼疮，除非其他 3 个检测结果中的 1 个也是阳性的。

多发性硬化症

髓鞘是人体所有神经外部的保护层，多发性硬化症患者的大脑和脊髓的髓鞘受损。北欧育龄妇女的发病率高。多发性硬化症最常见的首发症状是中枢神经系统功能障碍，如并发视神经炎，患者朝任何方向转动眼球都会导致疼痛加剧。有时候症状会自行消失。症状再次出现被称为症状再次发作或恶化。

症状

- 眼部疼痛
- 身体某个部位发麻或刺痛，症状持续两周以上
- 四肢或躯干肿胀
- 皮肤奇痒，尤其是颈部皮肤

医生或卫生保健人员应做的检测

- 目前没有针对多发性硬化症的抗体检测。确诊依据是磁共振影像显示大脑或脊髓发生病变。要注意的是，只有神经系统出现两处病灶或者相关临床症状再次发作，才能确诊。临床症状如果只出现了一次，没有再次发作，

则不能作为多发性硬化症的确诊依据。

类风湿性关节炎

类风湿性关节炎是一种特殊的关节炎。通常来说，它的症状与常见的骨关节炎（因年龄增长或创伤引发的关节炎）引起的疼痛和肿胀很难区分。因免疫细胞攻击关节而造成组织损伤、炎症和疼痛，是类风湿性关节炎的发病机制。要想了解自己得的是哪种关节炎，需要进行一系列血液检测。

症状

- 肌肉疼痛
- 疲劳
- 低热
- 体重减轻
- 抑郁
- 晨僵，至少持续 6 周，每次至少持续 1 小时
- 3 处以上关节肿胀，至少持续 6 周
- 手腕或手指肿胀，至少持续 6 周
- 对称性关节肿胀
- 皮下或患处关节出现结节或肿块

医生或卫生保健人员应做的检测

- 手部 X 射线检测
- 血液检测（抗体）：包括 ANA、类风湿因子（RF）、抗环瓜氨酸肽（抗CCP）抗体检测
- 血液检测（炎症）：红细胞沉降率（ESR）、高敏 C 反应蛋白检测

最好将上述的血液检测都做一次，因为这些检测结果是诊断类风湿性关节炎的依据。如果其他检测结果均呈阴性，但 ANA 检测结果呈阳性，那么你未患类风湿性关节炎；如果 RF 检测或抗 CCP 抗体检测结果呈阳性，ANA 检测结果呈阴性，那么你患有类风湿性关节炎。ESR 和高敏 C 反应蛋白是检测炎症的指标，有助于医生监控疾病的发作情况。

干燥综合征

干燥综合征可能单独发作，也可能与类风湿性关节炎并发。这是一种攻击黏液腺的疾病，会导致分泌物减少。通常来说，患者会先感到唾液腺和泪腺的分泌物减少。90％的患者是女性。

症状

- 口眼干燥
- 阴道、皮肤、肺、鼻窦以及消化道干燥
- 疲劳
- 关节痛
- 肌肉痛
- 认知紊乱

医生或卫生保健人员应做的检测

- ANA、抗干燥综合征 A 抗体（抗 SSA 抗体）、抗干燥综合征 B 抗体（抗 SSB 抗体）检测

抗 SSA 抗体或抗 SSB 抗体水平升高是干燥综合征的确诊依据。

需要谨慎对待的症状

下面要介绍的是一些自身免疫性疾病的症状及相应的病名。如果你的症状与加粗字体所描述的症状一致，请及时就医并要求医生对我在这里提及的疾病进行筛查。其他症状（非加粗字体描述的症状）为非特异性症状，即除患有自身免疫性疾病之外，还有其他许多因素会引发这些症状。如果你有 4 种或 4 种以上的非特异性症状，且它们都指向同一种疾病，你就应该做一下我在前面提及的相应的检测。例如，你的症状都与系统性红斑狼疮的非特异性症状吻合，但还没有系统性红斑狼疮的特异性症状，你仍然要做相应的检测。这么做很重要，因为在大多数情况下，医生对某种疾病的诊断依据不是症状，而是检测结果。

下文还提及了几种前面没有提到的自身免疫性疾病，因为这些病很容易确诊。

一般症状

- 疲劳：所有自身免疫性疾病

- 浑身不舒服、不自在或感到难受：所有自身免疫性疾病

- 失眠：Graves 病

体温

- **如果总是发热，发热却不是由病毒或感染引起的，或者总是感觉热：系统性红斑狼疮、Graves 病、乳糜泻或干燥综合征**

- 如果其他人感觉冷时你感觉热：Graves 病合并甲状腺功能亢进

- 如果其他人感觉热时你感觉冷：桥本甲状腺炎合并甲状腺功能减退

毛发

- **脱发，一般成片脱发或圆形脱发：斑秃（请就医确认，无相应的血液检测）**

- **全身毛发脱落：普秃（请就医确认，无相应的血液检测）**

- 毛发变稀疏或一般性脱发：乳糜泻、系统性红斑狼疮、桥本甲状腺炎合并甲状腺功能减退

皮肤

- 皮肤干燥：桥本甲状腺炎

- 容易淤青：乳糜泻

- 皮肤瘙痒：乳糜泻

- **脸颊或鼻梁上起红疹（蝴蝶斑），表面隆起（非丘疹），光照后更严重：系统性红斑狼疮**

- 皮肤对阳光敏感：系统性红斑狼疮

- 全身起疹：系统性红斑狼疮

- **天冷时手指变色：雷诺现象、系统性红斑狼疮**

- **皮下出现结节或肿块，常见于手脚：类风湿性关节炎**

- **皮肤变厚：硬皮病**

- 斑点状皮肤色素脱失，见于身体各处：白癜风（请就医确认，无相应的血

液检测）

眼睛

- 视力变化：系统性红斑狼疮、多发性硬化症

- **眼干、发痒或感到眼内有异物：干燥综合征、类风湿性关节炎**

- **视物有重影、眼部不适、眼球转动不受控制：多发性硬化症**

喉咙、颈部、声音、嘴巴

- 腺体肿大（淋巴结）：系统性红斑狼疮、干燥综合征

- **因甲状腺增大引起的脖子变大：桥本甲状腺炎**

- 口干或溃疡：系统性红斑狼疮、乳糜泻、干燥综合征

- 吞咽或说话困难：干燥综合征、多发性硬化症

- 味觉丧失：干燥综合征

- 声音嘶哑：干燥综合征

- **口干：干燥综合征、类风湿性关节炎**

- **过度口渴：1型糖尿病**

肌肉、关节、肌腱

- **关节疼痛、肿胀：类风湿性关节炎、干燥综合征**

- 晨僵，持续1小时以上：类风湿性关节炎

- 全身疼痛、压痛：干燥综合征、系统性红斑狼疮

- 肌无力：桥本甲状腺炎、Graves病、多发性硬化症

- 肌肉痛性痉挛、关节痛：乳糜泻

- 肌肉痉挛、抽搐：多发性硬化症

体重

- 不明原因的体重减轻：Graves病、乳糜泻、系统性红斑狼疮、1型糖尿病

- 不明原因的体重增加：桥本甲状腺炎、麸质敏感（非乳糜泻）、1型糖尿病

消化道/胃肠道

- 便秘：桥本甲状腺炎、乳糜泻、多发性硬化症

- 腹痛：乳糜泻、系统性红斑狼疮

- 腹胀、排气、消化不良：乳糜泻

- **经常或反复腹泻：乳糜泻**

- 恶心、呕吐：乳糜泻、系统性红斑狼疮、Graves 病

- 大便漂浮，臭味重，带血或"油脂"：乳糜泻

情绪与思维

- 无法集中精力：桥本甲状腺炎、多发性硬化症、Graves 病

- 抑郁：乳糜泻、多发性硬化症

- 易怒或焦虑：Graves 病、桥本甲状腺炎

平衡感与神经

- **四肢麻木及／或有麻刺感：系统性红斑狼疮、多发性硬化症、乳糜泻、1 型糖尿病**

- 头痛：系统性红斑狼疮

- 癫痫：系统性红斑狼疮、乳糜泻

- **行走困难、平衡感与协调性丧失：多发性硬化症**

- 震颤：多发性硬化症、Graves 病

- 头晕：多发性硬化症

目前，大家对自身免疫性疾病越来越关注，迫切地要了解更多的相关信息。美国卫生服务部全国妇女健康信息中心接到的有关健康问题的咨询，最多的就是关于自身免疫性疾病和自身免疫紊乱的。

第一部分

以食代药

制订行动计划并坚持到底需要勇气。

——爱默生

第二章

食物与自身免疫性疾病

你知道自己吃的食物的分子可以左右体内细胞的行为吗？细胞要不要引发炎症？免疫细胞要不要保护你的身体免受感染？这种下指令、识别指令的过程正是营养基因组学的研究内容。营养基因组学这门学科揭示了饮食与健康的紧密关系。食物是一种信息，在细胞这一层级与身体进行交流，告诉身体该怎么做。有时候食物的功效跟药物的相当，甚至更好。大多数人不知道的是，处方药最多对 50% ~ 60% 的人起作用。读到这里，你可能刚理解为什么一种药对一个人有效而对另一个人无效，有一个原因是显而易见的，那就是不同的人的生化体质和基因不同。同样，因为我们的生化体质和基因不同，所以我们对同一种食物的反应也不同。

本章旨在告诉你食物为何如此重要，你将知道是什么让你在生化体质上独一无二，我还会教你如何利用这些知识来制订属于自己的营养计划。我将对你的家族史及家族基因进行调查，并为你创建一份有益于你的生化体质和基因的食物清单。我会观察是哪些食物让你的身体出现了自身免疫反应，找出它们并将它们从你的饮食中去除。这一做法能够极大地改善患者的自身免疫状况和总体健康。例如，一位叫伊莉丝的患者，在将麸质从饮食中去除后，她的类风湿性关节炎被治愈了。你以后就会发现，我在诊治大多数患者时都采用了这一做法，因为这样做是有充分理由的。改变饮食几天后，伊莉丝的关节和肌肉疼痛消失。在她坚持无麸质饮食 6 个月后，我再次给她做检查，她的各项指标都回归正常（即体内不再有类风湿性关节炎抗体）。很明显，麸质是导致她患病的罪魁祸首，因为她只要吃了含麸质的食物，第二天早上就几乎寸步难行。

在大多数人眼中，食物只有好吃和不好吃之分。"我今天吃得很好"或者"我今天吃得不好"——你肯定听过或自己说过类似的话吧。许多人还认为，食物只会让人发胖或变瘦。这种认知与事实相去甚远。食物可不仅仅代表热量。你吃下去的食物对你的健康和每天的感受有极大的影响。此外，食物还对你体内的炎症反应有很大的影响。

什么是炎症？

我在书中多次提到炎症，因为我发现它与很多严重的疾病和症状密切相关。那么，什么是炎症？人体为什么会出现炎症？炎症对人体有什么益处吗？炎症反应的是人体内炎症因子（化学物质或信使）释放的过程，这些炎症因子会对人体产生刺激、在人体内形成肿胀。通常来说，炎症是有益的，它可以帮助身体对外来微生物或损伤做出反应。但如果该过程持续时间较长，或引起炎症的化学物质因含量过高而失去控制，炎症就会破坏细胞的正常功能，并导致身体组织受损。例如，炎症信使让你的脂肪细胞抓住脂肪不放，这可不太好，因为这样将妨碍你减肥或保持好身材。炎症信使还会损害血管壁，使你患动脉粥样硬化、心脏病和高血压的风险增大。此外，它们还会刺激免疫系统，使免疫细胞不断释放越来越多的化学物质。

因此，选择最适合自己独特生化体质的食物非常重要，不要吃会引起炎症的食物。如果按要求去做了，你的身体就会变得更好，你会更快乐，你的免疫系统也会更强大。体内的炎症变少后，关节痛、头痛等症状将减轻，烦人的胃痛也将消失。虽然本书的目的不是教人减肥，但你要知道，找到最适合自己的食物有助于将身体的新陈代谢维持在最佳状态。如此一来，减肥就顺带着实现了。

食疗

我们提倡食疗，即以食代药。食物对人体的作用不仅仅在于提供热量。例如，有人认为一种含 100 千卡热量的食物对身体的影响与热量相同的另一种食物一样。但是，同样是含 100 千卡热量，一个苹果和一块曲奇进入人体后所起的作用可大不相同。苹果所含的营养成分可以让人体细胞充满活力。苹果含有大量槲皮素——一种类黄酮，具有抗炎和抗过敏等功效。而曲奇含有大量糖和脂肪，它们会引发一系列炎症反应。如果你日常饮食的主要成分是糖，那么患病的风险将增大。苹果含有槲皮素，而曲奇含有会引发炎症的糖，现在让你选，你会选哪个？你可能早就知道答案了，但我希望你能明白我想表达的重点：**你应该根据食物对细胞的影响来选择食物，而非只盯着热量。**

我会在本章介绍以食代药的概念和它背后的理念，以及食物与自身免疫性疾病的关联。在接下来的两章中，我会帮你了解让你的身体独一无二的因素，并指导你为自己的免疫系统选择正确的食物。

我曾在前文提到伊莉丝这位患者，她将麸质从饮食中去除后，患病 5 年来第一次早上能毫无痛苦地起床。而每当她吃了含有麸质的食物后，等待她的就是剧痛和行动困难。显然，麸质对她的影响远甚于热量！她并不是个例，因为如今人们对麸质敏感和过敏的情况比以往任何时候都普遍，这里我似乎该给出统计数字来佐证自己的说法，但目前还没有一种公认的、用来检测个人对麸质的敏感程度的方法。不过，超市货架上的食品似乎可以作为证据，因为越来越多的商家将食品不含麸质作为卖点。事实上，据统计，2010 年全球无麸质食品的销售额突破 25 亿美元（约174 亿人民币）。[1]

会引起炎症反应的食物成分

食物中的许多成分会在人体内引起炎症。本章后面会介绍糖和脂肪对人体的影响，并对"食物敏感"（food sensitivities）进行解释。现在你要记住的是，食物中的每一种成分都可能引起免疫反应，不仅仅是麸质，虽然它对自身免疫性疾病而言最关键。在此我要提醒一句，问题不在于食物所含的热量。你的身体看到的、读到的以及会对之做出反应的是食物的细节，即食物提供的信息。我们说你对食物敏感时，其实是在说食物中的蛋白质正在向你的免疫系统提供信息。无论你的身体出现了什么症状，通常来说，将问题成分从饮食中去除，症状就会部分或全部得到缓解。我常遇到这样的情况，并且这是一个能证明吃（或不吃）某些食物能治病的完美证据。当然，食物还能为人体提供有益信息，告诉人体如何进行自我修复、如何维持最佳机能。

在第三章中，我将教你如何找出会引起身体反应的食物。这是治疗自身免疫性疾病的第一步。令人兴奋的是，你很容易就能迈出这一步，而这么做对你的健康和生活将产生巨大的影响。

吃饭不易

提起减肥，大家似乎有说不完的方法。有些方法很时髦、很吸引人的眼球，但并不奏效，有些却效果显著。面对这些方法时，你得有清醒的认识，那就是虽然照着做后你的体重可能减轻，但你体内的生化状况并不会改变，或者说你体内的炎症并不会减少。请不要误解我的意思——就减少患癌症、糖尿病、心脏病等慢性病的风险而言，减肥的确有益。还有一些减肥的做法对内脏有好处，即使这并不是人们的初衷。因此，如果你已经找到了适合自己的减肥方法，那就太棒了，你可以将我提供的知识和你现有的方法结合起来。

所有的减肥方法的成功之处，或者说它们的共同之处，在于让你对自己的饮食（和运动）保持警觉。这么做确实有好处，因为你将注意自己在吃些什么。大多数人吃东西时只是毫无意识地狼吞虎咽——喝大量苏打水，一边开会一边啃甜甜圈，在车里吃从快餐店买来的快餐。糟糕的是，你可能从没意识到自己正在这么做，就像得了健忘症一样，整天吃个不停。这不仅让你体重增加，还会导致你患病。一旦开始注意自己在吃什么，你就会意识到自己有这样的坏习惯——这是改变生活方式的开端。例如，你观察自己一整天，可能发现自己喝了太多含糖饮料，半夜吃了太多饼干，甚至将装面包的袋子翻了个底朝天。注意到自己的这些问题之后，你肯定会采取措施改变现状。有节制意识和进行正念饮食才是重点（我将在下一章介绍正念饮食）。

我在首次接触病人时，都会问他们前一天吃了什么。不管你信不信，在整个问诊过程中，这个问题通常是大多数人最难回答的！你也可以这样问问自己。你记得自己昨天吃了什么吗？两天前呢？事实证明，我所提供的所有治疗方案的第一步，都是对食物给予关注并制订有针对性的治疗方案。无论你为什么这么做，这么做都将让你受益。关注自己吃什么对减肥很重要，对你的自身免疫状况及健康来说更重要。

食物即信息

"食物即信息"是什么意思？正如前文所述，你吃的食物会告诉你体内的细胞如何通过改变酶在细胞内的作用方式来起特定作用。例如，糖对人体的影响远不只提供热量（或者说没有营养的空热量）那么简单。它能使血液中糖的水平迅速升高。

这会令你精力充沛，但接着你就会感到精力不济。此外，在你摄入糖后，血液中增加的葡萄糖会附着在细胞上，使细胞从最深处（即细胞核）开始发生变化，进而激活你的基因以让它产生酶。而酶会导致细胞内的炎症加重。

你的每个细胞深处都有与生命有关的完整记录，那就是你的基因序列。大多数细胞包含你全部的基因。为方便理解，你可以将基因想象成一本有许多章节的书。在任何时候，仅有部分章节被阅读。因此，肝脏的细胞读的是有关肝脏的章节，舌头上的细胞读的是有关舌头的章节，心脏的细胞读的是有关心脏的章节。这些细胞对应的那部分基因被激活，这部分基因指导细胞活动，并维持其正常工作。当你还在母亲的子宫中时，基因这本书中一些章节的内容是确定的（比如一个细胞是分化成肝细胞还是心肌细胞）。但在整个生命过程中，这本书的很多章节的内容是不确定的，这些章节可能被阅读，也可能被一眼掠过。细胞对白藜芦醇的反应就是一个很好的例子。研究表明，在你吃了红葡萄或喝了红酒后，白藜芦醇会进入你的细胞并直达细胞核。在那里，白藜芦醇会激活所谓的"长寿基因"——该基因能通过酶让细胞活得更久。你可以将此基因想象成没有白藜芦醇就无法阅读的章节。

我之所以说"食物即信息"，是因为就激活免疫系统而言，食物作用强大，能使免疫系统更好地工作或使自身免疫状况得到改善。现在回到吃糖的例子，在糖与体内细胞表面结合后，一系列连锁反应便开始了。它使细胞中的酶发生变化，使细胞产生各种炎症因子。假如你每天早饭吃甜甜圈或者每天在咖啡里放两勺糖，时间长了，你就会生病；但假如你只是偶尔放纵一下，即使因此产生了炎症，炎症也会不知不觉地快速消失。

上述是营养基因组学研究的内容。营养基因组学极为重要，以至于相关领域的研究不胜枚举。你如果对营养基因组学的英文名"nutrigenomics"进行分解，就会发现它其实是一个经过精心构建的术语，意思是你吃的食物（nutri-，营养）将影响你细胞的基因表达（genomics，基因组学）。食物在人体内以这样的方式运作：食物影响那些被激活的基因，基因决定酶的活性，酶则决定细胞、组织或器官的功能。每次听到有人跟我说他的饮食习惯很好，因为他每天只吃热量100千卡的零食，我都会感到很沮丧。有些零食热量很低，确实有助于你控制体重，但它们含有糖和反式脂肪，会让你的细胞产生炎症，并导致体重增加。相反，如果你吃的是一把杏仁，这些坚果里的有益脂肪会减少细胞中的炎症（我们知道，炎症是一切慢性病，包括自身免疫性疾病的诱因）。

所有这些都是"人如其食"的论据。你吃的每一样东西都会被你的身体消化和吸收，然后进入血液，最终为细胞提供养分。这就是你体内每一个细胞都受你的饮食影响的原因。免疫细胞同样如此，这也是饮食对免疫功能障碍患者来说影响特别重大的原因。

• • •

本章接下来还要讲五部分内容。在前三部分中，我们将探讨你的饮食不该含有哪些成分，因为它们可能对你的免疫系统造成损害。在后两部分中，我们将讨论哪些食物成分对你真正有益；经科学研究证实，它们有助于改善人体免疫功能、帮助实现体内各系统平衡，对自身免疫性疾病患者来说尤其如此。

要戒掉的食物

哪些食物成分引发了自身免疫问题？

每种食物都含有一定的蛋白质、碳水化合物、脂肪、维生素或矿物质。植物还含有被称为"植物营养素"的化合物，它们是细胞功能的强力刺激剂。除此之外，食物中还有一些不好的东西，比如霉菌、细菌、寄生虫、果蔬上的农药残留以及动物性食品中残留的抗生素和激素。这些食物毒素，我将在第十一章讨论。

在这里，我们来谈谈蛋白质，因为它对免疫系统非常重要。你吃的所有食物都含有这种营养物质。蛋白质在水果和蔬菜中含量低，在动物性食品（如肉类）中含量高。人体组织由蛋白质构成，因此你需要通过饮食摄入足够的蛋白质来为身体的持续修复提供原材料（蛋白质的日摄入量一般为每千克体重 1 g）。

蛋白质由氨基酸组成。人体生长需要的氨基酸一共有 20 种，其中 9 种为必需氨基酸，因为这些氨基酸只能从食物中获得，人体不能合成。辨别蛋白质时，我们不仅可以看它由哪种氨基酸组成，还可以看它的三维结构。这是一个重要的概念，尤其是对免疫系统而言，因为免疫细胞会通过结构来识别它们遇到的所有氨基酸，从而判断其是敌是友。换句话说，你的免疫细胞一直在分析构成你身体组织的蛋白质和你吃的食物中的蛋白质。

不同的细菌和病毒表面的氨基酸模式不同，这些氨基酸模式就是它们的"标记"。你的免疫细胞通过读取细菌或病毒表面的标记来记住这些已知的异物，并时刻对它们保持警惕。有了这个监控系统，你的身体才能保持健康。你身体的各个组织也有标记，因为它们也都是由蛋白质（或者说氨基酸）构成的。正如你所了解的，免疫系统不应该攻击自身组织，而应该识别并攻击对人体有害的细菌、酵母菌、病毒及其他感染性病原体。当你的免疫系统开始攻击自身组织（误读标记），问题就出现了。重点是，氨基酸模式是免疫系统判断外来细胞和自身细胞的依据，免疫系统正是基于此才避免攻击自身组织的。食物也含有蛋白质，所以它们也有标记。如果你的免疫细胞不能识别它们，就可能发出警报。

你对食物敏感吗？

一般情况下，你吃的食物在进入小肠时已经被消化得差不多了，小肠只是负责吸收营养成分。此时，食物已经被分解成非常小的颗粒，上面所说的"标记"也因被消化殆尽而难以辨认。这个时候身体并不会产生免疫反应。但是，如果此时食物仍然是大颗粒，那么免疫细胞依然能够识别它的标记（氨基酸）。这就是拥有良好的消化能力非常重要的原因，也是服用抗酸剂和质子泵抑制剂会增大你对食物敏感的风险的原因（关于这一点，我会在第八章详细解释）。只要你的肠道足够健康，它就会形成一道屏障，将免疫细胞和食物隔开。然而，如果这道屏障不再坚固，问题就随之而来了：带有异物标记的大食物颗粒从肠道渗透进去，并遇到肠道另一侧的免疫细胞。此时，免疫细胞会识别食物颗粒上的标记，并向身体发出信号，告诉它应该如何反应。食物颗粒通过脆弱的肠道屏障渗透出去，表明你患了肠漏症；这就是人们在任何年龄都可能出现免疫反应、过敏反应和食物敏感的原因。我会在第八章详细探讨这个问题。我在这里提到肠漏症，只是想讲清楚食物中的蛋白质是如何使免疫系统出问题的。

我们一般认为，食物可以通过多种机制引发全身炎症反应。首先，你可能对食物过敏，即你的免疫细胞对食物产生抗体。抗体共有 4 种类型，其中的 2 种对我们讨论的食物过敏来说最为重要。如果你去看过敏症专科，会被要求检查是否携带免疫球蛋白 E（IgE）抗体，这种抗体会引起荨麻疹、舌头肿胀或呼吸困难。你的医生可能不会检测另一种抗体，即免疫球蛋白 G（IgG）抗体，它与免疫复合物病有一定的关联。食物进入血液后，免疫系统产生抗体，抗体附着在食物上形成抗原-抗体复合物。这种复合物分子极大，会在组织中沉积，引起身体局部发炎和受损，进而导致免疫系统对该组织发起更大规模的攻击。人体关节很容易受免疫复合物沉积的影响，这是类风湿性关节炎的主要发病机制之一。

相关证据显示，所有自身免疫性疾病患者都患有肠漏症。因此，如果你患有自身免疫性疾病，那么很可能对你吃的食物产生免疫反应。别着急，我会帮你找出是哪些食物在作祟。你因为食物而不适，即对食物敏感，这是食物在你体内引发了炎症的缘故。虽然对食物敏感不代表你食物过敏，但你也不能对此掉以轻心。由于无法通过血液检测来判断患者是否对食物敏感，我会根据食物是否让患者感觉疲劳、全身浮肿、注意力难以集中、关节或肌肉疼痛以及出现消化问题，比如进食后反流、胀气、腹泻或便秘等进行判断。**判断你是否对某类食物敏感的最简单的方法是，戒掉某类食物 3 周，之后将这类食物纳入饮食，在这个过程中密切注意自身的反应。**我会在下一章告诉你具体怎么做。

细说麸质

虽然可能有多种食物成分让人体出现关节和肌肉疼痛、头痛、腹泻、胀气、疲劳、注意力难以集中等症状，但对自身免疫性疾病而言，最关键的成分是麸质。麸质是普通小麦、大麦、黑麦、卡姆小麦和斯佩尔特小麦中的一种蛋白质。天然燕麦不含麸质，不过市面上出售的燕麦食品很可能在加工过程中添加了麸质，除非其标签上明确说了不含麸质。大米、藜麦、荞麦和小米也都不含麸质。我们所说的麸质，实际上是蛋白质的复合物，主要包括小麦醇溶蛋白和谷蛋白。简单来说，小麦醇溶蛋白和谷蛋白进入人体后，在免疫系统眼中不过是有不同标记的蛋白质。

有人经常问我，为什么现在美国的麸质问题比以往任何时候都严重？为什么有那么多人摄入麸质后会有不良反应？首先，因为**我们现在接触到的麸质比以前多得多**；其次，现在大多数人的消化系统不太好，那些未被完全消化的麸质就会穿过肠黏膜进入血液，然后在体内流窜（我会在第八章详细讨论）。为什么我们现在摄入的麸质更多？正如我在第一章中所说的，自 20 世纪 40 年代以来，美国的小麦种植业使用转基因技术的情况越来越多。转基因小麦含有更多的麸质，因为人们认为这样会让小麦颗粒更加饱满。此外，正如我们所知道的，麸质是多种蛋白质的复合物，而转基因小麦中构成麸质的蛋白质结构更集中、"毒性"更强（更易引起敏感反应）。不过最重要的是，美国人平均每天吃 3~4 份小麦制品，相当于每天都在摄入大量麸质。

麸质是新事物吗？从某些方面来说，是的。在旧石器时代，人类是采猎者，这意味着那时候的人吃的是自己能够杀死或采集到的东西，包括动物、坚果、绿叶、种子和浆果。我们的身体也习惯这种饮食。农业开始普及后，人类仍然吃一些当季的东西，以及自己种植的谷物和其他农作物。后来，随着农业的发展，人类学会了加工和储存食物。这样，人一年四季都能大量食用小麦。那时候的人吃的是原始品种的小麦（单粒小麦和二粒小麦），它们的基因和麸质含量与我们今天吃的小麦的不同。我最近读了医学博士威廉·戴维斯写的一本名叫《小麦完全真相》（Wheat Belly）的书，他在书中生动、详细地介绍了小麦的发展史。戴维斯博士写道，小麦在 1943 年确实发生了变化，当时人们有意识地对小麦进行改造以提高亩产量。人们这么做的本意是消除饥饿，但事实证明这种做法错了。[2] 我还想提醒大家的是，这种新型小麦是在人们开始食用更多的加工食品这一背景下出现的。接着，美国成为一个快餐国家，而如今的世界也俨然成为一个快餐世界。我们的身体无法适应我们一年 365 天、一天多次食用高麸质的小麦制品。研究已经清楚地表明，过度摄入食物蛋白会引起免疫反应。我认为，过度食用这种小麦制品是我们对麸质反应越来越大的原因。

乳糜泻

作为一名医生，我需要了解最新研究成果，以便掌握有关自身免疫性疾病的最新论据。在相关文献中，麸质绝对是大家探讨的热点。许多研究认为麸质与多种疾病之间存在关联。

我们先谈谈乳糜泻。乳糜泻是一种与小肠有关的自身免疫性疾病，也是一种相当常见的疾病。在居民多有欧洲人血统的地方，比如欧洲、美洲和大洋洲，乳糜泻的发病率高达 1%。在其他地方，比如中东和亚洲其他地区，乳糜泻的发病率也在增高，因为这些地方的饮食日益西化，人们吃的小麦制品比以前的人吃的多得多。乳糜泻患者有很强的遗传易感性，当基因与环境诱发因子接触时，他们就会发病。该病的诱因可能是麸质，特别是转基因小麦中超高含量的麸质。

在这种情况下，免疫细胞会攻击并破坏肠绒毛。肠绒毛是肠黏膜上的指状突起，我们可以将其形象地比喻成一层铺在肠道内的长绒地毯。肠绒毛很重要，因为它们可增加肠黏膜的表面积，使人体消化并吸收身体所需的全部营养。如果受到免疫细胞持续攻击，肠绒毛就会被破坏，肠黏膜会发炎并变平。这就好比地毯上的长绒掉光了，整条地毯变得光秃秃的。那么发生这种情况时，人们会有什么感觉呢？通常来说，对麸质敏感的人会出现一些消化道症状，比如腹泻和腹胀。此外，他们不能充分地吸收蛋白质、脂肪、维生素、矿物质等营养物质，因而可能出现贫血、疲劳、脱发等常见症状。如果患者是儿童，乳糜泻会导致他们发育迟缓。

临床医学认为，诊断是否真的患乳糜泻的唯一方法是做血液检测和小肠黏膜活检。做血液检测主要也是检查肠绒毛是否受损。**但现在有研究表明，即便所有检测结果都正常，你也可能患潜在型乳糜泻，这意味着你的乳糜泻正在变严重。**这种潜在的肠道疾病现在可能表现得不明显，但如果你一直摄入麸质，几年后症状就会全面暴发。

也有可能目前你没有出现乳糜泻的一般症状，但麸质已经让你身体的其他部位产生了反应。我们无法看到麸质对人体造成的所有影响，不过可以肯定的是，一个人肠道受损、患乳糜泻需要十来年的时间。因此，在患乳糜泻之前，你可能已经患有另一种自身免疫性疾病。这并不奇怪，因为自身免疫性甲状腺病、类风湿性关节炎和多发性硬化症都与乳糜泻存在关联。甲状腺、关节和神经系统受损，可能只是乳糜泻发病的前兆。事实上一些研究表明，对一些人来说，这些病症都是乳糜泻的一部分。[3]

麸质敏感与乳糜泻

过去，人们一直认为乳糜泻是唯一由麸质引起的疾病。但在 2010 年，全球无麸质食品的销售额达 25 亿美元。从这个数字我们可以看出，不仅仅是乳糜泻患者在吃无麸质食品。这究竟是怎么回事？现在有一种较新的说法，叫麸质敏感。[4] 从图 1 我们可以看出，麸质进入人体会引起不同的反应，除了患乳糜泻，麸质敏感也是其中的一种。

如果针对乳糜泻所做的检测结果均正常，而且你在进行无麸质饮食后症状消失，那就表明你对麸质敏感。目前医学界尚不清楚麸质敏感的机制，也没有找到检测方法，但一般认为麸质敏感是由一种不同于乳糜泻的免疫反应引起的。麸质敏感的症状通常包括腹痛、腹胀、腹泻、便秘、脑雾、疲劳、起湿疹或其他皮疹、头痛、关节痛、肌肉痛、四肢麻木、抑郁和贫血，小肠黏膜通常表现为正常或轻度异常。确定你是否对麸质敏感的最好的办法是进行无麸质饮食，看看症状是否消失（我会在下一章具体介绍）。我一直让患者这么做。每当我听到患者跟我说无麸质饮食起作用了，我都感到很惊讶。他们不仅说上述症状消失了，还说睡得更香、心情更好了，就连更年期症状（如潮热和夜汗）也得到了改善，就连最新科研报告都没提及的其他相关症状也有所减轻。我相信，食物成分，尤其是麸质，是引发或加剧包括自身免疫性疾病在内的所有慢性病的关键。虽然尚无证据表明对麸质敏感会诱发自身免疫性疾病或导致其恶化，但也不能排除这种可能。无麸质饮食是我所有治疗方案中必不可少的部分，我建议你也这么做。

图 1

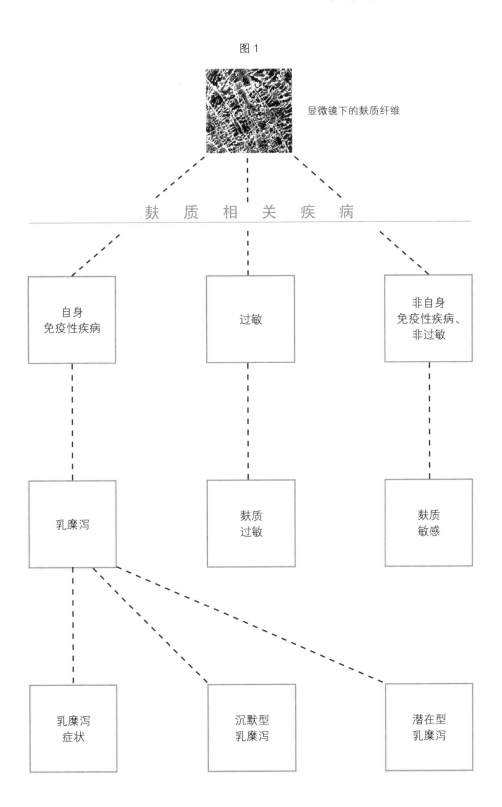

显微镜下的麸质纤维

麸质是如何引起免疫反应的？

假如你早餐吃了一个含麸质的可颂面包或贝果，并且你消化能力不佳、肠黏膜脆弱或患有肠漏症，那么未被消化的麸质颗粒很可能由你的肠道进入血液。在血液中，麸质颗粒会遇到免疫细胞并被识别为异物（详见第八章）。

正常情况下，麸质遇到免疫细胞时已经完全被消化，其分子不再完整。但如果大量麸质分子穿过肠黏膜并与免疫细胞相遇，免疫细胞就会发出警报。该警报会激活免疫细胞细胞核中的基因，于是免疫细胞开始"阅读"相应"章节"，并收到指示去攻击麸质分子。如果你继续吃含麸质的食物，免疫细胞将持续被激活，释放各种炎症因子以设法清除麸质。一般认为，麸质引起免疫反应的机制之一是，它与人体中很多组织的细胞非常相似，即它们拥有相似的氨基酸结构（或者说标记），所以免疫细胞在攻击麸质的同时，也会攻击小肠组织、甲状腺、神经系统（髓鞘）和关节，从而使它们受损（这一机制被称为分子拟态）。

检测你对麸质的反应

一般认为，分子拟态是麸质引发自身免疫性疾病的机制之一：正是因为麸质的标记跟我们自身组织的标记相似，免疫系统才会出错。这一因标记混淆而造成免疫攻击的过程就是分子拟态，它是由抗体驱动的。针对这一机制，我们先要做的检测是 AGA 检测和 ADGA 检测结果检测。对乳糜泻患者来说，在肠道受损出现任何征兆之前，这两项检测的结果都可能呈阳性。我让所有来找我的人都做了这两项检测，结果发现很多人的结果呈阳性。你应该要求你的医生将它们作为你的首批检测项目。

数不清的人告诉我，胃肠科医生说他们可以摄入麸质，因为除了 AGA 检测，他们的其他检测结果都正常。听到这种说法，我真的很生气！显然，这些医生没有阅读相关文献，因为很多文献表明，AGA 检测结果呈阳性是乳糜泻患者最早出现的征兆。在肠道受损之前，AGA 可能已经在攻击你体内的其他组织了。如果这么跟我说的人已被确诊患有桥本甲状腺炎、Graves 病、多发性硬化症或类风湿性关节炎，我会更恼火，因为这些自身免疫性疾病往往与乳糜泻有关联或代表他们处于乳糜泻前期。如果你的 AGA 或 ADGA 检测结果呈阳性，那就是在提醒你停止摄入麸质。

虽然找我医治的大部分患者的这两项检测的结果都不呈阳性，但我还是建议所有自身免疫性疾病患者戒麸质。**现代医学尚未找到合适的检测方法，不意味着麸质不会对你的免疫系统造成破坏**。有关麸质致病的证据非常多，这一点我在问诊时深有感触。况且，戒麸质对你而言没什么损失。阅读完下一章的内容，你可以照着做一做，看看不摄入麸质是否会令你的症状有所改善。

食物对免疫系统有害？

除了麸质，食物中还有其他会引起免疫系统反应的化合物。通常情况下，人体因食物而产生的反应是细微的、渐进的，并且这些反应往往出现在消化系统以外的地方，这使得你很难把自己身体的反应和某种特定的食物联系起来。换句话说，你虽然没有任何消化道症状，比如胀气或腹痛，但会表现出其他症状，比如关节痛或头痛。你甚至没有意识到这些症状与你吃的东西有关。如果你感到疲劳、精神难以集中，以及关节或肌肉疼痛或者不适，那很可能是你吃的食物在作祟。

糖

麸质并非唯一对免疫系统造成潜在威胁的食物成分。在此，我要谈谈糖。糖是一种非常危险的碳水化合物。含精制糖的食品与炎症反应加重以及 T 细胞和 B 细胞功能受损有关。目前虽然还没有针对糖和自身免疫性疾病的关联的研究，但是对糖和免疫功能的研究颇多。[5]高升糖指数食物指那些会使血糖水平迅速升高的食物，比如用白糖和白面粉制作的食物。这种食物极不健康，心脏病、癌症、中风和糖尿病等都跟它脱不了关系。事实上，所有慢性病也都跟它有关。我们写本书的一个目的就是帮助你通过饮食来修复和平衡你的免疫系统。要做到这一点，你必须将任何用白面粉和白糖制作的食物，如面包、即食麦片、蛋糕、曲奇、糖果和饮料等从饮食中去除。即便如此，你还要注意食物中隐藏的糖。例如，市售的水果味酸奶和快餐店里的水果冰沙通常都添加了水果糖浆。具体的我会在下一章介绍，在这里你只要记住，要想修复自身免疫系统，就必须戒掉白面粉和白糖。

脂肪

现在，我们来谈谈脂肪。我觉得脂肪是最容易被误解的营养物质。提到脂肪，大部分人分成两派：一派害怕脂肪，试图去掉饮食中的所有脂肪；一派则是典型的美式饮食者，日常饮食含大量有害脂肪（加工食品中的动物性饱和脂肪及反式脂肪）。其实，这两种做法都有失偏颇，因为如果你不摄入任何脂肪，势必无法从具有抗炎功效的优质脂肪中获益。含有优质脂肪的食物包括鱼类、亚麻籽、牛油果、椰子、坚果、种子和橄榄油等。如果你摄入太多有害脂肪，那么你体内将出现炎症，你的免疫功能也会紊乱。我在这里主要讨论的是有害脂肪。在下文中，我会重点介绍那些已被证实对自身免疫性疾病患者有益的食物。

牛肉和牛乳制品中的饱和脂肪是一种有害脂肪。牛被喂食了劣质饲料（主要是玉米）后，体内就会产生很多有害的饱和脂肪。而当你食用了这些牛的肉或乳制品后，其中的有害脂肪会让你体内的炎症加重。如果你想吃牛肉，最好选择用草或有机饲料喂养的牛的肉。吃草的牛的脂肪较健康，吃这些牛的肉与乳制品对你的健康有益。

许多加工食品使用了部分氢化植物油，而部分氢化植物油含有反式脂肪，这种油不是天然存在的，而是人类在实验室里合成的。人类发明部分氢化植物油的目的是延长植物油的保质期，并想以此取代黄油。黄油含有大量饱和脂肪，因而成为20世纪七八十年代心脏病发病率不断上升的罪魁祸首。实际上，反式脂肪的危害远大于黄油所含的饱和脂肪的危害。因此，将反式脂肪从饮食中去除是免疫系统修复计划的重要组成部分。

改善免疫系统的要素

抗炎饮食

我建议我诊治的所有患者都食用有抗炎功效的食物。这不是什么饮食计划，而是一种生活方式。因为炎症是所有慢性病的诱因，所以无论你是已被确诊患某种疾病，还是仅仅想预防某种疾病，都应该多吃有助于减轻体内炎症的食物（抗炎食物）。当然，你还不可以吃那些会加重体内炎症的食物（增炎食物）。

你现在已经知道了，有选择地摄入脂肪非常重要。有害脂肪进入人体后，会产生一种名为花生四烯酸的分子，而花生四烯酸会产生一种名为类二十烷酸的炎症因子。德国的一项研究表明，使用鱼油治疗类风湿性关节炎的患者，如果同时进行抗炎饮食，病情就会得到显著改善，因为患者体内的花生四烯酸水平降低了。[6] 如果服用鱼油补充剂后还吃会引起炎症的食物，你是无法痊愈的。这就好比汽车的油箱里已经加满了低辛烷值汽油，你还往里面加高辛烷值汽油，汽车引擎当然会堵塞。

那该怎么办呢？用抗炎食物给身体加油，你的感觉会好得多。

有益的食物成分

你已经知道食物中的什么成分对自己有害了，接下来我们来谈谈什么成分对你有益。植物营养素是赋予水果和蔬菜色彩的化合物。你可能听说过叶黄素、番茄红素和白藜芦醇等。针对白藜芦醇的研究清楚地表明，它能激活细胞内的长寿基因，帮助细胞活得更久。许多关于食物和营养的研究可能对治疗自身免疫性疾病有帮助。到目前为止，已有证据表明，必需脂肪酸（优质脂肪）、维生素 D、维生素 A、锌、硒和绿茶都对人体有益。接下来，我还会简单介绍一下蘑菇提取物，它们常用来增强免疫力，我想让大家了解它们的使用方法。记住，本书的写作目的是修复你的免疫系统，只有这样你才能完全康复。我不会对所有有益于免疫系统健康的食物和补充剂进行详细介绍，而会把重点放在那些已经被证明能缓解免疫失衡和改善症状的食物和补充剂上。在这里，我将与你分享当前的研究成果；而在下一章中，我会告诉你该吃什么以及该吃多少，并对补充剂进行详细介绍。

必需脂肪酸

我们接着讨论优质脂肪和有害脂肪的问题。其实关键在于，除了不摄入反式脂肪和减少摄入动物性饱和脂肪之外，还要增加优质脂肪的摄入。有些人认为"优质脂肪"这个词本身是自相矛盾的，但事实并非如此。优质脂肪含有必需脂肪酸，后者是人体无法合成的脂肪酸。因此，我们要吃含有必需脂肪酸的食物。你常听说的 ω-3 脂肪酸和 ω-6 脂肪酸就是必需脂肪酸。ω-3 脂肪酸家族成员中的二十碳五烯酸（EPA）和二十二碳六烯酸（DHA）都是必需脂肪酸。它们是鱼油补充剂中的活性成分。γ-亚麻酸（GLA）是一种 ω-6 脂肪酸，对人体免疫系统非常重要，可在月见草、黑醋栗和琉璃苣油补充剂中找到。我会在下一章中详细介绍哪些食物含有这些营养物质。其实，必需脂肪酸的常见来源是鱼类（如野生鲑鱼和沙丁鱼）、坚果（如杏仁和核桃）、种子（如葵花子和南瓜子）以及绿叶蔬菜（如羽衣甘蓝和瑞士甜菜），而这些都是美国人日常饮食中缺乏的食物。另一种健康脂肪酸是牛油果、椰子和澄清黄油中的饱和脂肪酸。遗憾的是，这些食物在 20 世纪 80 年代的反肥胖浪潮中名声不太好，人们至今都对它们抱有成见。我发现一个有趣的现象，那就是慢性病的发病率从那时起就一直上升。我觉得这不是巧合。

脂肪影响免疫系统的方式主要有两种。脂肪酸是构成细胞膜的主要物质之一。一方面，如果你摄入大量 ω-3 脂肪酸和 ω-6 脂肪酸，细胞膜就会具有弹性和流动性，从而处于最佳状态。另一方面，如果你摄入大量动物性饱和脂肪和反式脂肪，它们会进入你的细胞膜并使其变硬，而这会严重影响细胞与信使之间的沟通。事实上，美国马萨诸塞大学医学中心的一项研究显示，类风湿性关节炎患者服用含有 GLA 的琉璃苣油补充剂后症状有所改善。结果表明，GLA 在人体内可转化成名为二高-γ-亚麻酸（DGLA）的物质，这种物质能进入并作用于过度活跃的免疫细胞的细胞膜，从而降低免疫细胞的活性。[7] 这意味着 GLA 对被过度刺激的免疫细胞有镇静作用。免疫细胞被过度刺激是所有自身免疫性疾病的共性，因此谨慎选择饮食中的脂肪非常重要。

脂肪影响免疫系统的第二种方式是，进入人体内的所有脂肪都会转化成名为前列腺素的重要分子。这种分子具有不同的类型，有些会加重而有些会减轻炎症。食用含有 GLA 的食物或服用 GLA 补充剂后，体内一种名为前列腺素 E1（PGE1）的有益前列腺素的水平会升高，而 PGE1 被证明在类风湿性关节炎患者身上有很多神奇的功效，比如减轻炎症、减少循环免疫复合物、抑制过度活跃的 T 细胞等。**此外，有研究显示，鱼油对类风湿性关节炎和系统性红斑狼疮患者均有抗炎效果，大多数患者在服用鱼油后症状和病情都有所减轻。**[8] 许多患者发现，他们即使减小用药剂量，也能控制住症状。因此，在饮食中加入这类含健康脂肪的食物很重要。我会在后面具体介绍这类食物和补充剂。

维生素 D

在自身免疫性疾病研究方面，维生素 D 是最受关注的营养物质之一。在研究多发性硬化症时，研究人员最先注意到的是，在日照不足的北纬地区这种病的发病率尤其高。人类皮肤中的维生素 D 原被紫外线照射后会合成维生素 D，研究人员很快就发现了血液中维生素 D 水平低与多发性硬化症患病风险之间存在关联。事实上人们发现，维生素 D 水平低不仅与多发性硬化症有关，还与其他自身免疫性疾病，如类风湿性关节炎、系统性红斑狼疮、1 型糖尿病、炎性肠病等有关。虽然目前还没有证据证明体内缺乏维生素 D 的人会患这些病，但维生素 D 水平低会增大患这些病的风险。自身免疫性疾病患者针对维生素 D 缺乏进行治疗后，病情会减轻并得到控制。美国俄亥俄州立大学的一项研究定期检测一组系统性红斑狼疮患者体内的维生素 D 水平，结果发现冬季维生素 D 水平往往会下降，而且患者更容易病情加重。[9]

虽然名称中有"维生素"这个词，但从功能上看，维生素 D 实际上也算是一种激素，而不是典型的维生素。这是因为维生素 D 具有激素的功能，能与人体内的许多细胞受体结合，改变细胞的功能。而典型的维生素本身不与细胞受体结合，而在酶反应中起辅助作用。维生素 D 的活性形式被称为胆钙化醇，即维生素 D_3。此外，一些植物还含有一种维生素 D——麦角钙化醇，即维生素 D_2。人体很难将植物中的维生素 D_2 转化为具有活性的维生素 D_3，这也是我一直建议相关患者补充维生素 D_3 的原因。无论你是通过晒太阳合成维生素 D_3，还是直接服用维生素 D_3 补充剂，维生素 D_3 都会被输送到肝脏并在那里生成 25-羟基维生素 D。在进行血液检测时，你应该检测体内 25-羟基维生素 D 的水平，这才是检测你体内维生素 D 水平最可靠的方式。25-羟基维生素 D 可转化为 1,25-二羟基维生素 D，后者是一种效力极强的激素，因为它能进入人体的细胞和细胞核去激活相应的基因序列，让细胞"翻阅"有关免疫系统的"章节"。

维生素 D 与免疫系统

1,25-二羟基维生素 D 具有以下作用。[10]

- 与人体内的树突细胞和大脑中的星形胶质细胞结合。这些细胞处于人体免疫工作的第一线，遇到任何异物都会发出警报。1,25-二羟基维生素 D 能使它们对自身抗原的反应降低，即增强它们的耐受性，使其不轻易攻击人体组织。
- 作用于 T 细胞，使其发展为最健康的调节性 T 细胞，而不发展为会引起自身免疫性疾病的辅助性 T 细胞 Th1、Th2 或 Th17。
- 直接抑制 Th1。这表明 1,25-二羟基维生素 D 能抑制那些活跃的杀伤性 T 细胞。记住，在自身免疫性疾病患者体内，杀伤性 T 细胞会以不均衡的方式增长，而 1,25-二羟基维生素 D 能帮助它们恢复平衡。
- 让被激活的 B 细胞少产生抗体，即调节自身免疫性疾病患者体内的另一种失衡状态。

因此，如果你体内的 25-羟基维生素 D 处于健康水平——以 >125 nmol/L（50 ng/ml）为宜，有些研究显示需要达到 188 nmol/L（75 ng/ml）——它会帮助你调节 T 细胞，使 T 细胞对自身组织的耐受性变强，不会因被过度激活而失去控制。如果你身患自身免疫性疾病且体内维生素 D 水平很低，那么服用维生素 D 补充剂很有用，它有助于消灭你体内多余的杀伤性 T 细胞，并能防止产生更多的杀伤性 T

细胞，进而减轻因这些细胞引起的炎症。

那么，每天该摄入多少维生素 D 呢？研究表明，每天摄入 4 000 IU（国际单位）的维生素 D 是安全的。你应该每 3 个月就让医生或其他专业人员检测一下你的维生素 D 水平。[11]一旦体内的维生素 D 水平达到理想水平（125~188 nmol/L），你就应该将摄入量减小至每天 1 000~2 000 IU，并由医生对你血液中的维生素 D 水平进行监测以确定适合你的维持剂量。

需谨记的是，维生素 A 是一种抗氧化剂，能促进人体对维生素 D 的吸收，也有助于调节和维持免疫细胞的健康发育。

硒和锌

硒和锌是两种重要的矿物质，有助于维持免疫系统正常运转。多项研究表明，缺硒可能引发自身免疫性甲状腺病，可能因为硒是甲状腺功能维持在最佳水平所必需的矿物质。硒是人体合成甲状腺激素和谷胱甘肽过氧化物酶不可缺少的元素。谷胱甘肽过氧化物酶具有重要的抗氧化作用，能够防止甲状腺滤泡受损。如果体内缺硒，甲状腺就无法分泌甲状腺激素，甲状腺细胞便会被自由基破坏（自由基是人体内正常生物化学反应的产物，每个细胞中都有。如果不将其灭活，它就会对人体造成损害）。一般认为，人体内出现自身免疫反应的一大原因是甲状腺细胞因受损而异于寻常，免疫系统发现后对其发起攻击，进而对人体造成更严重的伤害。

一项研究表明，人体每天摄入 200 μg 硒可以令引发桥本甲状腺炎的一种主要抗体减少。[12]缺硒与乳糜泻之间也有紧密的关联。乳糜泻患者对很多营养成分的吸收都不好，硒就是其中之一。有些患者先患上自身免疫性甲状腺病，之后才发现自己还患了乳糜泻。我将在下一章中详细讨论如何从饮食中获取硒元素，从而确保你不会因缺硒而增大患自身免疫性甲状腺病的风险。

虽然目前针对锌对自身免疫性疾病的影响的研究没有针对硒的多，但多发性硬化症的小鼠实验显示，锌对 T 细胞和病情有重要影响。锌是一种重要的微量元素，对促进免疫系统正常发育和维持免疫系统平衡起着至关重要的作用。缺锌会造成人体免疫系统受损，补锌则能够扭转这种局面。美国康涅狄格大学的一项研究表明，小鼠每天摄入 30 μg 锌可以减轻多发性硬化症的病情。[13]虽然这不意味着锌对人类同样有用，但我认为它有很大可能在自身免疫中扮演着重要的角色。那么为什么不想方设法让免疫系统处于最佳状态呢？我认为锌很重要，因此总是将它纳入我的治疗方案，况且患者很容易就能从食物（如芝麻酱、南瓜子、黑巧克力等）和高矿物质补充剂中获取锌。

绿茶

绿茶中的有效成分是表没食子儿茶素没食子酸酯（EGCG），该物质近来颇受关注。有证据显示，EGCG 在治疗及预防癌症、心血管疾病、肥胖症、神经退行性疾病等方面具有一定的作用。美国俄勒冈州立大学最近的一项研究表明，EGCG 在增加调节性 T 细胞方面具有强大的作用。你现在应该已经知道，调节性 T 细胞对维持自身免疫耐受性至关重要。[14,15] 尽管这项研究的对象是小鼠，但它表明，绿茶可能会以一种特殊的方式为自身免疫性疾病患者提供帮助。

通过阅读本章你已经知道，你吃进去的食物能为细胞提供信息，并告诉它们该如何行动。此外，你现在肯定已经明白，食物可以成为良药，前提是你吃的是抗炎食物（如含优质脂肪的食物）而不是增炎食物（如含精制糖和有害脂肪的食物），因为抗炎食物对你的免疫系统具有舒缓作用。接下来，我会针对"以食代药"进行详细阐述，让你知道自己对哪些食物敏感以及哪些食物对你有益。当然，我也会介绍一些对你的免疫系统有益的营养物质，这些营养物质可能源于食物，也可能需要你从补充剂中摄取（如果你愿意的话）。

第三章

饮食自我评估手册

埃米是一位 48 岁的白人女性，和大多数初次走进布卢姆康复中心的病人一样，她也抱着一大堆资料（病历和检查报告）。资料显示，她在过去的 2 年里找医生做过一系列检查。她的主诉症状包括痛经、月经不调且量多、睡眠障碍、潮热和极度焦虑——这些症状已折磨了她 3 年之久。除此之外，她没有其他病史。事实上，她之前一直很健康，这也是如今这些症状令她非常痛苦的原因之一。更令人沮丧的是，那些医生没有一个能准确找出她的问题所在，也不知道怎么做才能改善她的症状。一开始医生让她用黄体酮乳膏调经，但没什么效果，后来又让她服用避孕药。

埃米来我这里就诊时，还在服用避孕药。避孕药确实有一定的作用，但她因此增重了 10 磅（约 4.5 kg），性欲更是骤降。第一次见面时，她希望我帮她停掉避孕药。事实上，我做的第一件事就是让她停止服用避孕药，这样她的症状才不会因服药而被掩盖，我也好观察她体内究竟发生了什么。她显然处于围绝经期，但除了雌激素和黄体酮水平的变化外，没人发现她身上还有哪些症状。

女性进入更年期时，体内的激素就像组了一支内分泌乐队。每一种激素都与其他激素相互作用，而只有保持各激素水平平衡，整个机体才能正常运作。我常发现，处于这个阶段的女性的甲状腺激素水平高低不一，有的还有肾上腺疲劳（详见第五章）的症状。我有一种感觉，那就是埃米体内的某种激素失调了，这也是她进入更年期后这么痛苦的原因。接下来，我给她做了甲状腺水平检测，并采集她的唾液做了肾上腺激素检测。结果显示她的肾上腺激素维持在正常水平，这让我大吃一惊；由甲状腺分泌的游离 T_3 和游离 T_4 的水平则高出正常值上限，这一点我倒一点儿也不觉得奇怪。此外，由大脑分泌的 TSH 水平略低。我在最初筛查时特别留意了抗甲状腺抗体，即桥本甲状腺炎的特异性抗体，我很高兴没有从埃米身上检测出这些抗体。然而，TSH 水平较低以及游离 T_3 和 T_4 水平较高表明埃米的甲状腺过度活跃。有些医生可能认为这些结果是正常的，但直觉告诉我，应该继续检查她是否患有 Graves 病。果不其然，结果显示埃米的身体正在合成抗体以刺激甲状腺产生过多的激素，从而造成激素失衡。更具体地说，埃米的 TSI 检测结果呈阳性。这个结果出乎我的意料，但又令我振奋，因为至少现在我知道埃米到底身患何病，也知道该如何帮助她了。我不是唯一这么想的人，埃米也如释重负，她终于等来了答案。

在治疗过程中，我让埃米进行无麸质饮食，尽管她的两项乳糜泻检测结果均为阴性（这一点我在前一章详细讨论过）。为什么要这么做呢？因为我知道，自身免疫性甲状腺病患者更有可能患乳糜泻（反之亦然），即便现在的检测结果均为阴性。因此，我让埃米不要再摄入麸质。

此外，我还让埃米做了大便化验及重金属检测，目的是检测她体内的汞和铅含量（清除体内的这些毒素是我治疗自身免疫性疾病的第一步）。结果显示，埃米的大便中有寄生虫，体内的汞含量也略高。对症治疗后，她体内的 Graves 病抗体逐渐消失了，这都是无麸质饮食的功劳。更令人兴奋的是，戒掉麸质后，她的潮热、失眠和焦虑等症状都得到了改善，月经也更规律了。需要说明的是，我不确定是不是她体内较高水平的甲状腺激素干扰了雌激素，从而让她出现围绝经期症状，也不确定是不是摄入的麸质直接作用于她的大脑和体温调节中枢，从而让她出现潮热和其他症状。但不管怎样，采取相应的治疗措施之后，这些症状都得到了改善，我和埃米都很高兴。她的焦虑症状虽然得到了很大改善，但直到我解决了她体内的寄生虫问题，并让她服用了一些维生素，包括维生素 B_{12}、叶酸和 S-腺苷甲硫氨酸补充剂，焦虑症状才彻底消失。我之所以让她补充这些营养物质，是因为它们都属于甲基供体，而甲基供体对维持大脑中与焦虑相关的化学通路非常重要。

食物与感觉

埃米的故事告诉了我们两点。第一，麸质是一种很复杂的蛋白质。你可能因为摄入麸质出现一些症状，而这些症状看上去与食物无关，比如焦虑和潮热。除非你不再摄入麸质，否则你真的不知道它会对你的身体产生什么影响。第二，戒掉麸质能改善你体内自身免疫性抗体的情况。要想了解自身免疫性抗体的情况，唯一的方法就是让医生或其他医护人员进行多次抗体检测。一般来说，第二次检测与第一次检测间隔 6 个月，并且在这 6 个月里你要进行无麸质饮食。即便你的身体没有出现明显的症状，你体内的抗体也可能发生变化。这就是我一再强调不要摄入麸质的原因，即使你感觉摄入麸质并没有让你不适。戒除麸质后，埃米的各项检测指标正常了，那些令她烦恼的症状也消失了。对她来说，下决心将无麸质饮食作为自己的生活方式并不难。

有专家认为且研究表明，所有自身免疫性疾病患者都患有肠漏症。我会在第八章对该问题进行深入探讨。但在这里我必须先说明，肠漏症会导致患者对食物敏感（这就是你一旦患上自身免疫性疾病，很可能对不止一种食物有反应的原因）。那么，食物过敏和食物敏感有什么区别呢？食物过敏能经血液检测及 / 或皮肤检测确认。但即使过敏检测结果显示你对某种食物不过敏，你在食用该食物后仍可能有反应，这就说明你对该食物敏感。**食物敏感也与免疫反应有关。如果你对某种食物敏感，这种食物就会在你体内引起炎症，而如果你患有自身免疫性疾病，那就更加糟糕。**然而，针对食物敏感，现代医学尚无检测方法。因此，我选择用另一种方法来确定你是否对某种食物敏感。我会在本章中教你如何检测自己对麸质、动物奶、玉米和大豆的敏感度，因为这些食物最容易出问题。你要记住一点，对某些食物敏感意味着你吃它们后感觉很糟，而不吃它们的话感觉很好。这些食物会引起各种症状，从消化系统的症状（如反流、进食后胀气、便秘或腹泻）到疲劳、注意力难以集中、头痛、关节痛或肌肉痛等等，不一而足。在第十二章中，我会教你如何制订完整的排毒计划，并检测你对其他食物的敏感度。

现在，让我们来看看你是否对麸质、动物奶、大豆或玉米敏感吧。我会教你如何利用你所学的知识制订个性化抗炎饮食计划，进而治疗你的自身免疫性疾病和解决其他免疫失衡问题。

自我评估

食物敏感度测试

每个人的状况各有不同，我希望根据你独特的生化体质，为你制订个性化饮食计划。在整个生命过程中，你的健康状况是你的基因与环境相互作用的结果，而你的身体最大限度地暴露在你吃的食物中。此外，看看你的血亲是否患有自身免疫性疾病（如乳糜泻）或者对麸质很敏感，知道这一点对你也很重要，因为如果答案是肯定的，那么你出现相同问题的概率也较大。

我会在这里教你找到适合你的食物，我们称这种做法为"个性化营养"。为此我制订了一个"食物戒除与挑战"计划。之所以这么说，是因为你先要从饮食中去除一类食物，再重新纳入这类食物。这么做有助于你发现自己是否对麸质、动物奶、大豆或玉米敏感。我在前面已经说过，我选择这些食物是因为人们最容易对它们敏感。毫无疑问，我们吃的小麦、玉米和大豆大部分是转基因的，因此你的身体可能将它们的基因和蛋白质认作异物。此外，我们吃的很多东西可能与小麦、玉米和大豆有关，其中有些是你一眼就能发现的，比如意大利面、玉米片和玉米淀粉，有些则没那么容易辨明，比如大豆卵磷脂或酱油。造成你对它们敏感的另一个原因是，你吃了太多这样的东西，这会增大你产生免疫反应的概率。动物奶及其制品也不要食用，因为它们会让你出现鼻窦出血、排气、腹胀和黑眼圈等症状。其他可能让你敏感的食物包括鸡蛋、贝类、花生和茄科植物（如番茄、土豆、茄子和辣椒）。茄科植物含有一种物质，它会刺激人的关节，引起疼痛和炎症。现在先不要担心这些，我会在后文带你认清它们，而且我还会对其他食物进行检测。

做好准备

现在，做好改变饮食的准备吧。记住，这种改变只需持续 3 周，而非一辈子。我先帮你回顾一下要从饮食中去除的食物，再教你如何用其他食物代替这些食物。现在你只是在做计划，请先参考一下下一章的食谱（这些食谱完全避开了麸质、动物奶、大豆以及玉米），再翻阅本章最后的"食物购买清单"，以便你准备好所有的食物。

设定日期。在日历上找出你能专心做这件事的 3 周时间。对这个计划而言，时间上的规划至关重要，因为你需要购买食材，还要准备其他东西。例如，当你饿了或者被同事邀请外出吃饭时，你可能需要带上事先准备好的主食和零食，以免吃到含麸质和动物奶（大多数快餐中都有）的食物。

记住，最初的两三天最难熬。随着时间的推移，你会越来越适应。而随着你的感觉越来越好，你将更有动力坚持下去。

第一步：戒麸质、动物奶、玉米和大豆 3 周

很多患者常问我，为什么他们要同时戒这 4 类东西，一次戒一类是不是更好？

但这项实验是这么做的：先戒这 4 类东西，等感觉身体好转后，再将它们纳入饮食；一次添加其中的一类，看身体是否会变糟。如果你一开始只戒其中的一类，就可能无法感觉身体好转，因为你可能仍在吃问题食物。而当你再次食用后，你也可能无法发觉身体变糟，因为你从来没有感觉身体好转过。因此，最好一次戒这 4 类东西，因为这样能增大因改变饮食而改善症状的概率，而且只有这样你才能在再次食用后对身体是否变糟有所察觉。

不过，如果你做不到一次戒这么多东西，可以先戒其中的两类：麸质和动物奶。戒掉这两类东西最难，因为它们是大多数人日常饮食的一部分。

麸质

我们已经知道，麸质是普通小麦、大麦、卡姆小麦、黑麦和斯佩尔特小麦中的一种蛋白质。显然，面包、蛋糕、饼干、面食和麦片都含有麸质，而且麸质还隐藏在其他许多食物中。因此，你要查看食品配料表，查看是否有普通小麦、大麦、卡姆小麦、黑麦或斯佩尔特小麦。你知道酱油是用小麦做的吗？你知道啤酒是用大麦做的吗？或许你不知道，但你不是唯一不知道的人。我们不可能在此列出所有含麸质的食物，所以养成查看配料表的习惯很重要。例如市售的燕麦，只有包装上明确标明它不含麸质，你才可以食用。

藜麦、小米、荞麦和大米不含麸质。很多人对麸质敏感带来的好处是，你很容易就能买到用上面这些原料制成的面包、意大利面、苏打饼，甚至曲奇。有许多食品包装上明确标明"不含麸质"（我甚至看到一些商店开辟了无麸质食品区）。一些无麸质食品，比如无麸质面包和麦芬，会放在冷冻区而非传统的面包专柜或烘焙食品区售卖。这是因为它们不含化学防腐剂，更快就会变质，所以要被冷冻起来。此外，虽然我希望你们进行无麸质饮食，但这并不意味着所有包装上标明"无麸质"的食品都是健康的。例如，无麸质曲奇含糖，所以它们仍然不利于健康。从表 1 可知，戒除麸质其实很容易，市面上有很多无麸质食品供你选择。

动物奶

本书所说的动物奶所指范围较广，包括牛奶、山羊奶和绵羊奶，以及用它们制成的所有乳制品，如普通酸奶、奶酪、开菲尔酸奶和黄油。初诊时，很多人说自己患有乳糖不耐症，因为他们吃了乳制品后会排气和腹胀。但是他们之所以会这样，并不是乳糖的错，而是两种蛋白质——酪蛋白和乳清蛋白的问题。很多人误以为是乳糖让他们感到不舒服。做了食物敏感度测试后，很多人意识到，除了乳糖不耐受，其他很多症状，包括慢性鼻塞、鼻窦炎、鼻后滴漏和耳部感染等都与动物奶有关。许多商家不停地向你灌输不喝牛奶会骨质疏松的观念，但我向你保证，事实绝非如此。天然食物（如芝麻、杏仁和羽衣甘蓝等深色绿叶菜）含有大量钙，因此你不用担心不吃动物奶会造成什么不良后果。

动物奶的替代品包括杏仁奶、米乳和椰奶，它们也能制成酸奶和奶酪。我最喜欢椰奶，因为它含有对肠胃和大脑都有益的优质脂肪。

玉米

就在几十年以前，美国人种植玉米还只是为了自己食用。如今，玉米成为一种商品。我的意思是，玉米现在有了其他用途，如用来制作果葡糖浆。这种糖浆又被用于制作多种食品，因为它比糖甜，也比糖便宜。玉米还被用作牛饲料。而牛本该吃草。这么做会出什么问题呢？牛如果吃草长大，它们的肉就富含有利于人体健康的 ω-3 脂肪酸，我们吃了这种牛的肉后也会受益。但如果牛是吃玉米长大的，那它们的肉里便富含会引起炎症的饱和脂肪。我们吃了这样的牛肉后，体内也会出现炎症（我会在下文对优质脂肪和有害脂肪进行详细讨论）。

玉米已成为一种有价值的商品，农民希望尽可能地增大产量，因此选用转基因玉米种子。我不清楚是因为食用转基因玉米，还是因为我们在日常饮食中吃了太多的玉米（因为大多数美国人每天会多次食用玉米），才有这么多人对玉米敏感。所谓的对玉米敏感，是指一旦戒玉米，你就会感觉身体好转，而你再次吃玉米后会感觉身体变糟。我们会帮你确定你是否有这种情况。记住，你需要完全避开玉米，无论是玉米棒、玉米罐头、速冻玉米粒，还是爆米花。此外，你还要查看食品配料表，看有没有玉米淀粉、玉米糖浆、玉米糖浆固体、玉米粉或果葡糖浆等，总之要注意任何含有"玉米"字样的食品。

大豆

之所以让你戒大豆，是因为我发现它总是让很多人消化不良和引起炎症。我如果头天吃了大豆，第二天手就会肿起来。除非是有机大豆且包装上有"非转基因"字样，否则大多数大豆是转基因大豆，而转基因食品对健康的影响一直是一个令人担忧的问题。此外，大豆是很多食品（尤其是包装食品）的食品添加剂来源。因此，你必须查看食品配料表，以防吃到含有大豆蛋白、大豆卵磷脂或豆油的食品。如果你有意识地在食品包装上寻找这些字眼，就会惊讶地发现原来那么多食品含有它们。查看食品配料表是一个非常重要的习惯。

我总是要求患者先戒大豆，再将它纳入饮食，以便确定大豆是不是令他们症状恶化的因素。关于大豆对甲状腺功能的影响，目前争议较大，也有人怀疑大豆和乳腺癌有关联。这个问题我在此就不细说了，因为它不在本书讨论的范围内。基于最新的科研成果，我认为，除非你在实施食物戒除与挑战计划时发现自己对大豆敏感，否则适量食用完全没问题。我所说的"适量"指每周吃 1~3 次大豆制品。如果你发现自己吃了大豆后没有任何症状，而且你想通过它均衡饮食，那么要注意大豆的种类。要吃有机的、非转基因的大豆制品，如用有机大豆制作的豆豉和豆腐，以及有机毛豆等。

戒除与代替

表 1 和表 2 是我对上述内容的总结（当然，如果你对替代品中的某种食物敏感或过敏，就不要吃它）。

表 1　应戒除的食物和替代品

类别	应戒除的食物	替代品
玉米	玉米棒、玉米糖浆、玉米淀粉以及任何与玉米相关的食物	用橄榄油或椰子油炒或蒸的蔬菜
麸质	普通小麦、大麦、斯佩尔特小麦、卡姆小麦、黑麦以及大部分市售的燕麦	大米、小米、荞麦、藜麦、无麸质燕麦
大豆	豆豉、豆腐、毛豆、酱油以及任何与大豆相关的食物	扁豆、鹰嘴豆和其他豆类
动物奶	牛奶、绵羊奶、山羊奶和用它们制成的普通酸奶、开菲尔酸奶、奶酪、黄油，以及任何含酪蛋白或乳清蛋白的食物	用杏仁、大米、椰子制成的奶、普通酸奶和开菲尔酸奶

表 2　执行食物戒除计划期间的菜单——不用委屈嘴！

	第 1 天	第 2 天	第 3 天
早餐	无麸质吐司配杏仁酱或花生酱	煮鸡蛋或蒸鸡蛋，香蒜炒鸡蛋*或意式烘蛋*	热粥： 无麸质燕麦粥或者坚果藜麦粥* 冷粥： 无麸质格兰诺拉燕麦粥配椰奶、米乳或杏仁奶

续表

	第1天	第2天	第3天
午餐	蔬菜沙拉（用你最喜欢的蔬菜做），豆类，以及烤鸡或烤鱼（淋上橄榄油，以及柠檬汁或醋）	藜麦意面 *、亚洲荞麦面沙拉 * 或法国发芽小扁豆沙拉 *	无麸质三明治（无麸质面包片或卷饼，火鸡肉，花生酱或杏仁酱，鹰嘴豆泥，蔬菜）
加餐	坚果配水果或锅巴配牛油果酱	蔬菜配中东芝麻酱或米饼配鹰嘴豆泥	格兰诺拉燕麦棒 * 或杏仁蓝莓麦芬 *
晚餐	火鸡汉堡排 * 配甜菜茴香沙拉	地中海香草三文鱼 *、奶油菠菜 * 和香菇藜麦饭 *	火鸡汉堡排 * 配红薯芝麻菜沙拉
甜点	水果或腰果蓝莓芭菲 *	发酵椰奶或椰奶冰激凌	巧克力牛油果布丁 *

* 配方详见第四章、第七章、第十章或第十三章。

第二步：再次食用，一次添加一类

　　你连续3周戒麸质、动物奶、玉米和大豆，就完成了食物戒除与挑战计划的第一步。之后，再次食用吧，即将前3周戒的东西重新纳入饮食，一次添加一类。在此期间，你需要知道相关食物对你有益还是有害，从而了解自己对某些食物的敏感度。表3是症状记录表，你可以用它来记录进展情况。记录前，想一想自己的健康状况和眼下存在的症状，即便这些症状看起来与食物毫无关系，然后把这些症状写在左边"症状"那一列（我已经列举了一些常见的症状，你接着写即可）。

　　记住，每次在饮食中添加一类东西，都要在表上记录相应的症状，可以用"无""轻微""中等"或"严重"等来描述你对这些食物的反应。这样做方便你回头查看。

表3　症状记录表

症状	麸质	动物奶	大豆	玉米
腹胀				
头痛				
关节痛				
潮热				
……				
……				

先吃哪一类东西不重要,我通常让患者先添加他们最想吃的那一类。再次食用后,要注意自己的身体反应,每天至少吃2次,并连吃2天。到了第3天,不要吃这类食物,继续观察自己的身体反应。如果你没有任何反应,就可以在第4天添加另一类食物了。但如果你出现了反应,比如头痛、起疹子、脑雾、疲劳、消化不良或其他症状,则把症状写在表3里,以防自己后来忘记。**一旦确定某类食物对自己不利,就再次将其从饮食中去除**。一般来说,去除之后,这类食物引起的反应应该会在一两天内消失。但对某些人来说,反应消失可能需要更长的时间。待反应完全消失后,就可以尝试添加另一类食物了。例如,你吃玉米后腹泻了,这意味着你对玉米敏感,因此应该把与玉米相关的食物从饮食中去除;等不再腹泻且肠道恢复正常后,你可以尝试添加下一类食物,此时你不能再吃与玉米相关的食物了。

确定自己是否对麸质敏感很重要。如果你摄入麸质后没有出现任何反应,且没有自身免疫性疾病,则说明你对它不敏感。但即使你没有出现任何反应,只要你患有自身免疫性疾病,就要戒麸质。

要有耐心,因为你需要2周左右的时间才能将此前戒的4类东西一一添加进来。

做完这两步后,你就应该清楚当你再次食用麸质、动物奶、玉米或大豆时,它们是否会在你体内引起免疫反应了。即使你发现自己对不止一类食物敏感,也没关系,这很正常。我就对麸质、动物奶、玉米和大豆都敏感。我在吃了含麸质的食物后,第二天就会头脑不清,就像宿醉未醒一样。我吃了动物奶后,会便秘和鼻塞。而如果我头天吃了玉米或大豆,第二天手就会肿起来。所有这些症状都是由炎症引起的——炎症对我身体的不同部位造成了影响。由于10多年来我饮食中95%的食物都与这些东西无关,当我再次吃它们后,不良反应比以前轻微,但仍然会出现。

治疗方案

一旦确定某些食物会导致身体出现不良反应,你就要将它们从饮食中去除,这样你的饮食对免疫系统来说就是最有益的了。这是治疗的第一步。本书中的所有治疗方案都分三个阶段。第一阶段调整饮食,因为有些人只接受调整饮食,而有些人只需要调整饮食。正如前文所述,改变饮食方式是功能医学防治疾病的基础。所有自身免疫性疾病患者都要接受第一阶段的治疗。治疗方案的三大阶段分别如下。

第一阶段:通过饮食保持免疫系统健康。在这一阶段,我们会对你的饮食做一些特殊的要求,从而改善你的免疫系统的健康状况。

　　第二阶段：通过其他方式保持免疫系统健康。在这一阶段，我将引进"正念饮食"的概念。我还会向你介绍一些基本的营养补充剂，以便你为保持免疫系统平衡和健康补充必需的营养。

　　第三阶段：找卫生保健人员开功能医学方案。如果没有卫生保健人员的帮助，改变饮食习惯是非常困难的。如果你想要做这样的改变但又力不从心，可以向专业人士寻求帮助。

第一阶段：通过饮食保持免疫系统健康

　　对免疫系统健康有益的饮食是什么样的？答案是抗炎饮食。采用这种饮食方式需分四步进行。第一步，找出敏感的食物并戒掉它们。我们在"自我评估"（第 46 页）中已经对此进行了详细的讲解。第二步，吃富含抗氧化剂的食物（如水果和蔬菜）。第三步，留意自己吃的糖，多吃低糖食物（升糖指数低的食物）。第四步，重视优质脂肪的摄入，因为你摄入的脂肪决定了体内的炎症情况。接下来我会详细介绍每一步的做法，并提供一部分具有抗炎效果的食物的清单。

第一步：找出敏感的食物，戒掉它们

　　现在你应该已经了解麸质、动物奶、玉米或大豆是否会在自己体内引起炎症反应了。如果它们中的某类会引发炎症，则必须将相应食物从饮食中去除，并坚持至少 6 个月。但请注意以下几点。

- 如果你做了乳糜泻的相应检测（AGA 检测和 ADGA 检测），且检测结果呈阳性，那么你终身都不能摄入麸质。
- 如果你没有患乳糜泻，但患有其他自身免疫性疾病且对麸质敏感，那么你现在必须完全戒除麸质，直到肠道完全修复、自身免疫性疾病完全治愈。之后，你要保证吃进去的 95% 的食物不含麸质，也就是说在正常工作和生活中 100% 不摄入麸质，只有在偶尔（比如一个月一次）外出吃饭或旅游时，你才能破一次例。破例之后记得回归无麸质饮食。

第二步：食用各色蔬菜

　　戒掉相应的食物之后，来为你的饮食增添些色彩吧。大多数人不能做到吃足量的水果和蔬菜，要知道它们富含将人体（包括免疫系统）维持在最佳状态所需的微量营养物质，如抗氧化剂、B 族维生素和矿物质。

什么是抗氧化剂？和大多数人一样，你可能只听说过这个词，但并不清楚什么是抗氧化剂、抗氧化剂有什么作用。所以，我在此解释一下。人体每天都会产生一种叫自由基的物质，自由基是细胞在正常运转过程中释放到细胞内的带电分子，会损害人体组织。通常情况下，人体每天产生的自由基比较少，食物中的抗氧化剂就能够抑制其发生反应——抗氧化剂就像海绵，能够吸收体内的自由基。然而，如果你暴露在汞等重金属或杀虫剂等毒物中，这些有毒的化合物会在你体内产生很多自由基。这样，你就需要更多的抗氧化剂来"吸收"它们，以防它们对身体组织造成损伤。这种清理过程对保护 DNA 和人体组织免受损伤十分重要，因为这些损伤会引发自身免疫性疾病、癌症和慢性炎症。我们会在第十一章对因毒素引起的组织损伤和自身免疫性疾病进行详细讨论。

那么，如何解决人体内过多的自由基呢？大自然赋予我们的食物含有丰富的抗氧化剂，这些食物可以防止我们体内堆积过多的自由基。所以，你必须吃足量的这些食物来保护自身组织和细胞。其实做起来很容易，因为水果和蔬菜就富含抗氧化剂。

关于向饮食中添加高抗氧化剂食物的提示

可能的话，请选择有机水果和蔬菜。杀虫剂是用来防治害虫的化学物质。有机水果和蔬菜在生长过程中没被喷洒杀虫剂，它们必须合成大量的抗氧化剂来对抗害虫。因此，有机食品比传统食品具有更多的抗氧化剂。食用有机食品后，你就能获得其中的抗氧化剂。

我知道完全食用有机食品不太现实。如果你做不到这一点，我建议你访问美国环境工作组的网站（www.ewg.org），查看一份名为"Dirty Dozen"（最脏的 12 种蔬菜和水果）的名单，它上面列出了农药残留最多的一些水果和蔬菜。因此，如果你想吃这些水果和蔬菜，得吃有机的。此外，美国环境工作组还列了一份名为"Clean 15"（最干净的 15 种蔬菜和水果）的名单，里面列出的 15 种蔬菜和水果中的农药残留最少，因此你吃的时候不用确认它们是否是有机食品。这两份名单都很有用。

此外，我建议你使用果蔬清洗剂来清洗所有非有机水果和蔬菜，这么做有助于清除农药残留。大多数杂货店都有这种清洗剂售卖。

你可以按照以下建议在日常饮食中加入更多的富含抗氧化剂和矿物质的食物（表 4），这些食物能使你的免疫系统保持强健，还能减轻你体内的炎症。

• 把水果当作每日甜点，将其用来制作早餐奶昔或者当加餐食物。

- 每天至少吃一次用绿叶蔬菜做的沙拉，把这份沙拉作为主餐或配菜都可以（吃沙拉的同时，为了让你的一餐更完整，可以摄入足量的蛋白质和健康的脂肪；详见下文）。
- 晚餐至少有一半是蔬菜（蒸熟或用橄榄油、椰子油炒熟）。大多数人的晚餐是高蛋白食物、谷物（如米饭、意大利面）或者淀粉类食物（如土豆），几乎没什么蔬菜。你要改变这种配比，让富含抗氧化剂的蔬菜成为晚餐的重点，具体参见图2。

表4 富含抗氧化剂和有益于免疫系统的营养物质的食物

抗氧化剂/营养物质	水果	蔬菜	其他食物
β-胡萝卜素和其他胡萝卜素	杏子、哈密瓜、芒果、油桃、水蜜桃、红葡萄柚、橘子、西瓜	芦笋、甜菜头、西蓝花、胡萝卜、青椒、羽衣甘蓝、芜菁甘蓝、绿叶甘蓝、南瓜（包括南瓜小果）、菠菜、红薯、番茄	
维生素C	哈密瓜、葡萄柚、白兰瓜、猕猴桃、芒果、油桃、橙子、木瓜、草莓	西蓝花、抱子甘蓝、花椰菜、羽衣甘蓝、甜椒（红色、绿色或黄色的）、荷兰豆、红薯、番茄	
维生素E	芒果、木瓜	西蓝花、胡萝卜、甜菜、芥菜、芜菁甘蓝叶、南瓜、红甜椒、菠菜	葵花子等坚果
其他抗氧化剂	西梅、苹果、葡萄干、李子、红葡萄	芽菜、洋葱、茄子	豆类
锌		豌豆	牡蛎、红肉、禽肉、豆类、坚果、海鲜、全谷物、乳制品
硒			巴西坚果、葵花子、金枪鱼、牛肉、禽肉、谷物
EGCG			绿茶

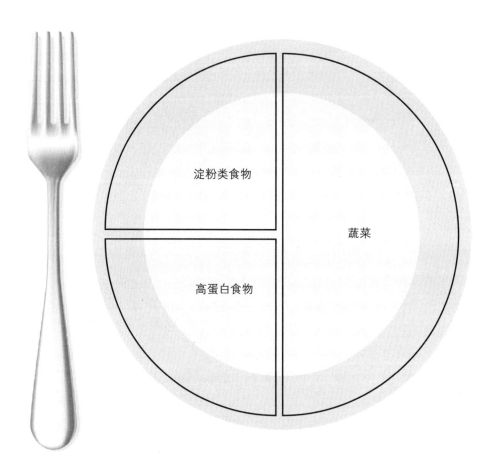

图 2

保 持 免 疫 系 统 健 康 的 食 物 配 比 情 况

第三步：低糖饮食

在医学界，低糖饮食被称为低升糖指数饮食。进行低糖饮食是降低血糖水平的第一步。血糖水平过高会引起炎症、损害免疫系统。每种食物都有一种叫升糖指数的衡量指标，这个指标衡量的是食物提升血糖水平的速度和程度。高糖饮食会让人体内的血糖水平迅速升高，进而增大患糖尿病、高血压和心血管疾病的风险。同时，血糖高还会让人疲倦、抑郁。

对自身免疫性疾病患者而言，血中的糖会刺激免疫细胞，令它们更快地释放炎症因子。炎症因子会在全身扩散，对人体造成刺激和伤害。不要吃那些会让血糖水平飙升的食物，而应该吃低糖食物。要做到这一点，首先要做的就是戒白面粉和精制糖，这是你迈向健康最重要的一步（你在实施自己的减肥计划时，可能已经这么做了）。

当心白色的食物

所有白面包、蛋糕、曲奇和其他大多数烘焙食品都是用白面粉做的，你要知道，白面粉中的大部分膳食纤维、维生素和矿物质都被去除了，这也是上述这些食物升糖指数都很高的原因。**当我说你饮食中含糖太多时，我指的就是白面粉类食物，因为它们会在血液中转化成糖**。可以用全谷物做的面包、麦芬和意大利面替代这些高升糖指数的食物。注意阅读包装上的营养成分表，食用那些每份至少含 3 g 膳食纤维的谷物类食物，因为膳食纤维有助于减缓人体对糖的吸收，从而降低食物的升糖指数。那么，怎么才能知道你吃的食物是用什么做的呢？这就要查看食品配料表了。如果看到配料里有面粉，可以在包装上找找有没有带"全"字的词，比如"全藜麦""全荞麦"或"全麦"（这里只针对那些能吃小麦的人）。

选择谷物时，无论是用来做面包、苏打饼，还是用来做配菜，尽量别选小麦（含有麸质）和玉米。可以尝试其他选择，如藜麦、荞麦和小米。这些谷物味道不错，对健康也有好处。可以用糙米代替白米。下一章食谱中的主食就是用这些谷物做的，这样你能吃得更健康（味道也更丰富、更好）。

除了白面粉，白色的食物还有白糖。许多人因喝咖啡、苏打水、果汁，吃曲奇、蛋糕、糖果或其他甜食而导致糖的摄入量太多。此外，你可能不知道，酒是一种高糖饮品。

血液中的糖

　　含糖食物会向血液中释放大量葡萄糖。血糖水平升高时，你在前30分钟可能感觉良好，但在血糖水平骤降后会不可避免地觉得疲惫或能量不足。这种感觉促使你跑去摄入更多的糖，好让自己重新振作起来。这种循环是你觉得疲劳（和体重增加）的一个很大的原因。改掉这个不良的饮食习惯后，许多患者都感觉精力充沛，情绪甚至也有所改善（通常还能减掉一些体重）。

　　此外还要记住的是，高血糖会引起炎症，还会导致胰岛素紧急释放。胰岛素是一种激素，主要任务是告诉细胞吸收糖分，将其转化为能量，从而降低血糖水平。通常来说，这是一件好事，因为这是细胞获得营养的方式。但当太多的葡萄糖和胰岛素同时存在时，身体就会将多余的葡萄糖储存为脂肪。如果此时恰逢你面临很大的压力，会怎么样呢？你的应激激素会让身体在腹部产生脂肪，这是一种因代谢而产生的脂肪，会引起很多炎症（且难以消除）。你也知道，炎症与免疫系统有关。所以，如果你有自身免疫性疾病或免疫问题，摄入糖只会让你的情况变得更糟。

戒糖

　　从今天开始不吃甜食和白面粉类食物。需要注意的是，如果你之前每顿都摄入大量糖或者都吃面包、意大利面、土豆或精米饭，那么戒糖后你可能出现糖戒断反应。你可能对在这里使用“戒断”这个词感到奇怪，但事实就是这样，对一些人来说，糖确实是一种令他们上瘾的“毒品”。如果你就是这些人中的一个，在你将糖从饮食中去除后，你的身体可能出现一些强烈反应。一些患者在不摄入糖后的头几天开始头痛，甚至出现情绪剧烈波动的情况。别担心，所有症状或反应都会消失（通常需要1~3天），之后你会觉得头脑清明、情绪稳定，精力也更充沛。

　　另外，如何将饮食中的所有精制糖都去除呢？表5列出了一些高糖和低糖食物供你阅读。养成阅读营养成分表的习惯，不要吃每份含糖量超过15 g的食品。

表5　通过饮食控制血糖水平

	低糖食物（应该吃）	高糖食物（应戒除）
甜味剂	未经加工的龙舌兰糖浆、糙米糖浆、赤糖糊、水果甜味剂，这些也都是糖，还是应该少吃；甜菊糖是最佳选择，因为它不含热量	所有人工合成的甜味剂，包括阿斯巴甜、三氯蔗糖和糖精；果葡糖浆、白糖或红糖、蜂蜜、浓缩甘蔗汁、枫糖浆

续表

	低糖食物（应该吃）	高糖食物（应戒除）
饮料	过滤后的水、不含咖啡因的草本茶、塞尔兹碳酸水、矿泉水；咖啡或茶每天限制在一杯	苏打水、果汁或其他加糖或果葡糖浆的饮料，限制咖啡因或酒精的摄入
谷物及谷物制品、淀粉类食物	全谷物无麸质的面包、意大利面、苏打饼和卷饼 *；糙米或野生米、藜麦、全荞麦、带壳小米	白面粉、普通小麦粉、斯佩尔特小麦粉、大麦粉、卡姆小麦粉、黑麦粉、玉米、土豆、精米
小食或零食	全谷物无麸质苏打饼 *配鹰嘴豆泥、杏仁酱或牛油果沙拉酱；酸奶（前提是你对椰子、大豆或动物奶不过敏）、坚果、苹果、梨、桃子、李子	椒盐卷饼、薯片、玉米片、墨西哥薄饼、爆米花，用白面粉做的苏打饼，用白面粉和白糖做的曲奇、蛋糕和麦芬
调味品	有机番茄酱、醋、盐、所有香料和芳香植物（包括胡椒、罗勒、肉桂、孜然、莳萝、大蒜、姜、芥末、牛至、欧芹、迷迭香、龙蒿、百里香、姜黄）	所有果葡糖浆、玉米糖浆或含蔗糖的调味品，如番茄酱、烧烤酱、辣椒酱、照烧酱
甜食	发酵椰奶或椰奶冰激凌、水果或水果干、黑巧克力、角豆荚粉以及后文即将介绍的一些低糖甜食（蓝莓芭菲、巧克力牛油果布丁、巧克力棒、巧克力燕麦饼干）	冻酸奶或冰激凌、雪葩、曲奇、蛋糕、糖果

* 食材详见后文"食物购买清单"。

下面是一些建议和技巧，它们能够帮你开始并坚持去除食物中的糖。

- 列出你希望自己能做到的所有改变。确定自己是一次性去除饮食中的所有白糖和白面粉，还是循序渐进地来。对一些人来说，循序渐进更容易一些；但对另一些人来说，一次性戒掉效果更好。这两种方法都可以。

- 从表 5 中选择相关替代品，以便满足自己对甜食或零食的需求。此外，可以参考本书后文的食谱。

- 定好开始的日期。

- 提前列好菜单，选购食材，准备食物。比如，在周日准备好下一周的水果、蔬菜、糙米、藜麦等。每天晚上多做一些，这样第二天还能吃。

- 不要让自己挨饿，提前准备好自己的正餐和零食。上班或外出，比如出去办事或开车远行时，带一些零食。

- 如果你选择循序渐进地、而不是一次性地控制饮食，那么列一份清单，并订好计划。先为自己定一些容易实现的小目标。比如，"这周我要戒掉汽水；

如果我做到了，那么下周我要把咖啡里的白糖换成甜菊糖"。

- 如果你选择去除饮食中的所有白糖，也许你还要给自己定一个截止日期。如果你做到了，可以给自己一个大大的奖励——这是你应得的！毕竟将白糖和白面粉从饮食中完全去除非常难。

第四步：摄入大量优质脂肪

我在上一章已经解释了通过饮食摄入优质脂肪对免疫系统的重要性。优质脂肪含有必需脂肪酸，人体无法自己产生必需脂肪酸，而我们又需要这些脂肪酸来维持健康。必需脂肪酸包括我们常听到的 ω-3 脂肪酸和 ω-6 脂肪酸。正如前文所述，含有优质脂肪的食物包括鱼、坚果、种子和绿叶蔬菜。此外，饱和植物脂肪，如牛油果和椰子中的脂肪也是优质脂肪（表6）。

除了摄入大量优质脂肪，你还要戒掉有害脂肪。不要摄入反式脂肪（存在于部分氢化植物油中）和饱和动物脂肪（部分来源于牛肉和乳制品）。

植物油被部分氢化时会产生反式脂肪，它们通常存在于加工食品中。因此，要阅读所有食品盒、食品罐和包装上的营养成分表，寻找"反式脂肪"或"部分氢化"这样的字眼。如果食品含有这些成分，那就把它们放回货架吧，离它们远点儿！

正如前文所述，人工饲养的大多数牛吃的是不健康的玉米饲料，这会导致牛产生更多会致炎的饱和脂肪。当你吃它们的肉或奶时，其中所含的饱和脂肪会加重你体内的炎症。如果你想吃牛肉或牛奶，最好选择用草饲牛制作的有机食品，当然前提是你能买到（只有通过食物戒除与挑战计划证明动物奶对自己无害后，你才可以食用动物奶）。草饲牛的肉和奶含有更健康的脂肪，吃它们对你的身体健康有好处。

表6　通过饮食控制脂肪摄入情况

	能吃的食物	应戒除的食物
动物脂肪	鱼肉*、鱼油补充剂、草饲牛肉、蛋黄（每周最多吃4个）、澄清黄油（酥油）	奶酪、乳脂、玉米饲牛肉、起酥油等
植物脂肪	全部冷榨油，包括橄榄油、菜籽油、亚麻籽油、红花油、芝麻油、杏仁油、葵花子油、胡桃油、南瓜子油；牛油果、椰子油或椰奶、棕榈油；坚果、种子、绿叶蔬菜	人造黄油、沙拉酱、蛋黄酱或其他添加了反式脂肪、氢化油或部分氢化油的食品

*需注意的是，有些鱼体内汞含量很高。我会在第十一章对此进行详细阐述。你可以访问美国环境保护基金会网站（www.edf.org）查询对人体健康有益的鱼。

为什么脂肪如此重要？

人体所有的细胞膜都是由脂肪酸构成的，我们的身体每天都会制造数以百万计的新细胞。构造细胞的脂肪会影响细胞的功能。如果你的饮食中有很多反式脂肪和饱和动物脂肪，那么你的细胞膜和神经细胞中也会有很多这类的脂肪，这么一来它们将无法发挥最佳功能。比如说，我们的大脑60%是脂肪，这些细胞不断再生，但它们需要健康的脂肪作为原料。

第二阶段：通过其他方式保持免疫系统健康

正念饮食

我相信食物是最好的药物，所以我希望能教给你方法，让你选择适合自己的食物，以做到饮食健康。**要做到这一点，除了知道要吃什么，你还要学会怎么吃**。大多数人不太留意自己吃的东西。他们要么饥不择食，要么晚上回家后因为饥饿而狼吞虎咽。回想一下，你还记得昨天或前天吃了什么吗？味道怎么样？

问题在于，盲目进食意味着在食物的选择上欠考虑，尤其是那些高糖和高脂肪食物。此外，盲目进食的话，你将无法感受食物进入身体后产生的反应。食物是让你变迟钝了，还是更有精力了？你在咀嚼和把食物吞进肚子里的时候，感觉还好吗？你应该慢下来，仔细品尝、好好享受、消化和代谢你吃进去的食物。慢慢体会这么做的感觉，并在日常生活中加以练习。因此，你可以试着做正念饮食练习（来自美国身心医学中心，我做了一些改动）。

在开始做正念饮食练习前，先把下面"正念饮食练习"这段内容读给自己听，然后冥想，看看自己能否按照记忆中的指示去做。你也可以先把自己读的内容录下来，然后在练习时回放；这样一来，你就可以在自己的声音的引导下完成练习，自己也能够放松下来，因为你不用去记接下来该做什么了。很多手机和电脑都有录音功能，所以这很容易操作。

正念饮食练习

坐在一张舒适的椅子上，手边放一本笔记本或一张纸和一支笔。选择一种食物进行体验。准备一片或一口的分量，比如一颗葡萄或葡萄干、一块黑巧克力或者其他任何一小口口感和味道俱佳的食物。

如果事先没有录音，可以先阅读下文，然后闭上眼睛，凭记忆照着做。如果你已经录下来了，那么可以边听录音边练习。

- 把手放在膝盖上，闭上眼睛。花几分钟时间，通过呼吸引导自己集中注意力。用鼻子吸气，用嘴巴呼气。如果你走神了，那么慢慢地把注意力再次转到自己的呼吸上。

- 大多数人在吃东西时不假思索，现在我们来尝试不同的吃法。请放轻松，并集中注意力，尽可能地只关注眼前的事。

- 拿起你选的食物，想象成这是你第一次品尝和感受这种食物。

- 睁开眼睛。它看起来像什么？它是什么形状的？它是什么颜色的？它是如何反射光的？

- 观察这种食物，想一想它是从哪里来的。它长在何处？从原料变成食物，有多少人参与其中？我们应该感谢大自然的恩赐。

- 再次闭上眼睛，用手感受这种食物。它的温度是多少？它的质地如何？它的密度呢？你也可以用鼻子闻闻它。你闻到了什么？你想吃吗？你觉得现在就把它吃下去怎么样？此时，你的身体对即将能吃它有什么感觉？

- 现在把食物放入口中，感受手向嘴巴移动的过程。好好感受口中的食物。细细地嚼，把全部注意力集中到食物的味道和质地上。体会一下，你是否急着把它一口吞下去，好吃下一口或下一块。在真正咽下去前，请仔细体会自己的吞咽意图。

- 将食物充分咀嚼后，你就可以咽下去了，仔细体会一下，你能感觉食物进入身体里多远的地方。

- 等你无法感觉到食物后再睁开眼睛。

- 你感受到了些什么？拿起笔记本或纸，把你感受到且不想忘记的所有东西都写下来。做这个练习能够唤起你对万千事物的感觉，包括你对自己和食物之间的关系的体会。你可以在任何时间用任何食物做这个练习。希望你吃饭时也能进行类似的冥想。

补充维生素和矿物质

免疫系统维持平衡需要大量的抗氧化剂、优质脂肪、维生素 D、维生素 A、硒和锌。如果你患有自身免疫性疾病，仅仅补充这些仍无法将疾病治愈。只有找到免疫问题的根源所在并加以解决才行，而这正是本书的终极目标。如果你体内这些营养物质（尤其是维生素 D）的水平很低，那么你的病情将恶化，甚至影响康复。所以你必须将补充这些营养物质纳入治疗计划。接下来，我将介绍一些维持免疫系统健康与平衡所需的基本营养物质。

抗氧化剂

如果每天至少吃 5 次表 4 中的水果和蔬菜，你已经有了一个很好的开始。如果你没有这么做，我建议你多吃这些富含抗氧化剂的食物，因为它们能够保护免疫系统免受自由基伤害。我建议每个人，无论是否是自身免疫性疾病患者，都服用含有下列抗氧化剂的高品质复合维生素 / 复合矿物质补充剂（我会在下文详细解释）。

β-胡萝卜素。它是维生素 A 的前体，也就是说，你摄入或补充 β-胡萝卜素后，身体会将它转化成维生素 A。β-胡萝卜素是类胡萝卜素家族的一员。类胡萝卜素是黄色和橙色的水果和蔬菜以及深色绿叶蔬菜中的色素。如果你想服用类胡萝卜素补充剂，最好找一种含 α-胡萝卜素、β-胡萝卜素、叶黄素和番茄红素的产品。判断复合维生素是否优质的一种方法是看它是否含有多种类胡萝卜素。β-胡萝卜素每天的剂量是 5 000~15 000 IU。不要服用太多，那样的话你的手掌可能发黄；当你减少剂量后，手掌颜色将恢复。你还可以服用维生素 A 补充剂，但每天剂量不能超过 5 000 IU。虽然目前对维生素 A 的研究结果不一致，但有研究表明，长期摄入高水平的维生素 A 对骨骼有害。

维生素 C。它是一种很好的抗氧化剂，常被用作食品防腐剂。普通的维生素 C（抗坏血酸）的味道很酸，会令你的胃不适，还会损伤牙釉质。所以不要服用维生素 C 泡腾颗粒，还是服用维生素 C 钙粉、维生素 C 胶囊或片剂比较好。优质的维生素 C 补充剂中还含有一种名为柑橘生物类黄酮的物质，这种物质和维生素 C 同源，能够帮助维生素 C 更好地发挥作用。一般来说，我建议含生物类黄酮的维生素 C 的起始剂量为每天 1 000 mg。如果你患有自身免疫性疾病、体内毒素较多、体内有感染或患有其他慢性病，则要加大剂量——最好每天至少服用 2 000 mg，以帮助免疫细胞对抗自由基。你可以一次性服下，也可以分两次服用，每次服 1 000 mg。请购买加生物类黄酮的维生素 C，随餐服用，但不要和复合维生素一起服用。

维生素 E。这种维生素具有脂溶性（能溶解于脂肪），这意味着你要在吃含脂肪的食物时服用维生素 E，同时也意味着它是保护人体所有脂肪（包括细胞膜和大脑）的头号抗氧化剂。维生素 E 还有一个好处，那就是可以防止胆固醇因受损而在动脉中形成斑块。不要服用合成维生素 E，即 dl-α-生育酚。如果维生素 E 补充剂中含有复合生育酚——d-α、d-β、d-γ 和 d-δ 生育酚，则表明这是一种优质的维生素 E 补充剂。你可能看到过一些研究说维生素 E 对人体健康不利。但这些研究中用的是合成的 dl-α-生育酚，得出的结论不可信。复合生育酚的服用剂量为每天 200~400 IU。

硒。硒是一种对免疫系统很重要的微量元素。硒补充剂一般是胶囊，服用剂量为每天 200 μg。如果你想用它来消除抗甲状腺抗体，那么我建议你每天摄入 400 μg 硒，并坚持 3~6 个月，直到多次血液化验均查不出抗体。这一点我会在第十四章详细讨论。你也可以通过吃巴西坚果来补硒，每颗巴西坚果大约含有 100 μg 硒。

必需脂肪酸

你可以服用两种必需脂肪酸补充剂。第一种是含有 EPA 和 DHA 的鱼油，第二种是 GLA 补充剂。这两种补充剂的优点我在前一章已经阐述过。你可以通过吃足量的坚果、种子、鱼和绿叶菜来获得这些营养。但如果你患有自身免疫性疾病，表明你体内有炎症，则必须同时服用补充剂。

鱼油。鱼油含有有益脂肪，如 ω-3 脂肪酸和 ω-6 脂肪酸。人体无法生成这类脂肪酸，但细胞膜最佳功能的发挥又离不开它们。我建议类风湿性关节炎或其他关节炎患者每天摄入 EPA 和 DHA 共 3 000 mg。如果你只是为了维持免疫系统健康，可以将服用剂量定为每天 1 000~2 000 mg。而如果你是素食主义者，则可以每天食用 1 000~3 000 mg 的亚麻籽油，但它的效果不如鱼油。

GLA。我也建议患者服用 GLA 补充剂，GLA 是一种对免疫系统非常重要的 ω-6 脂肪酸。琉璃苣油、月见草油和黑醋栗籽油中均含有 GLA。我建议类风湿性关节炎患者每天摄入 450~500 mg 的 GLA；如果你只是为了维持免疫系统健康，可以将剂量调整为每天 200~250 mg。

维生素 D

维生素 D 是人体内重要的免疫调节剂，对治疗自身免疫性疾病来说非常重要。免疫调节剂指对免疫细胞有影响的营养物质、化学信使或激素。如果你想检测体内的维生素 D 水平，可以让医生检测你体内的 25-羟基维生素 D 水平，其正常指标值应该大于 125 nmol/L（50 ng/ml）。如果你不确定自己体内的维生素 D 水平如何，可以每天摄入 2 000 IU 的胆钙化醇或维生素 D_3。不要服用维生素 D_2（麦角钙化醇）

补充剂，因为维生素 D_2 在体内不能很好地转化成维生素 D_3。根据我的经验，维生素 D_3 的每日维持剂量是 2 000 IU；对大多数人来说，每天摄入这么多维生素 D_3 不会大幅改变体内的维生素 D 水平。

如需提高体内的维生素 D 水平，可以每天摄入 4 000~5 000 IU 的维生素 D_3，3 个月后再次检测。如果你体内维生素 D 的水平只有不到 75 nmol/L（30 ng/ml），则要坚持服用维生素 D_3 补充剂 6 个月，如此维生素 D 水平才能超过 125 nmol/L。当然，每个人的情况不一样，这取决于很多因素，比如你吸收维生素 D 的速度。我可以保证的是，你可以长期大剂量地服用维生素 D 补充剂，不用担心安全问题。但是保险起见，不要在没有检测体内的维生素 D 水平的前提下大剂量地补充维生素 D 超过 6 个月。我不推荐一周服用 50 000 IU 维生素 D 的处方药，因为处方药里的维生素 D 其实是维生素 D_2。通过这种方式补充的维生素 D，身体无法很好地代谢。

锌

锌是一种对免疫系统非常重要的矿物质。水果和蔬菜能提供的锌很少，所以如果你减少动物性食品的食用量，最好服用锌补充剂。我建议你每天服用锌补充剂 15 mg。如果你是素食主义者或半素食主义者，可以将剂量调整为每天 30 mg。一般而言，复合维生素 / 复合矿物质补充剂中含有锌。

EGCG

EGCG 存在于绿茶中，具有很强的抗氧化作用，且有助于维持免疫系统平衡。我建议 EGCG 的日摄入量为 250 mg，分 1~2 次摄入。你可以每天喝 1~2 次绿茶。绿茶中含有的其他一些化合物，如多酚，也具有抗氧化作用。

• • •

在这里，我还想提一下蘑菇提取物（比如灰树花提取物）和其他能增强免疫力的草本制剂（比如紫锥菊和黄芪）。有时，蘑菇提取物也被称为活性己糖相关化合物（AHCC）或 β-葡聚糖。我经常用这些产品帮助慢性感染患者或易生病的人来增强免疫力。这些化合物能直接强化杀伤性 T 细胞，从而帮助人体对抗病毒。然而研究尚未表明这些药物对自身免疫性疾病患者有用，所以我不建议你用它们来修复免疫系统。对自身免疫性疾病患者的免疫系统，我们的目的不是刺激它，而是修复它、维持它的平衡。

第三阶段：找卫生保健人员开功能医学方案

如果没有卫生保健人员的帮助，改变饮食习惯非常困难。如果你想要对自己的饮食做出改变但又力不从心，可以向专业人士寻求帮助。

受过食物戒除与挑战计划、抗炎饮食和低糖饮食等培训的卫生保健人员可以是医生、自然疗法师、脊椎指压治疗师、整骨疗师、护士、助理医生和受过功能医学培训的营养师。你可以登录 www.functionalmedicine.org 寻找这些人。目前，美国正在出台一套新的认证方案，很快将有一份经认证的从业人员名册面世。此外，你还可以访问各大功能医学实验室的网站，如美国功能医学及抗衰老诊断中心等，寻找经常使用它们服务的专业人员。这是一个寻找在功能医学方面有丰富的实践经验的专业人员的好办法。

你可以要求你的医生做以下检测。

- 25-羟基维生素 D。
- 胰岛素和糖化血红蛋白（HbA1c）。这两项检测意在让你知道自己是否吃了太多的糖、是否有患糖尿病的风险。
- 高敏 C 反应蛋白和脂蛋白相关磷脂酶 A2（Lp-PLA2）。这两项检测意在让你知道自己体内是否出现对心脏有影响的炎症。目前还没有针对人体内每一种炎症因子的检测，这些检测是一个很好的开端。
- ESR，这是检验你体内是否有炎症的另一个指标。
- 血液中锌和硒的水平。医生可以检测锌和硒在血清中的含量。这种检测虽然不是最有用的，但也算一个不错的开端。红细胞水平检测更加实用，但只有功能医学实验室能做。

你可以要求功能医学实验室做以下检测。

- 尿液氧化应激检测。该检测意在检查你是否需要摄入更多的抗氧化剂。
- ω-3 脂肪酸指数。该检测意在检查你是否缺乏 ω-3 脂肪酸。详情请登录 www.omegaquant.com。
- 红细胞中锌和硒的含量。详情请登录 www.metametrix.com。

食物购买清单

这份清单是布卢姆康复中心团队人员在烹饪总监马蒂·沃尔夫森的带领下拟定的，其中有我们最喜欢的食物。

谷物／面粉类

伦德伯格（Lundberg）的有机短粒糙米、布朗香米、茉莉香米、寿司糙米、糙米意大利面、米糕

特克斯马蒂（Texmati）的全谷物和米糕

舒乐农场（Shiloh Farms）的藜麦、苋菜籽、小米、苔麸及其他不常见的谷物

禾丰（Harvest Grain）的藜麦、藜麦面条、藜麦片

伊甸园（Eden）的100%荞麦面条

鲍勃的红磨坊（Bob's Red Mill）的无麸质面粉和无麸质燕麦

亚洲厨房（Asian Kitchen）的米线和粉丝

乌迪健康食品（Udi's and Food for Life）的无麸质面包

玛丽饼干（Mary's Gone Crackers）的无麸质苏打饼

格鲁蒂诺（Glutino）的无麸质面包糠

豆类

韦斯特布雷（Westbrae）的所有豆类罐头

伊甸园（Eden）的所有豆类罐头

布氏（Brad's）的所有豆类罐头

舒乐农场（Shiloh Farms）的有机干小扁豆等豆类

油类

佐伊（Zoe）的特级初榨冷榨油

欧米茄营养（Omega Nutrition）的椰子油（特级初榨油、中性油）

全球丰（International Harvest）的椰子油

全营养（Spectrum）的普通芝麻油、香烤芝麻油、椰子油

纯正农业（Purity Farms）的澄清黄油

果仁奶油（酱）类

回头客（Once Again）的所有果仁奶油（酱）

布氏（Brad's）的杏仁酱、花生酱、中东芝麻酱

冻浆果类

卡斯卡迪亚农场（Cascadian Farms）的蓝莓、草莓、树莓、黑莓

伍德斯托克农场（Woodstock Farms）的蓝莓、草莓、树莓、黑莓

醋、酱油类

布莱格家（Bragg's）的苹果醋、有机氨基酸酱油

全营养（Spectrum）的苹果醋

三印（San-J）的溜酱油、清酱油

植物奶类

太平洋（Pacific）的有机香草奶、有机无糖米乳、杏仁奶、豆奶

理想（Rice Dream）的有机米乳、有机豆奶

全食365（Whole Foods 365）的有机米乳、有机杏仁奶

亚洲厨房（Asian Kitchen）的罐装椰奶

伊甸园豆奶（Edensoy）的有机豆奶

海洋蔬菜类

伊甸园（Eden）的所有海洋蔬菜

缅因海岸（Maine Coast）的所有海洋蔬菜

甜味剂类

伦德伯格（Lundberg）的糙米糖浆

玛德瓦（Madhava）的龙舌兰糖浆、椰子糖

健康（Wholesome）的黑糖

蔬菜汤类

长发公主（Rapunzel）的清汤块

太平洋（Pacific）的有机蔬菜和鸡肉汤

第四章

免疫系统修复食谱

　　读了这一章你将认识到，无麸质意大利面、谷物和面粉类食物也可以很好吃，你的嘴不会因此受到亏待。本章主要介绍一些可以替代日常饮食中含麸质的麦芬、格兰诺拉燕麦棒、意大利面以及甜食等的食物。这些食物都不含玉米、大豆和动物奶，因此你可以一边照着本章中的食谱吃一边执行上一章中提到的食物戒除与挑战计划。马蒂·沃尔夫森是布卢姆康复中心的烹饪总监，这些食谱就是他与我一起制作的。这里的食谱以2天为一个周期，这样你可以更好地将不同的食物组合在一起，享用既可口又不含麸质、动物奶、大豆和玉米的佳肴，还能平衡免疫系统。由于本章中的大多数食谱都是基于谷物（均不含麸质）制作的，我建议你同时参考第七章（第128页）、第十章（第180页）和第十三章（第236页）的食谱，确保日常饮食营养均衡。

总食谱

杏仁蓝莓麦芬

格兰诺拉燕麦棒

坚果藜麦粥

亚洲荞麦面沙拉

佛陀饭

藜麦意面

地中海香草三文鱼

奶油菠菜

香菇藜麦饭

巧克力燕麦饼干

每日食谱 1

早餐

坚果藜麦粥

午餐

亚洲荞麦面沙拉

零食

杏仁蓝莓麦芬

晚餐

佛陀饭

甜点

巧克力燕麦饼干

每日食谱 2

早餐

格兰诺拉燕麦棒

午餐

藜麦意面

晚餐

地中海香草三文鱼

香菇藜麦饭

奶油菠菜

杏仁蓝莓麦芬

　　制作杏仁蓝莓麦芬时，用杏仁粉替代白面粉或其他谷物粉，因此其中的碳水化合物含量很低、蛋白质含量却很高。此外，用龙舌兰糖浆取代精制糖来增加甜味。奇亚籽能为人体提供有助于减少炎症的必需脂肪酸，还能增加松脆的口感。你可以将营养丰富的杏仁蓝莓麦芬作为零食或早餐。你也可以根据季节更换其中的水果，比如秋天用苹果代替蓝莓，夏天则用新鲜的桃子来做这道点心。

12 个

原料

　　适量液态椰子油（可选，用于涂抹麦芬模；或使用麦芬纸杯）

　　3 量杯杏仁粉

　　½ 茶匙小苏打粉

　　¼ 茶匙盐

　　1 茶匙肉桂粉

　　1 茶匙小豆蔻粉

　　½ 茶匙香草精

　　½ 量杯龙舌兰糖浆

　　3 个鸡蛋

　　1 量杯新鲜或冷冻的蓝莓

　　1~2 汤匙奇亚籽（可选）

做法

　　1. 把烤箱预热至 165℃。

　　2. 把麦芬纸杯放在麦芬模中，或者将椰子油均匀涂抹在麦芬模内壁上。

　　3. 把杏仁粉、小苏打粉、盐、肉桂粉和小豆蔻粉倒进一个碗里，搅拌均匀（干性原料）。

　　4. 在另一个碗里加入香草精、龙舌兰糖浆和鸡蛋，搅拌均匀（湿性原料）。

　　5. 把干性原料倒入湿性原料中，搅拌均匀，直至混合物变成糊状。

　　6. 在混合物中加入蓝莓，搅拌均匀。

7. 将上一步的混合物分别倒入麦芬纸杯中，或者倒入抹了油的麦芬模中。

8. 在每份混合物上撒一些奇亚籽。

9. 烤 18~20 分钟，直到麦芬呈浅棕色并略微变硬。中途将麦芬模旋转 180°。

10. 取出烤好的麦芬，放在冷却架上以使其冷却。

格兰诺拉燕麦棒

市售的大多数格兰诺拉燕麦棒含有麸质、精制糖和其他食品添加剂。这款格兰诺拉燕麦棒不仅不含这些不健康的成分，而且能为人体提供坚果和种子所含的蛋白质和必需脂肪酸。这道点心可以作为你上午或下午的加餐，也可以当早餐。当然，无论你什么时候吃，它都能为你提供重要的营养，且味道绝佳。如果把它放在冰箱里冷冻，可以保存 3 个月。

16 根

原料

¼ 量杯烤过的杏仁，粗略切碎

1 量杯无麸质燕麦片

3½ 汤匙大米粉

15 g 蛋白粉 *

¼ 量杯葵花子仁

¼ 量杯无籽葡萄干或普通葡萄干

½ 茶匙肉桂粉

¼ 茶匙盐

¼ 量杯杏仁酱

½ 量杯枫糖浆

1 茶匙香草精

½ 量杯苹果汁

2 汤匙液态椰子油（因还要用来涂抹烤盘，再多备一些）

做法

1. 把烤箱预热至 175℃。

2. 在 8 in×8 in（1 in=2.54 cm）的烤盘内壁上涂抹椰子油。

3. 把杏仁碎、燕麦片、大米粉、蛋白粉、葵花子仁、葡萄干、肉桂粉和盐倒进一个中等大小的碗里，搅拌均匀（干性原料）。

4. 把杏仁酱、枫糖浆、香草精和苹果汁倒进另一个碗里，搅拌均匀（湿性原料）。

5. 把湿性原料倒入干性原料中，搅拌至所有干性原料完全湿润。

6. 将上述混合物均匀地铺在已抹了油的烤盘上，稍稍按压。

7. 烘烤 20 分钟。

8. 将烤盘从烤箱中取出，然后将一整块燕麦饼切成 16 根燕麦棒。

9. 在每一根燕麦棒上刷一层椰子油。

10. 再次将烤盘放入烤箱，烤 15~20 分钟，直至燕麦棒表面金黄。

11. 取出烤盘静置 10 分钟，然后用刮刀将燕麦棒取出，放在冷却架上以使其冷却。

* 推荐使用大米蛋白粉、豌豆蛋白粉、南瓜子蛋白粉或乳清蛋白粉（前提是你对动物奶不敏感）。我们使用的是南瓜子蛋白粉。当然，你也可以不加蛋白粉。但添加蛋白粉的话，可以使燕麦棒中蛋白质的含量增高，从而使你的饱腹感持续更长时间。

坚果藜麦粥

藜麦实际上是菠菜的近亲，我们这里说的是它的种子。藜麦煮起来很像谷物，以富含高品质蛋白质和膳食纤维闻名，既好吃又易于消化。藜麦用途很广，能与各种甜食或咸食搭配食用。这道做法简单的粥是燕麦粥的最佳替代品，因为它不含麸质，而且蛋白质含量更高。

3 人份

原料

1/2 量杯藜麦

1 量杯水

1 量杯植物奶，如杏仁奶、椰奶或米乳

½ 茶匙海盐

¾ 汤匙枫糖浆

¼ 茶匙肉桂粉

1 茶匙香草精

¼ 量杯无籽葡萄干或普通葡萄干

¼ 量杯烤过的杏仁片或碎核桃仁

适量新鲜浆果（可选）

做法

1. 将藜麦放在细滤网上，再放在冷水中淘洗干净并沥干。

2. 将水、植物奶和海盐倒进一口锅中，煮沸。

3. 将沥干的藜麦倒入锅中并搅拌，转中小火，盖上锅盖，煮 15 分钟。之后揭开锅盖，搅拌藜麦。

4. 待藜麦变软且黏稠即可停止搅拌。要想藜麦粥稀一点儿，可以多加点儿植物奶，并用小火多煮 5 分钟。

5. 关火，向锅中倒入枫糖浆、肉桂粉、香草精和葡萄干，搅拌均匀。

6. 将藜麦粥盛入碗中，搭配烤坚果和新鲜浆果食用，冷热皆宜。

亚洲荞麦面沙拉

尽管荞麦的名称里有"麦"字，但它跟小麦不同，是一种无麸质谷物。荞麦含有均衡的 B 族维生素，烟酸、叶酸和维生素 B_6 的含量尤其高。这道沙拉适合做配菜，也可以加入鸡肉或豆腐作为午餐。购买荞麦面条时要注意，并非所有产品的成分都一样，很多品牌的荞麦面条是用小麦粉和荞麦粉混合制作的。因此，要确保买的是用 100% 的荞麦制作的。

4~6 人份

原料

1 包 100% 荞麦面条

1 个红甜椒，切薄片

$1/2$ 量杯芹菜，斜着切薄片

1 量杯胡萝卜，切薄片

$1/4$ 量杯小葱，切细丝

1 瓣蒜，切末

1 汤匙姜末

2 茶匙香烤芝麻油

$1\frac{1}{2}$ 汤匙意大利香醋

2 茶匙枫糖浆

2 汤匙糙米醋

$1/4$ 量杯普通芝麻油

1 个酸橙，榨汁

少许切碎的干红辣椒片

$1/4$ 茶匙盐

$1/4$ 量杯香菜叶，切碎

1 汤匙烤过的芝麻

做法

1. 将一大锅水煮沸。

2. 下入荞麦面条，煮 7~9 分钟，其间不时搅拌以防面条粘锅。要想快速确定面条是否煮熟，可以将其夹断，看面条中间是否发白；如果发白则要再煮一会儿。

3. 面条煮熟后，将面条倒入滤锅中，快速过冷水以去除表面的淀粉。

4. 取一个大碗，将沥干的面条、红甜椒片、芹菜片、胡萝卜片和小葱丝拌在一起。

5. 将蒜末、姜末、香烤芝麻油、意大利香醋、枫糖浆、糙米醋、普通芝麻油、酸橙汁、辣椒片和盐搅拌均匀，酱汁就做好了。

6. 将酱汁倒入混合了蔬菜的面条中，拌匀。最后用香菜叶和芝麻点缀。

佛陀饭

佛陀饭是美国布卢姆康复中心烹饪教室的招牌饭，因营养、色彩、口感和味道皆佳而深受师生欢迎。为什么称它"佛陀饭"呢？因为每次吃完这道由各色蔬菜、水果、坚果与绵密的酱汁制成的美食后，大家心中都会油然生出一种崇高感。你可以在制作时加入豆类、鸡肉或豆腐，也可以根据季节更换蔬菜的种类。

4~6 人份

原料

1 量杯短粒糙米，淘洗干净

2 量杯凉水或蔬菜汤

适量海盐

4 汤匙特级初榨橄榄油

适量现磨胡椒粉

2 量杯去皮的胡桃南瓜丁或日本南瓜丁

1 个中等大小的黄洋葱，切细丝

6 量杯羽衣甘蓝叶，切碎

¼ 量杯中东芝麻酱

1 个柠檬，榨汁

1 茶匙姜末

1½ 茶匙蜂蜜

适量热水

½ 量杯烤过的核桃仁或南瓜子仁

1 个牛油果，去皮，切丁

做法

1. 把烤箱预热至 190℃。

2. 将短粒糙米、凉水（或蔬菜汤）和 1½ 茶匙海盐放入一口小锅中，煮沸。转中小火，盖上锅盖，继续煮 40 分钟或煮至水干。

3. 关火，用餐叉将糙米饭翻松，盖上锅盖继续焖 5 分钟。

4. 向南瓜丁中加入 2 汤匙特级初榨橄榄油，根据个人口味加入适量海盐和现磨胡椒粉。

5. 将南瓜丁铺在烤盘上，烤 20~25 分钟或烤至其呈棕色、变软。

6. 取一口大平底锅，锅烧热，倒入 2 汤匙特级初榨橄榄油。将黄洋葱丝倒入锅中，均匀铺开，在洋葱颜色变成褐色之后翻炒几下，调小火。

7.将洋葱继续煎 15 分钟，或煎至其变软。之后离火静置。

8.将切好的羽衣甘蓝叶和少许海盐加入煎好的洋葱中，煮至甘蓝叶呈鲜绿色且稍微变软。如果甘蓝叶粘锅，可以加一点儿凉水，盖上锅盖加热 1 分钟。

9.将中东芝麻酱、柠檬汁、姜末、蜂蜜和 1½ 茶匙海盐搅拌均匀，调成酱汁。加入适量热水，水量以酱汁变得顺滑为宜。

10.装盘时，先盛适量糙米饭，上面盖一层蔬菜混合物，再放一些牛油果丁和烤过的核桃仁或南瓜子仁，最后淋上酱汁。

藜麦意面

戒麸质不代表你以后都不能吃意大利面了，藜麦意面就既好吃又健康。这道意面味道清淡，有坚果的香味，完全能代替传统的意面。如果愿意，你还可以用糙米意面来做。这是一道春日美食，可以搭配甜豌豆和苦味的芝麻菜食用。你也可以根据季节选用不同的菜来代替甜豌豆和芝麻菜，这样你一年四季都能享用这道美食。

4~6 人份

原料

230 g 100% 藜麦意面

2 汤匙特级初榨橄榄油

1 量杯黄洋葱丁

5 瓣蒜，切末

½ 量杯番茄干，切细条

4 量杯芝麻菜，粗略切碎

230 g 冷冻甜豌豆，解冻

适量盐

适量现磨胡椒粉

2 汤匙欧芹碎

1 个柠檬，榨汁

做法

1. 将一大锅水煮沸。

2. 下藜麦意面，煮 8 分钟或煮至面条仍有嚼劲。沥干面条，放在一边备用。

3. 在煮藜麦意面的同时，取一口大平底锅，加入特级初榨橄榄油，中火热油。

4. 向平底锅内倒入黄洋葱丁，炒至洋葱呈金黄色。

5. 接着加入蒜末，炒 30 秒。

6. 再加入番茄干和芝麻菜，按个人口味放少许盐和现磨胡椒粉，炒至芝麻菜变色、发软。

7. 将藜麦意面、甜豌豆、欧芹碎和少许盐倒进大平底锅，搅拌均匀。

8. 尝一尝，可以根据个人口味再加适量盐和现磨胡椒粉。

9. 淋一点儿柠檬汁提味。

地中海香草三文鱼

野生阿拉斯加帝王鲑（一种三文鱼）是 ω-3 脂肪酸的最佳来源之一。ω-3 脂肪酸是一种重要的脂肪，具有消炎作用，能缓解诸多健康问题，比如心脏病和激素失衡。如果你请鱼贩子帮你去掉鱼骨，那么能帮你节省很多时间。莳萝、薄荷和欧芹令这道菜风味十足，面包糠会增加松脆的口感，柠檬则在外观和口味上起点缀的作用。

6 人份

原料

900 g 野生阿拉斯加帝王鲑或红鲑，去骨

4 汤匙黄芥末

½ 量杯欧芹，切碎

½ 量杯薄荷，切碎

½ 量杯莳萝，切碎

¾ 量杯无麸质面包糠

4 汤匙特级初榨橄榄油

1 茶匙盐

2 个柠檬，每个切 6~8 瓣

做法

1. 把烤箱预热至 205℃。

2. 在烤盘上铺一张烘焙纸，把野生阿拉斯加帝王鲑或红鲑放在烘焙纸上，在鱼身上均匀地抹一层黄芥末。

3. 将欧芹碎、薄荷碎、莳萝碎、盐、特级初榨橄榄油和面包糠放在一个小碗里，搅拌均匀。

4. 将碗中的混合物铺在鱼身上，再紧贴鱼身放一圈柠檬瓣以锁住柠檬汁。

5. 将鱼放在烤箱里烤 18 分钟或烤至熟透，具体时间取决于鱼的大小。摆盘时用烤过的柠檬瓣点缀。

奶油菠菜

奶油菠菜是一道吃了能让人身心愉悦的配菜，但传统菜谱中使用了不健康的饱和脂肪、白面粉和奶油。我们提供的菜谱里没有使用动物奶，但这道菜同样拥有顺滑的口感，让人获得满足感的同时，还为人体提供了一系列健康元素，比如维生素、矿物质、抗氧化剂和植物营养素等。

8 人份

原料

2 把新鲜菠菜（约 10 量杯）

2~3 汤匙特级初榨橄榄油

1 量杯黄洋葱碎

2 瓣蒜，切末

½ 量杯生腰果，至少在水中泡 1 小时

2 量杯水

少许切碎的干红辣椒片

2 汤匙鲜榨柠檬汁

少许肉豆蔻

1 茶匙盐

做法

1. 菠菜切碎，放在一边备用。

2. 取一口大锅（10~12 in，即 25~30 cm），中火加热。先向锅中倒入特级初榨橄榄油，接着倒入黄洋葱碎和蒜末。

3. 翻炒 5 分钟或炒至洋葱变软、开始变色。

4. 将洋葱与腰果、水、辣椒片、柠檬汁、肉豆蔻和盐倒入搅拌器中，加工至混合物呈乳状。

5. 将步骤 4 中的混合物倒入锅中，小火炖 5~10 分钟直至其变稠。

6. 向锅中倒入菠菜碎，边加热边搅拌，直至菠菜变软。

7. 如有需要，还可以再加适量盐和柠檬汁调味。

香菇藜麦饭

一直以来，蘑菇都以能增强免疫力为人所熟知。这道菜中的蘑菇——香菇具有双重作用，因为它既用于煮汤，又因被剁碎而为藜麦饭增添了一丝泥土的气息。藜麦能为人体提供完全蛋白质和矿物质，具有抗炎的作用。因此，这是一道以蛋白质为主的主食，适合搭配鸡肉、豆类或丹贝食用。

4 人份

原料

15 g 干香菇

1 量杯热水

1 汤匙特级初榨橄榄油

½ 量杯红葱头末

2 瓣蒜，切末

½ 量杯藜麦

¼ 量杯凉水

½ 茶匙盐

做法

1. 将干香菇放入热水中，浸泡 15~20 分钟。

2. 待香菇变软后，沥干香菇并将其剁碎，泡香菇的香菇水留着备用。

3. 取一口小锅，加入特级初榨橄榄油，中火加热。入红葱头末、蒜末翻炒 2 分钟。

4. 入藜麦，翻炒一下。

5. 向锅中加入香菇水、凉水、香菇和盐。

6. 水沸之后盖上锅盖，小火煮 12~15 分钟或直至水收干。

7. 用餐叉翻炒一下。

巧克力燕麦饼干

巧克力燕麦饼干是我们的特色！这种饼干与含糖和麸质的饼干的味道与口感无异，深受学员欢迎。虽然它仍然含糖，但糖的加工程度较低；而且它营养均衡，含有健康脂肪（来自杏仁酱）和膳食纤维（来自燕麦）。因此，你可以毫无心理负担地享用它。记住，要选择无麸质燕麦，因为燕麦和小麦通常在同一车间生产，容易被麸质"污染"。

24 个

原料

2 个鸡蛋

½ 量杯杏仁酱

¾ 量杯黑糖

¾ 量杯椰子糖

1 茶匙香草精

¼ 量杯椰子油

1 茶匙小苏打粉

100 g 有机黑巧克力，粗略切碎

½ 量杯葵花子仁

3 量杯无麸质燕麦

做法

1. 把烤箱预热至 175℃。

2. 用台式搅拌器或手持式搅拌器将鸡蛋、杏仁酱、黑糖、椰子糖、香草精和椰子油搅拌均匀。

3. 向搅拌器中加入小苏打粉、黑巧克力碎、葵花子仁和燕麦，继续搅拌至混合物变均匀。

4. 在烤盘上铺一张烘焙纸，用汤匙舀面糊（上一步的混合物）倒在烘焙纸上，面糊与面糊之间相隔 2 in（约 5 cm）。

5. 烘烤 12 分钟或烤至饼干边缘呈棕色但中间依然发软（这样冷却后饼干更脆）。

6. 取出烤盘，放在冷却架上以使饼干冷却。

第二部分

调控压力

每个人都想改变世界，但没有人想改变自己。

——列夫·托尔斯泰

第五章

压力与自身免疫性疾病

生活在这样一个忙碌的世界中，我们常将"压力"挂在嘴边。"我压力好大"与"我感到心力交瘁"，这两句话就像荣誉徽章一样，常被我们用来表明生活充实而忙碌。但压力不容轻视。虽然我们将压力视为一种情绪，但它远不止于此。压力会在人体内产生一系列生理反应，控制这些生理反应出现的频率与持续的时间对人的健康，尤其是对自身免疫性疾病患者的健康来说至关重要。要想弄清楚自身免疫性疾病与压力的关联，需要先了解一些有关压力的基本知识。压力是一种由压力源引起的反应。压力源可能是情绪上的，也可能是生理上的。重大的应激事件，包括亲人死亡、离婚或分手、遭受身体或精神虐待或创伤等，都是压力源。此外，还有一些隐形的压力源，包括睡眠不足、不正常用餐、长时间工作、过度运动、照顾他人却忽略自己等。即便是一些好事，比如结婚、找到梦想的工作或搬到一座新城市，也可能成为压力源。

有些人非常清楚自己承受的压力，几乎立刻就能注意到其在身体上（比如出现胃痛、头痛或心跳加速的现象）和情绪上（比如易怒、疲劳、嗜吃甜食或咸食）的影响。当然，我也遇到过许多大大咧咧的人，他们没有意识到自己的身体可能正在遭受折磨，也不知道自己的症状与压力有关。事实上，很多人已经习惯了压力，对压力浑然未觉。有些人甚至以此为乐。然而，尽管各人承受的压力大有不同，但所有压力源都会在人体内引发一系列惊人的反应，我们称之为应激反应。

需要谨记的是，我们都有感觉压力大的时候。我并不是要你生活在虚幻之中，或完全消除生活中的压力，因为这是不可能的。你能做的是控制你对压力的反应。

你可以控制压力进入你的身体，以及它对你的神经系统和激素产生影响的方式；你也可以避免它削弱你的免疫系统，从而让你生病。

应激反应

你的身体对压力的反应主要有两种。第一种是神经系统的反应。第二种是激素的分泌，其中最重要的激素是皮质醇与肾上腺素，这两种激素都是由肾上腺分泌的。

神经系统对压力的反应

为了让你更好地理解神经系统对压力的反应，我先介绍一些背景知识。人的大脑和脊髓组成中枢神经系统，其他神经则属于周围神经系统。周围神经系统主要由两部分构成：躯体神经系统和自主神经系统。躯体神经系统的神经与肌肉相连，这些神经是能被思维控制的。例如，你可以随意移动手，抬起腿，或向左、向右看。自主神经系统则控制着人体的一些自主活动，比如心跳、体温、血压、呼吸、消化等。

自主神经系统是人体机能的重要组成部分，它的开启和关闭本应维持在平衡状态。负责开启自主神经系统的开关叫交感神经系统，当你感到有压力时，交感神经将被激活。这是应激反应的一部分。负责关闭自主神经系统的开关叫副交感神经系统，它起刹车的作用，能帮助人放松下来，抑制应激反应。自主神经系统的作用路线是固定的，这意味着应激反应也是由大脑开始，通过神经向下传递，刺激不同的器官，包括胃、心脏、肾上腺以及 T 细胞发育和成熟所依赖的淋巴器官。这条通往免疫系统的固定路线对 T 细胞功能的发挥非常重要，详见图 3。

当你感到有压力时，交感神经系统会启动或战或逃反应。其中一种常见的反应是心跳加速。出现这种反应的原因有两个。第一，交感神经直接刺激心脏。第二，肾上腺释放肾上腺素，导致心率加快。这种反应会影响参与或战或逃反应的所有器官。人体其实有应对之法：让副交感神经系统发挥作用，抑制或战或逃反应，帮助身体恢复平衡，这样一来不会造成身体负担过重。

激素对压力的反应

人体对压力的第二种反应是通过大脑启动的一系列激素反应。这一连锁反应始于下丘脑和垂体，它们是大脑中控制激素系统的两大区域。下丘脑和垂体紧邻，人的情绪、思想和感知在这两个地方被转换成激素信号。垂体控制人的内分泌，其分

图 3

自主神经系统

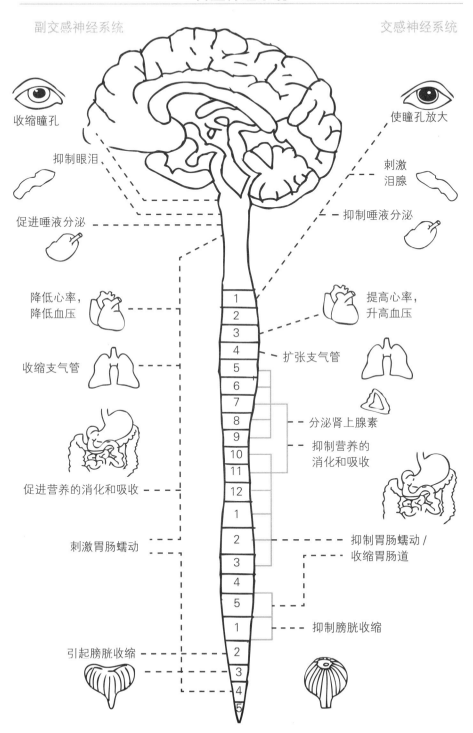

副交感神经系统

交感神经系统

收缩瞳孔

使瞳孔放大

抑制眼泪

刺激泪腺

促进唾液分泌

抑制唾液分泌

降低心率，降低血压

提高心率，升高血压

收缩支气管

扩张支气管

分泌肾上腺素
抑制营养的消化和吸收

促进营养的消化和吸收

刺激胃肠蠕动

抑制胃肠蠕动 / 收缩胃肠道

抑制膀胱收缩

引起膀胱收缩

泌的激素能够刺激人体内的所有内分泌器官（包括甲状腺、肾上腺、卵巢和睾丸等）分泌激素（详见图4）。发生应激反应时，下丘脑分泌促肾上腺皮质激素释放激素（CRH），接着垂体分泌促肾上腺皮质激素（ACTH），肾上腺紧接着分泌人体主要的应激激素——皮质醇。在医学界，这种下丘脑-垂体-肾上腺通路被称为下丘脑-垂体-肾上腺轴（HPA轴），应激反应据说能激活HPA轴。

尽管人体内存在多种应激激素，但皮质醇是其中效用最强的一种，它会对人体产生诸多重要影响。剧烈应激与急性应激会造成人体内皮质醇水平升高（详见下文"高皮质醇的影响"）。皮质醇会令你血糖水平升高，让你有足够的能量去"战斗或逃跑"。它还是人体内主要的抗炎激素，能够抑制免疫细胞，使身体为应对潜在的疾病做好准备。当你受伤时，免疫细胞造成的炎症将阻碍组织愈合。因此，通过抑制免疫细胞，皮质醇能够防止免疫系统过度活跃，避免免疫系统释放对组织愈合不利的分子。

高皮质醇的影响

1. 食欲增强，胃口变好

2. 体内脂肪增加

3. 肌肉量减少

4. 骨密度减小

5. 焦虑加重

6. 抑郁加重

7. 情绪波动大（易怒）

8. 性欲减退

9. 免疫系统受损

10. 记忆力和学习能力下降

11. 经前综合征症状加重，如液体潴留、易怒

12. 月经周期改变

13. 更年期症状加重，如潮热、盗汗

图 4

内分泌器官

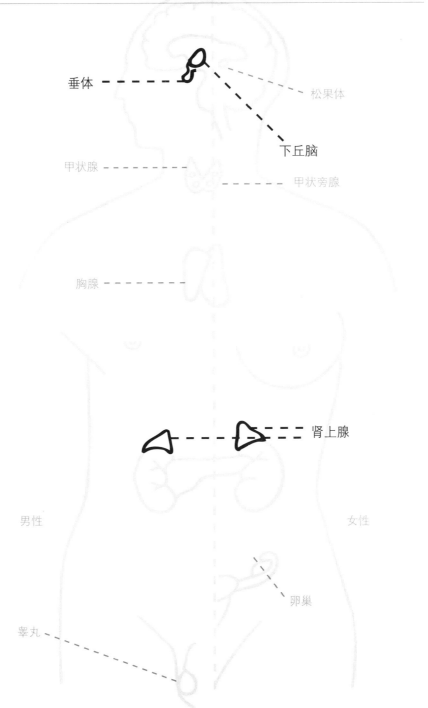

垂体

松果体

下丘脑

甲状腺

甲状旁腺

胸腺

肾上腺

男性

女性

卵巢

睾丸

应激反应的表现

了解两种应激反应（交感神经系统的或战或逃反应和 HPA 轴的皮质醇反应）至关重要，因为它们对人体的免疫系统有直接影响。我先来说一说应激反应发生时人有什么感觉。你可能对应激事件做出急性反应，不过事件过去后，这种反应可能还在。例如，如果你和朋友或伴侣发生冲突，或者在照顾病重的孩子或父母，那么你可能感到心跳加速，晚上躺在床上因担心或焦虑而无法入睡，或者因肌肉紧张而背部、颈部疼痛；可能出现紧张性头痛或其他形式的头痛、胃痛、肠易激综合征的症状（比如腹泻及/或便秘）；还可能口眼干燥、手脚冰凉。如果这种应激反应持续很长时间，你将发现自己经常生病，因为你的免疫系统已经无法正常发挥作用。

体内皮质醇水平长期过高最常见的一种症状是腰围变大。研究表明，压力大的人更喜欢吃高糖和高脂肪的食物。[1]这些食物刺激人体分泌能够降血糖的胰岛素。高水平的胰岛素和皮质醇共同作用，会让脂肪在内脏周围堆积，导致腹部肥胖。腹部脂肪有时也被称为"内脏脂肪"，因为这些脂肪与体内其他脂肪在外观和行为上都不一样，除了让你的裤子穿不上外，还会在人体内引起大量炎症反应。此外，腹部脂肪很难消除。炎症是所有自身免疫性疾病以及心脏病、中风、癌症和其他疾病常见的潜在诱因。

慢性应激与急性应激

与生活中的许多事情一样，压力也不是非黑即白。也就是说，并不是所有的压力都是不好的。启动或战或逃反应可能是一件好事，因为人体在这种反应下释放的激素能够帮你逃离攻击者、做好演讲、应对领导的谈话或成功在黑钻石滑道上滑雪。这些都是急性应激的例子。急性应激有始有终。如果你的应激系统一直处于活跃状态，就会出问题。这种情况被称为慢性应激。我曾经看过一部有关自然栖息地内斑马和狮子的纪录片。一匹斑马被一头狮子追逐，很明显这匹斑马在逃命时体内启动了或战或逃反应。当斑马最终狮口脱险后，它的身体开始剧烈地颤抖。但随后发生的一幕令人非常吃惊：这匹刚刚还在逃命的斑马开始在野地里静静地吃草，就像什么也没有发生过一样。它已经忘记刚才的濒死体验。我敢肯定，如果我们此时测量它体内的应激激素水平，结果一定是正常的。斑马有抑制应激反应的办法，身体不再做出应激反应后可以继续正常生活。

与斑马的应激系统一样，我们的应激系统也可以自行获得平衡。但与斑马不同的是，我们会记住狮子。因此，我们会反复思考，不断揭开创伤。无论是就现实场景还是就心理体会而言，我们在回顾某件事都与实际经历这件事并无不同，所以我们一直处于应激状态。事实上，大多数人把更多的时间花在戚戚于过去和汲汲于未来上，而不是活在当下。为保持身心健康，你必须学会一些技巧，让大脑不再纠结于某些想法，这样你的身体才不会因为皮质醇长期处于高水平而受损。让你生病且病情不见好转的，正是这些应激激素。在这里，我指的不仅仅是自身免疫性疾病。80%的慢性病（包括自身免疫性疾病、心脏病、中风和癌症）是由压力引发的。

肾上腺

我想多谈一谈肾上腺，因为它是最该为应激反应负责任的腺体。你肯定不是唯一不了解肾上腺的人。当我对患者提起肾上腺时，大多数人告诉我他们对人体内的这个重要器官一无所知。他们没有意识到，肾上腺及其分泌的激素对身体健康和免疫系统的正常运转非常重要。皮质醇是一种应激激素，很多人都听说过。至于皮质醇对身体的影响，大多数人并不了解。此外，除了来找我诊治的患者，还有很多人对肾上腺毫不重视。临床医学也忽视了这一块。为什么呢？因为临床医学注重于发现疾病，而且肾上腺疾病的表现非常极端。肾上腺疾病包括库欣综合征和艾迪生病。前者伴随着极高的皮质醇水平，通常是肿瘤引起的；后者是一种自身免疫性疾病，会损坏肾上腺，使其无法分泌激素。

但健康与生病并非两个极端，不是非黑即白的关系，一个人不是要么健康要么生病。相反，健康与生病之间存在一个很大的过渡空间，有很多灰色区域。当你处于这些灰色区域中时，可能只是某个器官没有正常运转，还在通往生病的路上。这就是你要观察自己肾上腺功能是否正常的重要原因，因为很多医生根本不会去考虑这个问题，他们也没有相应的检测工具。他们没有接受过相关培训，对肾上腺过度活跃或功能低下的症状了解有限。在这一章，我会告诉你肾上腺不健康的迹象，毕竟保持肾上腺健康是帮助你修复免疫系统的关键。

每个人都有两个肾上腺，它们分别位于左右肾脏的顶部。肾上腺外层的组织（肾上腺皮质）能够产生许多化合物。这些化合物有的是激素，有的是激素前体（激素前体是一种物质，它们不完全是激素，但能够转化为激素）。这些激素和激素前体包括以下几种。

- 醛固酮。这是一种有助于调节血压的激素。如果你体内的醛固酮过多，肾脏将会储存钠，从而导致血压升高（这是压力引发高血压的一种机制）。

- 脱氢表雄酮（DHEA）。DHEA 是肾上腺分泌的一种激素前体，有助于调节血糖和血脂、保护骨骼。在女性体内，肾上腺能利用 DHEA 产生睾酮和雌激素，这两种激素通常在卵巢中生成。女性绝经后，随着卵巢功能的衰退，此类激素开始由肾上腺接手，分泌增加。男性不太容易将 DHEA 转化为睾酮，但 DHEA 对男性的血脂、血糖和骨骼同样有直接影响。

- 皮质醇。皮质醇是一种效力最强的应激激素，也是人体内的一种主要激素。如果体内没有皮质醇，人将死亡。

人体做出应激反应时，有时会大量分泌上面提到的所有激素，有时仅大量分泌皮质醇，具体情况因人而异。但你要知道的最重要的一点是，当你感到紧张时，肾上腺会持续分泌高水平的皮质醇，直至压力消失，或者你能有效地管理压力，或者你的肾上腺筋疲力尽（肾上腺疲劳）。

如果你的身体一直处于或战或逃状态，我无法预测多久后你会出现肾上腺疲劳的情况，这取决于你是如何照顾自己的。如果你每晚至少睡 7 个小时（睡 8 个小时最好），饮食富含高蛋白食物和蔬菜且控制了白糖和白面粉的量，进行某种形式的放松练习，适度运动（不要太多，也不要太少），并减少毒素暴露，那么你的肾上腺将处于最轻松、最健康的状态（我会在第十一章对毒素进行深入讨论）。如果你这么做了，你的肾上腺将能更从容地承受外部压力与创伤。但如果你的肾上腺因为你不良的生活习惯而功能减退，当你在生活中突然面临新压力时，它将很容易疲劳。

通常来说，当肾上腺疲劳时，你体内的 DHEA 水平和睾酮水平也会下降。这是为什么呢？因为你的肾上腺正在忙着制造皮质醇。DHEA 和睾酮不是主要激素（没有这些激素你可能生病，但不会死），所以肾上腺选择牺牲这些激素来维持皮质醇的水平。这是一个大问题，因为除了维持性欲外，DHEA 和睾酮在维持肌肉量和骨密度、调节胆固醇和血糖水平方面也十分重要，而这些都是人体保持健康的关键。在进行血液检测时，DHEA 水平低通常是我最先关注的问题，因为这表明受试者的肾上腺可能出了问题。

如果你在生活中压力不断，又没有照顾好自己，肾上腺将疲惫不堪，无法分泌足够的皮质醇或肾上腺素。当体内这两种关键的激素水平下降后，肾上腺将极度疲劳，通常还伴有关节或肌肉发炎的症状，比如关节或肌肉疼痛、肿胀或僵硬。这些症状在早晨尤其明显，因为此时你体内的皮质醇水平本该最高。这种状况会引起免疫系统的问题。研究表明，压力是造成自身免疫性疾病的一大诱因。应激反应不足的人（即皮质醇水平和由交感神经系统产生的一种神经递质——去甲肾上腺素水平较低的人）体内出现炎症的风险更大。如果没有对压力做出正确反应的能力，你的身体将无法控制免疫系统和炎症。

你可以按照这部分介绍的治疗方案和本书针对因饮食不当和慢性感染造成的压力问题、消化问题和毒素暴露问题提出的其他方案来恢复肾上腺的活力。这样做不仅有助于修复肾上腺的功能，还能改善免疫系统的状况。

压力对自身免疫性疾病的影响

本书中针对压力对免疫系统的影响的观点，大部分是基于最新科学研究以及当前医学界对自身免疫性疾病的发生与发展方式的理解提出的。别担心，我会尽量说得通俗易懂些。了解压力对免疫系统的影响有助于你将一些要点串联起来，从而了解压力是如何影响健康的，这样你才有动力做出改变。

应激激素究竟起什么作用？

我们已经知道压力是什么了，也知道它是如何进入人体并影响人体激素水平和神经系统的。其实压力不仅会影响人的皮质醇水平，还会改变肾上腺素、睾酮、黄体酮和雌激素水平。压力一开始会让人体内所有激素的水平都上升，但如果压力长期存在，随着时间的推移，这些激素的水平会下降。影响激素水平是压力影响免疫系统的重要方式，因为所有激素都是所谓的免疫调节剂。"免疫调节剂"一词听上去有点儿深奥，其实就是通过改变免疫细胞的数量或改变其活力来使它们变弱或变强的物质。

如第二章所述，食物可以用作免疫调节剂，因为它们能对免疫系统造成影响。作为重要的应激激素，皮质醇和肾上腺素也是免疫调节剂。它们能极大地影响T细胞的发育与成熟，也能导致其失衡，从而影响人体健康甚至让人生病。还记得《金发姑娘与三只熊》的故事吗？金发姑娘不希望她的粥太热或太凉，不希望她的椅子太大或太小，不希望她的床太软或太硬。同样，我们不希望自己体内的免疫活动太频繁，因为这样会引起炎症反应，导致免疫系统攻击自身组织。当然，我们也不希望体内的免疫活动太少，因为这样容易感染。我们要的，是免疫活动不多不少。幸好人体是有弹性的，应激系统过度活跃或过度不活跃都能被治愈，并恢复平衡。我会告诉你该怎么做。

在此之前，我们先来回顾一下。我在第一章对免疫系统做了简单的介绍，我们来快速回忆一下，因为压力对免疫细胞的影响真的非常大。淋巴细胞是"细胞军团"中的主要"士兵"。但和任何一支军队中的情况一样，这些"士兵"的工作都不一样。它们被分成多个小组，每个小组承担不同的责任（图5）。免疫系统中的"士兵"分为以下几类。

- 攻击性细胞
  - **杀伤性 T 细胞**，又名细胞毒性 T 细胞。这些淋巴细胞作用的对象是细胞，会对任何进入人体的异物（如细菌、病毒、寄生虫或酵母菌）发起攻击。杀伤性 T 细胞不产生任何抗体。
  - **能够生成抗体的 B 细胞**。B 细胞被激活后能产生抗体，抗体会对异物发起攻击并将其摧毁。
- 控制性细胞
  - **辅助性 T 细胞**。这些细胞能够使免疫系统对体内异物做出更快的反应，我常常将辅助性 T 细胞比作为汽车提供动力的汽油。辅助性 T 细胞有很多种，各自具有不同的功能。有一种辅助性 T 细胞可以激活杀伤性 T 细胞（用于参加"细胞之战"）；有一种则可以激活 B 细胞，让其产生抗体（记住，抗体好比子弹）；有些辅助性 T 细胞会引起破坏性炎症反应。
  - **调节性 T 细胞**。这些细胞能够抑制或关闭免疫系统对异物的反应，所以我常常把它们比作汽车的刹车。调节性 T 细胞对自身免疫性疾病的防治非常重要。

免疫系统健康时，身体产生的辅助性 T 细胞和调节性 T 细胞非常均衡。自身免疫性疾病患者体内的辅助性 T 细胞太多，而调节性 T 细胞太少。如果把自身免疫性疾病患者的免疫系统比作一辆车，那么这辆车汽油太多、动力太足而又无法刹车（调节性 T 细胞太少），只能不停地运转。

自身免疫性疾病患者面临的另一个问题是，体内的辅助性 T 细胞造成杀伤性 T 细胞与 B 细胞失衡。研究表明，在一些自身免疫性疾病患者体内，辅助性 T 细胞激活了太多的杀伤性 T 细胞（多出来的杀伤性 T 细胞会对自身组织造成直接伤害），或者太多的 B 细胞（B 细胞产生很多抗体，这些抗体也会对自身组织造成伤害）。当杀伤性 T 细胞较强时，B 细胞较弱，反之亦然。所以，如果你体内的抗体太多（Th2 型免疫反应），则杀伤性 T 细胞将极少；而如果你体内的杀伤性 T 细胞太多（Th1 型免疫反应），则抗体将极少。这种失衡是个大问题，会危及健康。我们要做的是

图 5

适应性免疫系统

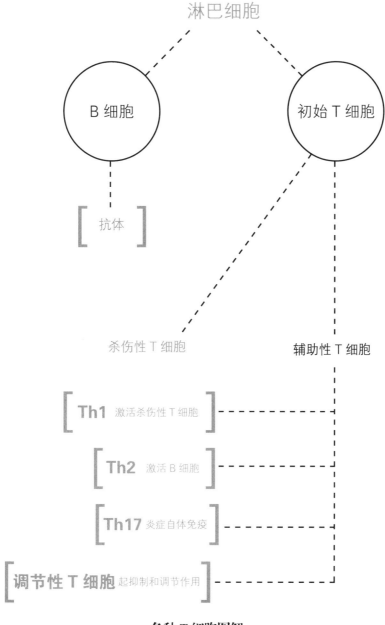

各种 T 细胞图解

梳理这种失衡的机制和原因，并找出对策。

此刻我们谈论的已是技术层面的问题，为更形象地说明问题，我们来举个例子。假如你被老板叫到办公室，说你被解雇了。这个消息令你手足无措、震惊不已。在几分钟之前，你还以为工作进展顺利——事实上就是非常顺利。但现在你的情绪突然陷入混乱，心理上产生压力。我该怎么向伴侣解释？我该怎么支付账单？我该怎么存退休金或孩子的教育基金？我还能找到别的工作吗？一连串的问题令你心跳加速、呼吸急促，血液在体内快速地循环——这些迹象表明你体内的或战或逃反应已经启动。因此，你的身体会立即释放肾上腺素和皮质醇，神经系统也会分泌一种名为去甲肾上腺素的神经递质。

在接下来的 2~4 小时里，压力还会增加你体内杀伤性 T 细胞的数量，但这只是暂时性的。几个小时后，如果压力还未消失，高水平的皮质醇和或战或逃交感神经活动会直接抑制杀伤性 T 细胞。美国芝加哥洛约拉大学开展的一项研究，致力于观察女性在接受针对乳腺癌的乳腺活检时的反应。该研究发现，患乳腺癌的坏消息会让她们体内杀伤性 T 细胞的活性下降。[2] 我在前文已经说过，这会造成免疫失衡：当杀伤性 T 细胞被抑制时，B 细胞开始产生更多的抗体。由于杀伤性 T 细胞是抗击病毒和细菌最重要的细胞，你对杀伤性 T 细胞被抑制最直观的感受，就是自己开始频繁地生病。

我们接着说突然被解雇的事情。由于你处于高压状态，交感神经系统被激活，体内生成大量肾上腺素和皮质醇。此时，作为你对抗感染的第一道防线，免疫细胞无法正常工作。这意味着，如果此时你和其他人遭受同样的感染，你将比其他人更难从中摆脱：你可能生病，而其他人可能病得没你重，甚至可能根本不会生病。在实践中，我常看到的另一个例子是 EB 病毒感染。感染 EB 病毒后，人会得单核细胞增多症。如果你的免疫系统因为承受压力而变得衰弱，EB 病毒会被激活，从而让你感觉异常疲乏。保持免疫系统强健非常重要，因为只有这样你才能抑制那些潜伏在体内的病毒，不至于生病。

应激反应：皮质醇与自身免疫性疾病

免疫系统受到多种激素的影响，包括性激素（雌激素和睾酮）、褪黑激素、应激激素和维生素 D（从功能上看，维生素 D 实际上是一种激素）。皮质醇是一种主要的应激激素，也是人体内效力最强的激素免疫调节剂。所以在提到压力时，我们重点谈论的激素就是皮质醇。

正如前文所述，人体免疫细胞部分是在淋巴组织中形成的，并储存在淋巴组织中。肺、骨髓、胸腺、脾、淋巴结和肠黏膜下都有淋巴组织。在这些淋巴组织中，未成熟的 T 细胞转化成特化的辅助性 T 细胞、杀伤性 T 细胞和调节性 T 细胞。只有这一步顺利进行，才能确保免疫系统健康。但研究表明，一些未成熟的 T 细胞也可能出现在这些器官中。这些造反细胞没有发育成上述 3 种 T 细胞中的任意一种，而是在本该攻击外来"入侵者"时攻击自身组织。[3] 如果你还记得第一章的内容，就该知道，这是自身免疫性疾病发病的开端。

研究表明，在正常情况下，皮质醇会与这些造反细胞结合以起调节作用，即在造反细胞大量出现并对自身组织造成严重伤害前灭掉它们。但体内皮质醇水平过高或过低时，问题就出现了。如果体内皮质醇水平过高，所有杀伤性 T 细胞将受到抑制。这在短期内没什么问题，因为如果这些杀伤性 T 细胞被激活，会释放大量炎症因子。因此，皮质醇水平高可以减少体内因感染或损伤等引发的炎症。例如，如果你的腿在一场车祸中被压断，自身组织受到严重损伤。这对你的身体而言是巨大的压力源。因此，你体内所有的应激激素都被释放出来，身体因而启动或战或逃反应。高水平的皮质醇能够有效抑制炎症，所以伤口不会因为自体反应而恶化。一旦受伤初期的疼痛和压力消失，你体内的或战或逃反应随之关闭。接着皮质醇水平下降，副交感神经系统维持身体平衡，免疫系统开始工作，防止入侵皮肤的微生物造成感染。读到这里你可能已经发现了，最初的应激反应对人体是有益的。但如果这种应激反应持续时间太长，就可能造成严重的感染，从而妨碍你伤口愈合。因此，遇到生死攸关的大事时，人体正常的生理反应是：应激系统被激活，免疫系统退居二线，但免疫系统的这种被抑制的状态不会持续太长时间。

杀伤性 T 细胞活性下降后，可能出现两种情况。第一，如前文所述，人体被感染的风险更大。第二，由于杀伤性 T 细胞被抑制，身体会产生更多的抗体，而这一过程可能失控，造成抗体攻击自身组织，最终引发自身免疫性疾病，如系统性红斑狼疮。

慢性压力与肾上腺疲劳

我接下来准备谈一谈人体内皮质醇水平过低的情况。随着时间的推移，慢性压力令肾上腺不堪重负。在这种情况下，皮质醇水平降低，肾上腺素等重要激素和去甲肾上腺素等神经递质的水平也一并降低。这对任何人，即便是身体健康的人来说都成问题。只不过对自身免疫性疾病患者来说，问题更严重。因为除了引起自身免疫反应，皮质醇水平低的话还会妨碍身体康复。如果没有足够的皮质醇来消灭你体内多余的杀伤性T细胞，它们将转而攻击自身组织。此外，皮质醇水平低还会造成人体内的杀伤性T细胞和抗体失衡。杀伤性T细胞能在全身引起炎症反应。因此，你体内的这种细胞越多，炎症越多，组织损伤也越严重。

发生这种情况时，你会有什么感觉呢？当皮质醇水平很低时，体内的杀伤性T细胞会增多，炎症随之增加，此时人体会出现一些非特异性症状，如肿胀、关节和肌肉僵硬或疼痛、全身疲乏等。如果你患的是器官特异性自身免疫性疾病，如类风湿性关节炎，那么主要症状可能是关节疼痛、肿胀甚至畸形。事实上，大多数自身免疫性疾病患者体内存在这种失衡的情况：过多的杀伤性T细胞转而攻击自身组织。这绝对会出问题，也是修复肾上腺和应激系统对自身免疫性疾病患者来说至关重要的原因。研究表明，肾上腺功能低下确实会让人患自身免疫性疾病，尤其是自身免疫性甲状腺病、类风湿性关节炎、系统性红斑狼疮和干燥综合征。

美国纽约西奈山医学院的一项重要研究重点关注 Graves 病患者。Graves 病是一种因身体产生的抗体刺激甲状腺分泌高水平的甲状腺激素而引起的疾病。甲状腺激素在新陈代谢与精神调节等方面起至关重要的作用。但甲状腺激素必须维持在正常水平，一旦体内的甲状腺激素水平过高，人就会出现心悸、体重减轻、失眠等症状。这对心脏来说十分危险。在该研究中，一位71岁的女性体内的皮质醇水平极低。研究人员让她服用皮质醇药丸，剂量刚好就是她的肾上腺在健康状态下自然产生的皮质醇的量。一个月后，她的甲状腺激素水平恢复正常。两年后，她 Graves 病的症状完全消失。[4] 虽然这只是个别案例，但它凸显了皮质醇和自身免疫性疾病之间的关联，以及修复肾上腺使其能产生更多皮质醇的重要性。在实践中，我很少给患者开皮质醇的处方药，而是让患者通过草本制剂和其他补充剂来滋养肾上腺，从而提升体内的皮质醇水平。

你肾上腺疲劳了吗？

"感觉疲劳、没劲"是初次找我就诊的人最常抱怨的话。他们看过各种专家，希望找出自己精神不振的原因，并加以治疗来让自己好转。在始终没能找到缓解的方法后，他们开始上网自己寻找解决方案，试图了解这种名为肾上腺疲劳的病。然后，他们找到了我或其他功能医学／整合医学的医生，因为临床医学通常无法解决肾上腺疲劳的问题。

造成身体疲乏的原因有很多，肾上腺疲劳只是其中之一。如果你曾承受巨大的压力且没有好好照顾自己，我就会怀疑你全身疲乏是肾上腺疲劳的缘故。保持肾上腺健康有五大要点，包括晚上休息好、有规律地运动、每天做一些放松活动、吃天然食物（第二章）、减少毒素暴露（第十一章）。如果你常年处于高压之下、睡眠不佳、不运动、饮食含有大量糖和有害脂肪、不让自己的节奏慢下来放松放松，且体内毒素较多（可能来自鱼体内的汞、食物中的杀虫剂或其他环境化学物质，详见第十一章），那么你的肾上腺可能早已疲惫不堪。

在我看来，诊断你的肾上腺是否疲劳的第一条线索，就是你的压力和自我照顾的情况。接着我会了解你白天的精力情况。如果你早上醒来感觉很累、中午感觉精神最好、傍晚感觉精力不济需要小睡一会儿、晚上又精力充足，那么你这是肾上腺疲劳了。你感到疲倦的原因可能还有很多，比如摄入太多糖、营养不良、甲状腺激素水平过低、体内毒素过多以及受到慢性病毒感染等。但如果你的情况与我上面描述的相符，则表明肾上腺疲劳才是你疲惫不堪的症结所在。

我会在下一章提供自我评估的方法，教你如何为自己诊断。此外，我还会分享一些检测方法。

其他重要的肾上腺激素

在结束有关肾上腺疲劳的讨论之前，我还想提一下 DHEA。DHEA 是肾上腺分泌的一种非常重要的激素前体。就其本身而言，DHEA 已被证实有降低胆固醇、平衡血糖的作用。对女性而言，DHEA 能在体内许多组织和器官，如在肾上腺中转化为睾酮。因此，虽然 DHEA 不同于睾酮之类的激素，但它能增强激素活力。

被 DHEA 激活的激素是雄激素，雄激素有助于强化骨骼和肌肉。这一点对老年人尤为重要，因为雄激素可以预防骨质疏松和肌肉流失。对女性来说，确保肾上腺健康并分泌足够的 DHEA 对维持睾酮水平也有好处。在这一点上男女有别，因为男性体内的睾酮都是由睾丸产生的。但男性仍然需要从肾上腺中获取 DHEA。当人长期承受压力时，DHEA 最先被耗尽，这甚至发生在皮质醇水平开始下降之前。慢性压力会造成人体内的睾酮水平下降，一来因为体内的 DHEA 水平下降了，二来因为压力激活了芳香化酶（芳香化酶能将睾酮转化为雌激素）。

人们发现，类风湿性关节炎和系统性红斑狼疮患者体内的 DHEA 和睾酮水平较低。这不是个好现象，因为 DHEA 能够抑制杀伤性 T 细胞分泌炎症因子，而睾酮已被证实能杀死已被激活的免疫细胞，防止其失控。为进一步验证这些结论，美国约翰霍普金斯医学院的研究人员连续 3 个月每天都让一组系统性红斑狼疮患者服用 200 mg 的 DHEA。在实验结束后，所有患者的症状都有所改善，其中 53% 的患者已经能够减小泼尼松的服用剂量，症状最严重且服药量最大的患者取得的效果最显著。[5]

这并非唯一表明提高 DHEA 或睾酮水平对自身免疫性疾病患者有益的研究。荷兰乌德勒支大学医院的研究人员针对一组患类风湿性关节炎的女性进行了研究，结果发现她们在被确诊患类风湿性关节炎前后体内的 DHEA 水平较低。研究人员在让她们服用睾酮之后发现，所有患者的疼痛都减轻了，行动能力也都变强了。[6]

不仅相关文献证明这种治疗方法有效，我在问诊过程中也目睹了这种疗法的效果。我通常会对患者的 DHEA 和睾酮水平进行评估。如果它们水平较低，我将教给患者压力管理的方法，并让他们服用相应的补充剂。应当谨记的是，即使你已经决定服用补充剂了，也要修复肾上腺及控制压力，这才是当务之急，因为这样做有助于维持体内的 DHEA 和睾酮水平。

那么，该如何应对生活中的压力呢？虽然你不能生活在虚幻中或者摆脱生活中的所有压力，但你必须学会有效地管理压力。你要了解压力是如何进入你的身体让你生病的。当身体感受到压力时，你要意识到它的存在，这样你才能通过深呼吸来放松自己，从而防止体内的应激反应持续存在。这样做有助于平衡你体内的各种应激激素。具体内容我将在下一章"自我评估"和"治疗方案"中介绍。

压力与感染

关于感染是如何引发自身免疫性疾病的，我将在第十四章详细阐述。在这里我们要知道的是，压力和感染是如何像滚雪球一样衍变成自身免疫问题的。令人惊讶的是，你所患的每一种病毒性疾病都会在体内留下残余病毒，包括单纯疱疹病毒、水痘–带状疱疹病毒、肝炎病毒、EB 病毒等等。当免疫系统被应激激素或神经递质抑制时，这些病毒都将被激活，使得免疫系统难以抵抗感染。这是怎么发生的呢？人们认为，巨大的压力将抑制细胞的免疫功能（你应该已经了解，抑制的是杀伤性 T 细胞），这使得病毒能够在人体组织中繁殖。因为有证据表明，很多自身免疫性疾病可能是由感染引起的。病毒在体内大量繁殖是压力引起自身免疫性疾病或令既有病情加重的另一个方式。如前文所述，这种压力可以是精神压力，也可以是由抽烟、喝酒和不良饮食等不健康的生活方式引起的严重的生理性压力。保持免疫系统强健有助于抑制体内的这些残余病毒。

压力、消化道健康与免疫系统

本书中的消化道主要指胃肠系统，包括胃、小肠和大肠。我将在第三部分详细介绍消化道健康的重要性。但在此我想说的是，研究表明，压力会改变胃肠道的内部环境。

众多研究表明，各种压力会对肠道功能产生很大的影响。例如，压力与肠易激综合征和炎症性肠病等疾病之间存在明显关联。在这里我要探讨的是因压力造成的肠道环境变化的问题，因为这种变化会影响免疫系统。人的免疫系统70%位于消化道，这么一说你应该很容易就能理解为什么确保消化道健康如此重要。确保消化道健康有两种方法：第一种是确保消化道中有适量的有益菌；第二种是保证整个消化道黏膜的细胞是健康的，这些细胞构成一道屏障，决定什么物质能够进入血液。如果你的肠道中没有足够的有益菌，或者消化道黏膜功能较弱、易渗透，免疫系统就会受损。

研究表明，压力会减少肠道内有益菌（尤其是乳酸菌和双歧杆菌）的数量，还会促使小肠中的有害菌过度增殖。压力通过多种方式达成这一目的。压力能够直接抑制一种免疫分子——分泌型免疫球蛋白A，这种分子不但有助于维持有益菌健康和不断增殖，而且能抑制有害的细菌和酵母菌增殖。此外，研究表明，压力会使肾上腺素和去甲肾上腺素等物质释放到肠道中，进而造成肠道中的有害菌过度增殖。[7]压力还使消化道黏膜变得更易渗透，使有害菌与抗原（免疫系统读到的细菌的"标记"）渗入血液。[8]这道脆弱的屏障还令食物中的蛋白质等进入血液，刺激免疫系统，引起炎症反应，造成人体对食物过敏或敏感（肠漏症）。我在第二章已对此详细阐述过了，现在你应该了解慢性压力是如何让你对食物过敏或敏感的。

心身关联

我们已经探讨了压力可能对人体造成的伤害，现在我来告诉你如何管理生活中的压力。你应该学会让自己放松，从而抑制体内那些因慢性压力而产生的激素和神经递质，避免它们影响你的健康。这些激素和神经递质应该只在你需要它们的时候发挥作用，而在你不需要的时候，它们应随时待命。那么，怎么做才能放松下来呢？长期以来，人们一直认为自主神经系统是自主运行的。20世纪30年代初，汉斯·谢耶在对老鼠的应激反应机制进行细致研究后发现，应激反应及其对自主神经系统的影响还受到环境因素，包括饮食及生活条件的影响。[9]他的研究解除了我们关于"生活在喜马拉雅山洞里的僧侣如何通过冥想来调节体温"的疑惑。这些僧侣能够做到这一点，主要是因为冥想使血管放松、扩张，因此更多的血液流经他们的身体，让他们感到温暖。事实上，你也可以控制身体的机能，如血压、心率、体温和免疫系统。这可能让许多人大吃一惊，但却是事实。

这属于心身医学的研究领域，心身医学是整合医学的一个分支（功能医学也是整合医学的一个分支）。心身医学研究的是人的思想、感觉和情绪对身体健康的影响，以及身体健康对人的精神和情绪健康的影响。如果定期练习诸如冥想、引导式放松和引导式想象（又名"内观"）等能让你身心放松的技巧，将对你和你的健康产生极大的积极影响。进行身心放松练习有两大益处。第一，你的身体将学习一种不同的反应方式，不会激活有害激素，保持内部平衡，进而帮你防治慢性病，尤其是涉及免疫系统的疾病。第二，这些练习还可以帮你了解体内的压力，从而让你明白需要在生活中做出哪些改变，以及你所做的哪些事情可能对你造成伤害。心身医学提供的就是探索和恢复体内平衡的方法。

你可能很想知道身心放松技巧是不是很难学，我可以保证，答案是否定的。我已经将这些技巧传授给了各行各业的人。例如，我于2012年和心身医学中心的教员们一起去了海地，向灾后（2010年海地大地震后）压力极大的雅克梅勒居民传授身心放松的技巧。海地居民生活非常困苦，他们在日常生活中承受着我们很多人完全无法想象的压力。为了活下去，他们苦苦挣扎。参与这个培训项目的有130人。我有幸与其中十几位一起工作。培训课程共分8次教授，每次2小时。我在此期间教了他们一些技巧，如软腹式呼吸、引导式放松和想象。他们还做了一些绘画和写作练习，来更多地了解自己。他们对这些信息求之若渴，每天晚上都回家练习。

在我负责的小组内，人们的受教育水平各异。其中一些人是社区领导，其他人则是普通居民。尽管存在这样的差异，所有人都学会了降血压、缓解头痛及改善睡眠的技巧。此外，他们也意识到需要在生活中做出哪些改变，好让自己更快乐、不容易生气与沮丧。培训结束后，他们继续练习，寻找让他们保持身心及精神健康的方式。我去海地的本意是为了帮助雅克梅勒的受灾居民，但我没想到他们教给了我许多。我不仅被他们的热情、善良和感激之情深深地触动了，这段经历也让我意识到，人们对身心放松技巧的渴求，以及这种技巧任何人都能学会。我将在下文提供有关这些技巧的信息与练习方法，方便你在家学习。你也可以登录www.cmbm.org了解更多有关心身医学中心的信息，浏览该网站你还能找到它们在美国及全球其他国家和地区开展的项目，以及一些可能对你有用的资源。

学习身心放松技巧的益处

事实证明，在学习身心放松技巧后，你的身上会发生一件不可思议的事情：从那时起你会觉得浑身舒坦。为什么会这样呢？因为你在为自己付出，你在照顾自己（而不仅仅是照顾他人），你对自身健康越来越关注。这么做能帮你走出绝望，让你充满力量，更好地掌控自己的人生。许多研究表明，即使不能平衡自主神经系统，把自己照顾好也有利于身体恢复。这些技巧的效用取决于神经系统对它们的反应。意识到你是唯一能够让自己恢复健康的人是你康复的基石。

另外，这些技巧为你提供了深入了解自己的好机会。通过写字、画画、运动、冥想和形象化练习，你可以意识到自己的负担和压力，并将其暴露出来，以便你采取措施做出改变。知识就是力量，当你去探索自己的身体及它应对周围各种压力的机制时，自我认知会引导你、肯定你。这是一件令人振奋的事，因为这表明你有能力改善自己的健康状况。

在下一章，我将帮你评估压力源，让你确定自己的一些症状是否与压力有关。而"治疗方案"中为你提供了一些可以在家里自行操作的练习，以及一些有用的外部资源。

我的身心放松之路

我第一次参加心身医学中心的培训已经是许多年以前的事了，自那之后我便开始练习身心放松技巧并审视自己。那个时候我觉得不快乐，但找不出原因。我有 3 个孩子，他们都不到 10 岁。家里面临一些经济压力，但还在可控范围。我不知道为什么自己总觉得生活很灰暗。是我丈夫的缘故吗？（我们习惯于责怪最亲近的人，尤其是当你觉得一切都很糟糕时。）我该辞掉工作做全职妈妈吗？我无法确定。所以我找了治疗师，治疗了 18 个月，试图找出问题所在。

后来有一天，我收到了一本小册子，上面是一次为期 9 天的心身医学专业培训课程的介绍。此前，我从未离开过丈夫和孩子那么长时间。但我心里有个声音告诉我，我该这么做。

幸好我参加了那次培训，因为那是我一生中最大的转折点。我在上课期间遇到了医学博士詹姆斯·戈登。多年来，他与心身医学中心的其他教员一直致力于向卫生保健人员传授身心放松的技巧。在那 9 天里，我专注于学习动态和静态冥想的技巧、引导式想象、生物反馈以及运用绘画和写作提高自我意识的方法。我特别喜欢的是引导式想象和动态冥想。

在为期 9 天的培训中，我对自己的了解比接受治疗的那 18 个月的还深刻，真令人不可思议。我意识到我的苦恼源是自己，而不是他人。我需要找回自己，需要弄清楚我是谁、我想要做什么，我需要为自己找到通往幸福的道路，并确定自己希望做出哪些改变。我和治疗师分享了我的发现，他感到很惊讶。我结束了治疗，且自那以后再也没有去过那里。

我最终意识到，问题的症结在于我对自己所从事的事业不满意，临床医学无法给予我快乐。我需要找到一条更加宽阔的医学之路。这是我人生中最大的一次转变。至今，我仍在练习那些身心放松技巧。是这些技巧让我走上了功能医学和心身医学的道路。

在布卢姆康复中心，我们组了不少身心放松训练小组。我很高兴看到很多人在身体、思想、精神以及生活上像我一样发生了巨大的转变。看到患者身心各个方面都好转了，我生出了一种难以言喻的满足感。这是我走下去的动力，也是我写本书的原因。你也可以做到身心愉悦，我将教你如何做。

第六章

压力自我评估手册

现在你已经知道，应激系统做出的反应就是身体对压力的生理反应，这个过程离不开应激激素与自主神经系统。应激系统能使免疫系统失衡，引发或加重自身免疫性疾病。你肯定不希望自己的应激系统一直处于兴奋不已或萎靡不振的状态。你所希望的是，它在你需要时起作用，而在你不需要时随时待命。大多数来我这里就诊的人肾上腺功能低下，体内的皮质醇与肾上腺素水平极低，因为他们一直生活在慢性压力之下。这种慢性压力不仅是生活压力，还有因生病造成的情绪和身体上的压力。或许你也有类似的感觉——总感觉特别累。我治疗的目的是修复你的应激系统，使其恢复弹性与灵活性。修复的第一步是确定其被破坏的程度。通过阅读本章"自我评估"部分的内容，你可以确定自己的应激系统受损的程度，也将知道如何修复它。

在这之前，我先讲一个故事。55 岁的莫妮卡来我这里就诊时，一直感觉精疲力竭。在过去的 7 年中，她的体重每年都增加 10 磅（约 4.5 kg）。在和我见面的 4 个月前，莫妮卡的医生确诊她患有类风湿性关节炎，并给她开了一堆处方药。她担心药有副作用，想看看有没有其他的治疗方法，于是找到了我。

莫妮卡有自身免疫性疾病史。她患有桥本甲状腺炎（和我一样）20 年，还患有家族遗传病——白癜风 15 年。白癜风也是一种自身免疫性疾病，主要症状是皮肤色素脱失。这种病易辨认，当我看到莫妮卡手臂和脖子上的白斑时，不用她告诉我，我就知道她得了什么病。有意思的是，她说她的皮肤病其实"发生在一夜之间"，那时她刚在生活上经历了一次创伤。她称这次创伤为"重磅炸弹"，因为她在短短几周内失去了丈夫、房子和所有的钱。很明显，那时她的压力大到极点。几天之后，她就注意到自己的皮肤上出现了大片白斑。她姨妈和母亲也患有白癜风，所以她知道自己怎么了，因此也确信是压力诱发了白癜风。

她的压力源还不止这些。在随后的 10 年里，她生活拮据，一直处于忧愁与焦虑中。莫妮卡从未想过压力是导致她疾病缠身的一个重要原因。

她还有严重的食物反应和消化问题，比如胀气、反流。在吃下任何食物后，她都感觉自己像怀孕了 6 个月似的。很显然，除了压力和激素，她身上还有需要治疗的地方，但我还是先从评估她的压力着手，具体评估方法详见下文。等你做完评估，我会告诉你莫妮卡的评估情况、我的心得以及对她采用的治疗方法。

解析生活中的压力

或许你已经意识到，至少在某种程度上已经意识到，压力是造成你处境艰难的一大原因。或许你还知道它是如何让你患病的。回想一下你第一次生病的时候，是不是也与莫妮卡一样，压力缠身？虽然你也许不像她那样在一夜之间患病，但长期处于慢性压力之下身体确实会出问题。压力源不一定是坏事，搬家、结婚或提前晋升都可能成为压力源。希腊雅典大学医学院的一项研究发现，经历 3 次或 3 次以上应激事件的女性患者多发性硬化症的复发率更高。[1] 这项研究提醒了我们，一次压力事件或一系列事件或变化，很可能是某些疾病的诱因。

其实有一点很明确，那就是为了平衡你的免疫系统，你要修复一切让它失衡的东西，包括学习管理压力，让自己的肾上腺、皮质醇水平和交感神经系统恢复正常。正如前文所述，目前已经有成千上万的人，甚至包括海地的居民学会了调控自己的压力。我知道你也可以。

自我评估

现在，你的应激系统处于什么状态？是过于活跃、维持平衡，还是疲惫不堪？接下来的内容将帮你找到答案。我还会教你处理评估结果的方法。在评估压力如何影响人体健康时，我一般关注以下几类问题，并进行综合考量：既往压力源、当前压力源、自我照顾情况和肾上腺疲劳程度。因此，我将自我评估分为 4 个部分。答完这 4 部分的问题后，请再进行综合评估，之后我会与你一同探讨评估结果。

评估概述

自我评估 1：既往压力源

你过去是否受过重大创伤或者遇到过严重困难？这些经历是否现在还对你产生影响？

许多人由于家庭（或者由于家庭缺失）而承受过巨大的压力、受过重大创伤，其应激系统可能早已受损。了解既往压力源非常重要，因为它可能仍在影响你的应激系统。我住在纽约，发现许多人至今仍受 9·11 恐怖袭击的影响。最近找我就诊的一位女性，她的丈夫就死于那场灾难。10 年过去了，她也已经再婚。她走进我办公室不到 5 分钟，我问了她一个问题，这个问题触及了她的这段往事，打开了她的心扉。她开始向我哭诉丧夫给她和孩子带来的创伤。显然，10 年前的那场灾难仍让她难以忘怀。或许你也一样，受困于许久以前的情感或经历。

我们很容易就能想到，这位女性在过去的那段时期压力很大，但她没有意识到这种压抑情绪让她的应激系统一直处于活跃状态，进而让她疾病缠身。我见过很多能将情绪宣泄出来的人，但这并不意味着他们在回忆过去的创伤时不再难过，只不过他们善于表达自己、释放自己的情绪，而不是将情绪一直闷在心里。人的情绪如果无法得到宣泄，身体就会激活应激系统，进而产生压力。学习一些身心放松技巧，比如冥想，有助于你将负面情绪宣泄出去。

自我评估 2：当前压力源

你现在的生活如何？你是否承受着工作或人际交往方面的压力？你身边最近有人生病吗？你最近是否失去过亲人？

上面这些问题极为常见。每个人都经历过这样或那样的失去。大多数人认为失去是生活的一部分。但如果在失去亲人的同时，你还承受着巨大的工作压力或者与伴侣相处困难，你的应激系统可能已经难以正常工作。我敢肯定，你在看到评估结果时，一定会大吃一惊。我希望你在明白自己究竟承受着多大的压力后，能够释然。

自我评估 3：自我照顾情况

你好好照顾自己了吗？

通常我会在这部分询问患者生活的方方面面，包括睡眠、饮食、运动和压力管理（放松）等情况。如果你能很好地照顾自己，那么在这部分的得分可能较低，这是件好事。照顾好自己可以让你的应激系统充满弹性，从而防止自己因过去和现在承受的压力而生病。如果你在这部分的得分很高，也不要灰心——你可以改变现状，我会教你怎么做。

自我评估 4：肾上腺疲劳程度

你的身体已经受到压力的影响了吗？

有些人生活得非常艰辛，但他们竟然将事情处理得妥妥当当，并且没有因此而生病，对此我感到惊讶不已。如果你个性格随和，那么可能没那么容易受周围事物的影响。与那些容易紧张、难过和焦虑的人相比，你不易生病。但如果你是对压力非常敏感的人，一些小事也可能影响你的情绪。每个人的性格不同，经受的创伤、承受的压力也不同，所以你在做这部分的评估时，关键是思考自己当前的压力是什么。为更好地考量这一点，我会问一些有关你身体症状的问题，以便评估你应激系统的状态：是"过度活跃""平衡"，还是"疲劳"。因此，仅了解你的压力源还不够，我还要知道你是一个怎样的人。

评估表

自我评估 1：既往压力源

在这一部分，你要回忆一下自己两年前的生活（我会在下一部分评估你当前的压力源）。你有没有过表 7 列出的经历？对下面列出的每一项，如果你没有类似的经历，则圈出 0；如果有，请根据所受压力的程度圈出相应的数字。

表 7　既往压力评估表

压力源	无	轻微	中等	严重
你有过丧偶或伴侣生病的经历吗？	0	1	2	3
你有过丧子或孩子生病的经历吗？	0	1	2	3
你童年时期身体或精神受过虐待吗？	0	1	2	3
你曾目睹过任何形式的虐待吗？	0	1	2	3
在你成长的环境中，有人酗酒吗？	0	1	2	3
成年后，你与人相处困难或被虐待过吗？	0	1	2	3

压力源	无	轻微	中等	严重
你有过经济上的困难吗?	0	1	2	3
你有过连续生病超过 2 年的经历吗?	0	1	2	3
你离过婚吗?	0	1	2	3
你被解雇过或辞职过吗?	0	1	2	3

将自己所圈的数字相加,然后将总分填在下方相应的横线上。

_____1~10 分:既往压力处于轻微水平

_____11~20 分:既往压力处于中等水平

_____21~30 分:既往压力处于严重水平

莫妮卡这项评估的得分是 21 分。她在一个充满压力的困难家庭长大。离婚后,她更是多年无家可归。在过去的 10 年间,她一直处于极度疲惫的状态,这让她难以正常工作。此外,她还常常肌肉和关节疼痛。从这些信息我知道,她的应激系统在患病前的几年里就已经受损。**换言之,过去的经历让她的免疫系统受损,从而让她更加容易生病。**莫妮卡的得分在 21~30 分这个区间内,这表明她长期生活在重压之下。在最后一次重压让她的身体崩溃之前,她的免疫系统就已经失衡了。

如果你的得分在 1~10 分这个区间内,表明你的既往压力较小。换言之,虽然你现在出现了健康危机,但问题不是出在你过去的经历上。

如果你的得分在 11~30 分这个区间内,表明你的既往压力处于中等或严重水平。这意味着,你的应激系统因长期辛劳而功能低下的概率很大。

自我评估 2:当前压力源

回忆一下过去的两年里你经历了些什么。你有没有过表 8 列出的经历?对下面列出的每一项,如果你没有类似的经历,则圈出 0;如果有,请根据所受压力的程度圈出相应的数字。

表 8 当前压力评估表

压力源	无	轻微	中等	严重
你有过丧子或孩子生病的经历吗?	0	1	2	3

压力源	无	轻微	中等	严重
你与伴侣分居或离婚了吗？	0	1	2	3
你曾无家可归或有经济困难吗？	0	1	2	3
你或你的伴侣曾突然丢了工作吗？	0	1	2	3
你曾抑郁或焦虑吗？	0	1	2	3
你与子女相处困难吗？	0	1	2	3
你遇到过难以排解生活压力的情况吗？	0	1	2	3
你承受过来自兄弟姐妹或父母的压力吗？	0	1	2	3
你与伴侣之间相处困难吗？	0	1	2	3
你的生活有过重大变化（如结婚、搬家或换工作等）吗？	0	1	2	3

将自己所圈的数字相加，然后将总分填在下方相应的横线上。

_____ 1~10 分：当前压力处于轻微水平

_____ 11~20 分：当前压力处于中等水平

_____ 21~30 分：当前压力处于严重水平

莫妮卡这项评估的得分是 14 分。这表明她当前面对的外部压力比过去的小。但她的疾病仍然给她带来沉重压力，这让她难以承受。尽管她在离婚多年后嫁给了一个爱她、支持她的男人，他们现在的经济状况也很好，但她仍感到沮丧、焦虑。我想，正是因为她的生活趋于稳定，她才决定做出改变以让自己健康起来。

如果你的得分在 1~10 分这个区间内，这表明当前你面对的外部压力较小，也意味着你用我教的方法很容易就能让自己好起来。

如果你的得分在 11~30 分这个区间内，这表明你当前的压力处于中等或严重水平。你患病的很大可能是你的应激系统疲惫不堪。你的当务之急是找到一种健康的方式来排解体内的压力，然后检视自己的生活，设法让自己摆脱困境。这一点稍后我将详细讨论。

自我评估 3：自我照顾情况

在这一部分，我要评估的是你对自己的照顾情况以及你的生活方式。对于表 9 列出的每一个问题，圈出最能代表你当前生活状态的数字。

表 9　自我照顾情况评估表

自我照顾情况	一直	经常	有时	几乎没有
你整晚都能睡个安稳觉吗？	0	1	2	3
你在夜里 11 点前睡觉吗？	0	1	2	3
你每晚的睡眠时间有 7 小时吗？	0	1	2	3
你做冥想、瑜伽或其他形式的放松练习吗？	0	1	2	3
你每天吃早餐吗？	0	1	2	3
你吃饭规律（正常吃正餐或加餐）吗？	0	1	2	3
你每周运动 3 次或 3 次以上吗？	0	1	2	3
你通过一些爱好（如编织、徒步或绘画）让自己放松吗？	0	1	2	3
你做针灸、按摩或其他身体保养吗？	0	1	2	3
你至少每周见一次朋友吗？	0	1	2	3

将自己所圈的数字相加，然后将总分填在下方相应的横线上。

_____1~10 分：你将自己照顾得很好。

_____11~20 分：你将自己照顾得不够好。

_____21~30 分：你将自己照顾得很差，这有可能损害你的健康。

莫妮卡这项评估的得分是 22 分。当时，她的饮食很健康。但她一般过了半夜 12 点才睡觉，而且睡眠质量不高。她不做任何形式的放松练习，不去见朋友，不运动，也没有任何能帮自己放松的爱好。她想运动，但觉得太累，这也是我常遇到的问题。

要想肾上腺健康，你在这项评估中的得分必须小于 10。你要回想一下自己的生活方式，找出有待改进的地方。我会提供一些指导方法，让你睡得更好。你得培养一个能让自己放松的爱好或做一些有助于自己放松的练习。但眼下最重要的是，你要意识到如果自己在这项评估中的得分很高，就需要更用心地照顾自己。只有把自己照顾好了，你才可能获得真正的健康。

自我评估 4：肾上腺疲劳程度

在这部分，我主要看看你有没有一些肾上腺疲劳的症状，从而帮你确定肾上腺是否疲劳。当你有压力时，体内的皮质醇水平会升高。如果你长期承受压力，你的肾上腺将疲劳，皮质醇和肾上腺素水平也将随之下降。其间，你的症状可能比较轻微，因为肾上腺刚疲劳或者体内的皮质醇水平仍然很高。如果你做完表 10 的评估后得分很高，那么你体内的皮质醇水平已经很低，且肾上腺疲惫不堪。了解自己的肾上腺状态很重要，因为只有肾上腺健康，你的免疫系统才能恢复。

表 10　肾上腺疲劳程度评估表

肾上腺疲劳、皮质醇水平低的症状	从不	有时	经常	一直
你即使晚上睡了 7 小时或 7 小时以上，白天依然感觉很累？	0	1	2	3
你下午感觉精疲力尽？	0	1	2	3
你晚上感觉精力充沛？	0	1	2	3
如果四五个小时不进食，你感觉头晕、易怒或困乏吗？	0	1	2	3
你嗜吃咸食吗？	0	1	2	3
你肌肉或关节疼痛吗？有炎症吗？	0	1	2	3
你常生病、感冒或得流感吗？	0	1	2	3
你感觉自己性欲不强吗？	0	1	2	3
即便是很小的压力，你处理起来也有困难吗？	0	1	2	3
你感觉郁闷、没有精力做任何事情吗？	0	1	2	3

将自己所圈的数字相加，然后将总分填在下方相应的横线上。

_____1~10 分：肾上腺不疲劳。

_____11~20 分：肾上腺中度疲劳。

_____21~30 分：肾上腺极度疲劳。

莫妮卡做这项评估时，其中的 9 个问题她的得分都是 3 分，剩下的那个问题她的得分是 1 分，也就是说她总共得了 28 分。这表明她的肾上腺已极度疲劳，这一点在后来的检测中得到了证实（稍后我会详细说明）。如果你在这项评估中的得分很高，这说明你的肾上腺已经极度疲劳，请照着下面的治疗方案进行治疗。接下来，我会帮你整合所有的评估结果，以便你了解自己的状况。

综合评估

你无法改变过去的经历，也无法改变过去所承受的压力。因此，我在进行综合评估时没有考量你既往压力的情况。综合评估更多关注的是你当前的情况。我在后面讲压力管理技巧时，会帮你将由既往压力引起的情绪宣泄出来。如果你既往压力很大，这一点对你来说十分重要。

现在，我们来看看你各部分的情况，以及适合你的治疗方案。请把你前面的得分填在表 11 中。

表 11　综合评估

自我评估	实际得分	目标得分
自我评估 2：当前压力源		<10
自我评估 3：自我照顾情况		<10
自我评估 4：肾上腺疲劳程度		<10
总计		<30

我们来看一下你的总分。

1. 如果你的总分低于 30 分，那么恭喜你，你的应激系统处于良好状态。

2. 如果你的总分高于 60 分，那么这意味着你的肾上腺极有可能已非常疲劳，你体内的压力源已失控，你要好好照顾自己。你的肾上腺疲惫不堪，你尝试修复它时，就好比向排水口大开的浴缸中注水一样。你的所有努力都会付之东流，因为你依然承受着巨大的压力，而且你还无法好好照顾自己。你要学会照顾自己，找到疏解压力的方法，只有这样才能把"排水口"堵上，这是你恢复健康的关键。此外，你还要完全按照下面的治疗方案去做。

3. 如果你的总分在 30~60 分这个区间内，那么我要进一步分析你在各部分的情况，从而了解问题出在哪里。

我将可能的结果分成不同的类型，希望能帮你确定自己治疗的重点。这些情况都是我每天问诊时会遇到的。如果你的情况符合类型Ⅰ，则要集中精力疏解压力。如果你的情况符合类型Ⅱ，则要将重点放在肾上腺疲劳的治疗上。如果你的情况符合类型Ⅲ，则要在自我照顾上下功夫。如果你的情况符合类型Ⅳ，则要同时关注压力源和自我照顾情况。

• • •

类型Ⅰ（表 12）：你肾上腺状态良好，但所承受的压力太大，而且没有照顾好自己。

表 12 类型 I

自我评估	实际得分	目标得分
当前压力源（自我评估 2）	21~30	<10
自我照顾情况（自我评估 3）	11~20	<10
肾上腺疲劳程度（自我评估 4）	1~10	<10
总计	33~60	<30

如果你的情况符合这一类型，那么你的应激系统已经疲惫不堪，因为你承受的压力太大了。好消息是，你的肾上腺还没有疲劳，但它的负担也在逐渐加重。坏消息是，你体内的皮质醇和肾上腺素水平很高，这对你的免疫系统不利，还会引起很多健康问题。因此，你治疗的重点应该放在减少生活中的压力源上，只有这样你才能避免肾上腺疲劳。

还以浴缸为例，你目前的身体就好比排水口大开的浴缸，但因为向浴缸注水的速度太快（皮质醇水平高），所以浴缸里的水一直是满的。这表明此时你肾上腺的功能仍然完好。但水龙头总有一天会停水，那时浴缸里的水就会排空。这需要多长时间呢？具体时间取决于你自我照顾和当前压力源的情况，以及你是否有肾上腺疲劳的迹象。你在这三项评估中的得分越高，上述情况发生得越快。

类型 II（表 13）：你承受的压力较小，但肾上腺已经极度疲惫，而且你还没有把自己照顾好。

表 13 类型 II

自我评估	实际得分	目标得分
当前压力源（自我评估 2）	1~10	<10
自我照顾情况（自我评估 3）	11~20	<10
肾上腺疲劳程度（自我评估 4）	21~30	<10
总计	33~60	<30

如果你的情况符合这个类型，那么意味着"浴缸"现在是空的，幸运的是"排

水口"被堵上了。为什么"浴缸"里没有水？为什么你的肾上腺无法恢复活力？如果你去年才开始好好照顾自己和疏解压力，我想是因为你坚持的时间还不够长。你应该照着下面的治疗方案去做以恢复肾上腺的功能。或许，你的肾上腺只是需要一些支持。

压力并不是让你肾上腺疲劳的主要原因。你体内的其他系统，比如排毒系统或消化系统可能也出了问题。或许你吃下去的食物给身体带来压力，从而使肾上腺难以恢复甚至生病。请认真阅读本书，修复各系统，因为它们可能是肾上腺功能恢复的关键。

类型Ⅲ（表 14）：你当前承受的压力很小，但你肾上腺疲劳的程度已达到中等水平。之所以会这样，是因为你没有照顾好自己，而你的生活方式正在损害你的应激系统。

表 14　类型Ⅲ

自我评估	实际得分	目标得分
当前压力源（自我评估 2）	1~10	<10
自我照顾情况（自我评估 3）	21~30	<10
肾上腺疲劳程度（自我评估 4）	11~20	<10
总计	33~60	<30

记住，即使你未察觉压力或未感到有压力，你的肾上腺也可能疲劳。如果你不按照表 9 的内容来好好照顾自己，你的生活方式将伤害你的身体。为了改善自己的健康状况，你必须将自己照顾得更好。在接下来的治疗中，你要重点关注这一问题。

类型Ⅳ（表 15）：从 3 项评估的结果来看，你在当前压力、自我照顾和肾上腺方面的问题都不严重，但也都不够理想，因为 3 项得分均介于 11~20 分之间。

表 15　类型Ⅳ

自我评估	实际得分	目标得分
当前压力源（自我评估 2）	11~20	<10
自我照顾情况（自我评估 3）	11~20	<10

自我评估	实际得分	目标得分
肾上腺疲劳程度（自我评估4）	11~20	<10
总计	33~60	<30

自身情况符合这一类型的人，当前压力处于中等水平，在自我照顾方面做得不够好，肾上腺还在硬撑着工作。如果你符合上述情形，那么要小心了，因为这意味着你已经处于危险的边缘，只是身体还没有严重失衡，这让你误以为自己的应激系统仍然完好。你应该把精力集中在疏解当前压力和好好照顾自己上，因为如果做不到这两点，你将面临肾上腺疲劳的风险。

治疗方案

以下是治疗（并预防）肾上腺疲劳和平衡应激系统的方案，这些治疗方案是根据"综合评估"的4个类型制订的。如果你某一项评估的得分很高，那么要将更多的注意力放在相应的治疗上。

1. **管理生活压力**。我在这部分会教你如何管理压力，包括减少外部压力源和学习压力管理方法。如果你综合评估的结果是类型Ⅰ或类型Ⅳ，你应该学习管理生活中的压力。如果你自我评估2的得分很高（21~30分），也要重点关注这个治疗方案。

2. **从各个方面改善自我照顾情况**。我在这部分会帮你从睡眠、饮食和运动这3个方面改善自我照顾的情况。如果你综合评估的结果是上面4个类型中的任意一个，你就该照着这个方案做。显然，把自己照顾好对所有人来说都很重要。如果你自我评估3的得分很高（21~30分），也要重点关注这个治疗方案。

3. **治疗肾上腺疲劳**。我会在这部分教你如何通过食物和药物来治疗肾上腺疲劳。如果你肾上腺疲劳了，这么做对你肾上腺的恢复至关重要。如果你综合评估的结果是类型Ⅱ、Ⅲ、Ⅳ，你应该照着这个方案做。如果你自我评估4的得分很高（21~30分），也要重点关注这个治疗方案。

管理生活压力：对应自我评估2

如果你自我评估2（当前压力源评估）的得分高于10分，那么无论其他评估的得分如何，你都要设法让自己活得轻松些。意识觉醒是第一步。现在你已经做完了这项评估，也看到了自己的问题，应该对自己的压力情况有了更好的认识。在给予自己充分的同情和理解之后，你要做两件事。第一，检视自己的生活，看看有什么是你可以改变的。第二，如果有些情况你无法改变，那么保护好自己，避免自己因压力生病。我会在本章教给你保护自己的方法。

你可能觉得，改变自己的生活说起来容易、做起来很难。你是对的。我无法告诉你具体要做什么，但能帮你看清你的问题，让你认识到问题的严重性以及你的健康正在受到影响。接着，我将教你一些方法，让你知道你该怎么办。

管理生活压力的方法

说实话，你可能需要一位教练、顾问、治疗师或类似的专业人士来协助或指导你完成在生活上要做的改变。我已经找到对我有所帮助的专业人士，也向许多患者，比如莫妮卡推荐了这些人。莫妮卡在跟我第一次见面时，就明确表示知道疾病给她带来了巨大的压力。她不用进一步了解压力和疾病的内在关联，只是需要学习放松技巧。

我教给她一种简单的技巧，叫软腹式呼吸，这是我从我的朋友兼导师、医学博士詹姆斯·戈登那里学来的。詹姆斯·戈登是美国乔治城大学医学院心身医学中心的创始人兼主任，也是精神病学与家庭医学临床教授。莫妮卡后来每天都在家练习软腹式呼吸。这是她得以康复的一大关键。

自行改变压力环境

你自己能做出哪些改变呢？又该如何改变呢？若想知道答案，最简单的办法是写日记。拿本日记本，将你的想法写下来。写日记很像自言自语，你如果能在比较安静、自己能潜心思考的时候写，那么可以通过挖掘内在的自我找到一些答案。你可以先想想生活中最大的压力源，找出你认为对自己压力水平和健康影响最大的事，只围绕这件事写。比如，莫妮卡工作压力很大，我让她将工作时的感受、为什么工作让她压力很大以及工作中的哪些细节让她不开心等全部写下来。

接着，列出所有可能改变压力源的方法。你能做些什么？要怎么做？将你的想法都写下来。莫妮卡疾病缠身、疲惫不堪，但工作需要她一整天都站着。于是，她得出结论：调到能坐着上班的岗位或者另找一份没那么吃力的工作。接下来她要做的第一件事就是与雇主谈话，她已经这么做了。通过写日记，莫妮卡不仅意识到工作是她最大的压力源，也知道该如何迈出改变的第一步。

你可以找一些简单的办法来放松身心，比如每天给自己留一点儿时间，泡泡澡，见见朋友，学学园艺，或者出去散个步。你也可以培养一个新爱好，比如编织或加入读书俱乐部。这些都是能让你获得平静、能让你的身心从应激系统的持续压力中放松下来的办法。你每天都要腾出时间来放空自己，让自己的身心得以放松。即使你还没有找到改变糟糕处境的办法，也可以为自己做一些积极的事。这种改变往往收效颇大，因为你在好好照顾自己，这本身就能赋予你能量、让你感觉更好。

通过他人改变压力环境

我认为我们都需要一位老师来帮助自己学习身心放松技巧，比如各种类型的冥想和引导式想象。但你不一定能找到或负担得起这样一位老师。因此，我建议你带一位"老师"回家。最好的办法是买一张相关的 CD 或一本带 CD 的专业书，也可以直接在网上下载或在线观看相关的视频。

接下来我会教给你一种我经常在办公室里做的呼吸练习，叫"软腹式呼吸"。我也把它教给了莫妮卡。你可以在起床 10 分钟后，吃午餐、在学校等孩子放学或者躺在床上无法入睡时练习。这个练习的一大好处就是，你在任何时候任何地方都可以做！

软腹式呼吸

这种练习是詹姆斯·戈登自创的，可以通过多种方式来让你放松。

1. 软腹式呼吸可以帮你扩张肺部，从而为大脑提供更多的氧气。此外，它还能够平复你的焦虑感，让你更加放松。

2. 在脑海中想象柔软的腹部，这样做有助于你放松。

3. 软腹式呼吸是一个简单的放松技巧，可以让你关闭交感神经系统，打开副交感神经系统，降低血压，减慢心率，进行深呼吸，从而让你平静下来。

4. 将注意力集中在柔软的腹部能让你的大脑摆脱持续的喧嚣和思考，得到休息，从而让你在白天能更好地集中精力。

你可以先阅读下面的内容，然后闭上眼睛边想边练习。你也可以先用手机或电脑把下面的内容录下来，然后边听边练习。

- 坐在椅子或床上，尽量坐直。调整好姿势后，闭上眼睛。如果感觉被衣服束缚住了，可以将其解开。
- （如果你选择边听录音边练习，现在开始播放录音。）深呼吸，用鼻子吸气，用嘴巴呼气，用鼻子吸气……用嘴巴呼气。

- 现在，想象你的腹部是柔软的。虽然这样做会令你的肌肉放松，但也能让你加深呼吸，改善体内的氧气交换情况。吸气时，在脑海中对自己说"柔软的"；呼气时，对自己说"腹部"。"柔软的"……吸气……"腹部"……呼气……吸气时，腹部鼓起来；呼气时，腹部陷下去。"柔软的"……吸气，腹部鼓起来……"腹部"……呼气，腹部陷下去……
- 就这样静坐着练习软腹式呼吸5分钟。

如果你发现自己走神了，再次回到"'柔软的'……'腹部'……"上来。随着时间的推移和练习的不断推进，你走神的情况会越来越少。

做练习时，你可以将手放在腹部，感受它外鼓和内收的过程。腹部就像一台风箱，它舒张时，膈降到腹部，把氧气带进肺部。

这个练习每天可以做2~3次，每次做5分钟。不要在饭后立即做，否则你可能睡着。如果你入睡困难，也可以在睡前做，或者在写日记（第一阶段）前做。选择一个时间宽裕的时段练习。很快你就会发现，在压力大的时候做几次软腹式呼吸就能放松下来。

你还可以用其他引导式方法做练习，我在这里列出了一些渠道。

- 登录布卢姆康复中心的网站可以找到有关放松技巧的视频教程，你可以在家自学。
- 登录心身医学中心的网站（www.cmbm.org），点击"压力管理的最佳套装"（Best of Stress Management Kit），来自学身心放松技巧。

记住，方法再好，你不练习也没用。就像增肌一样，你只有运动才能变强壮。你每天都要练习（或者每周至少练习5天），并连续练习2个月。最初你可能觉得很辛苦，比如你的大脑似乎无法静下来，或者你在做想象练习时脑海中无法形成图像。这个时候，不要对自己太苛刻。不过也不要就此放弃，坚持一段时间后你会发现，身体和大脑开始有反应了，慢慢地你将感受到练习的好处。

在他人的帮助下改变生活方式

如果你还在生活中苦苦挣扎，无法做出任何改变，那么可能需要他人的帮助。社会工作者、治疗师、生活教练或医护人员都能帮你放松下来并让你有信心坚持下去。

如果你已经开始写日记，并在家里做了一些放松练习，但你还想学习新技巧，那么是时候请一位老师了。我从我堂姐那里学会了冥想，还上了冥想和静修课。我建议你先在住处附近找找，因为老师没准儿就住在你隔壁。

你可以上瑜伽课或太极课。这些课都以修心和冥想为主，上这些课有助于你平静下来、聆听自己内心的声音。

你也可以做按摩或针灸。我把这些做法称作心身疗法，因为它们都是从身体着手，来帮助人平复内心。有些人，尤其是那些容易焦虑和紧张的人，确实需要他人来帮助他们平复过于活跃的神经系统。安静和放松下来后，你可以超脱于日常生活的繁芜，聆听内心深处的渴望，走出困境。

你还可以上一些冥想课，很多瑜伽中心会提供这种课程；你也可以加入心身医学中心开办的身心放松团体班。加入身心放松团体班是一个不错的办法，这样你在学习放松技巧时能寻求他人的帮助。协助他人进行引导式想象的治疗师不在少数，你可以找找看。此外，有些受过心身医学中心培训的人也做个人咨询。你只要着手去找，肯定能找到能帮助自己的人，这就是所谓的"同步性"。所以，睁大眼睛在身边好好找找吧。

改善自我照顾情况：对应自我评估3

好好照顾自己是一切保健的核心。据研究，把自己照顾好有助于预防疾病，对慢性病的治疗也非常重要。你这项评估的得分越高，就越要多关注这部分内容，因为你现在"浴缸排水口大开"。换句话说，你的肾上腺可能很快就会进入疲劳状态。你必须将自我评估3的得分控制在10分以下。我们先来回顾一下你在自我照顾方面的问题，看看我能否帮上忙。现在，你已经学习了身心放松技巧，我们来看看其他问题。

睡眠

让自己晚上睡个好觉是照顾好自己的必修课，也是保持应激系统平衡的重要环节。

睡眠指南

你常半夜12点还不睡觉吗？事实上，人如果晚上10~11点睡觉，身体能得到最佳的休息，因为晚上10~12点是肾上腺为第二天补充能量的关键节点。因此，你首先要做的是制订新作息表。你还要问问自己为什么这么晚睡。我发现大多数人晚睡是因为他们在花了一整天照顾别人后，希望享受一会儿独处的时光。如果你也是这样想的，那么以后在早上为自己留出时间吧。如果晚睡是他人的缘故，比如是你的伴侣让你无法入睡，你可以直接跟他/她聊一聊，两个人一起想办法。如果你晚睡是因为觉得自己无法更早入睡，那么下列建议应该对你有帮助。

- **睡前 4 小时**：不要再剧烈运动了。运动会让人体温升高、难以入睡。不过，每天早些时候有规律地运动有助于提高睡眠质量。如果你通常在睡前 4 小时吃一顿丰盛的晚餐，那么以后早点儿吃吧，以便食物在你睡前完全消化。不要再喝任何含咖啡因的饮料了，以防咖啡因干扰你的睡眠。不过有些人为了晚上能够睡着，从中午开始就不能再喝含咖啡因的饮料了。虽然咖啡因可能不会让你睡不着觉，但它可能让你睡眠中断。如果你处于更年期，并且经常半夜醒来，就更不能摄入咖啡因了。

- **睡前 3 小时**：如果你晚餐吃得很少，那么睡前 3 小时就要吃完。另外，不要再喝任何含酒精的饮料了。从表面上看，酒精好像更容易让人入睡，实际上它会让你晚上醒来好几次。少喝酒或完全戒酒对你肾上腺的恢复十分重要。如果你之前每天都喝酒，以后就只在周末喝一点儿吧。你也可以考虑连续 2 周滴酒不沾，看酒精是不是让你睡得不好的罪魁祸首。如果你中途醒来时出现潮热或盗汗症状，更要戒酒了。

- **睡前 1 小时**：关闭所有电子设备，包括电视、笔记本电脑、手机、平板电脑等。屏幕光和内容都会刺激人的大脑，让其一直处于活跃状态。每天晚上做一些舒缓的活动，比如泡个热水澡、听点儿舒缓的音乐、点一支香薰蜡烛或读一本内容健康向上的书，让自己放松一下。

- **睡觉时间**：每晚坚持在同一时间睡觉，周末也是如此，这样做有助于调节你的生物钟。出于同样的目的，早上坚持在同一时间起床（包括周末）也很重要。确保床铺舒适。标准床垫的寿命一般为 10 年。睡觉时，保持卧室凉爽、黑暗、安静。床只用于过性生活和睡觉。在床上看电视、看书都会加重你紧张和焦虑的情绪，从而令大脑处于清醒状态。

- **放松入睡**。进行冥想、渐进式放松、有意识的呼吸和引导式想象都有助于身体和大脑做好睡觉的准备。你也可以做软腹式呼吸练习，看能否放松入睡。

如果上述方法对你都不奏效，你可以接受第二阶段的治疗。

如果你正在服用安眠药，须注意：先按照本书的"睡眠指南"去做，看看自己能否入睡，如果在 30 分钟内仍然无法入睡，则要像往常一样服用安眠药。如果你希望不再服用安眠药，请循序渐进地进行，你可以逐渐减小服药剂量或每隔一天服用一次。如果你对减小处方药的剂量有所顾虑，可以先向医生咨询。

服用补充剂

下面列出了一些我常推荐患者服用的补充剂，它们有助于你解决睡眠问题。记住，你可能要多尝试几种后才能找到最适合自己的补充剂。

- **茶氨酸补充剂**。茶氨酸是一种从绿茶中提取的十分安全的化合物，它对因焦虑、心绪不宁而无法入睡的人尤其有效。我建议你睡前服用100 mg茶氨酸补充剂；如果你半夜醒来后难以入睡，也可以服用100 mg。我已经推荐患者服用这种补充剂很多年了，很少听说它让人清晨有宿醉感。
- **西番莲与缬草的复合补充剂**。西番莲与缬草这两种草药已经有数百年的使用史了，它们既能让人放松，又能助眠。
- **5−羟基色氨酸（5-HTP）补充剂**。5-HTP是血清素的前体。血清素是大脑分泌的化学物质，有助于调节人体的睡眠-觉醒周期。如果你正在服用抗抑郁的药物，请在服用这种补充剂前向医生咨询。我一般推荐患者睡前服用100 mg的5-HTP补充剂以让他们睡得更香。

与处方药相比，这些补充剂的副作用（比如早晨困倦、头晕和头痛）更小。

你也可以选择做做心放松练习来助眠。在睡前30分钟写日记。首先，闭上眼睛，把精力集中在呼吸上，或者做软腹式呼吸练习。然后把所有想法写下来。我把这个做法叫"睡前思维卸载"，目的是避免半夜醒来。你也可以问自己一个问题（例如，我现在在想些什么？我现在感觉如何？），然后写下答案。大多数人觉得这种做法很管用。还有一些好书推荐给你，详见附录。

寻求专业人士的帮助

你可以找专业人士来帮你解决睡眠问题，以下是我的一些建议。

- 向功能医学的医生咨询。
- 找熟悉营养补充剂的自然疗法师或脊椎指压治疗师为你提供指导。
- 如果你正处于准更年期或更年期，夜里会因潮热而醒来，那么可以尝试针灸或顺势疗法，也可以求助于功能医学的医生，来将自己体内的激素调整到平衡状态。

请继续阅读本书，以便修复身体的其他地方，因为饮食、消化问题或毒素过多会引起炎症，从而让你难以入睡。

无压力进食

我在第二章中着重介绍了对免疫系统健康有益的食物，在第三章中介绍了正念饮食法，让你注意自己吃东西时的各种感觉。在这里我想强调的是，怎么吃和吃什么同样重要。

无压力进食指南

- 每天都吃早餐、午餐、加餐和晚餐。超过 4 小时不进食的话，你的应激系统就会被激活。如果你在早餐后超过 4 小时才能吃午餐，最好在上午吃点儿加餐。
- 周末列好下一周要吃的所有食物，这样你就可以一次性买回所有的食材。
- 如果你在户外工作，记得带上午餐和加餐，前一晚将这些准备好。
- 在下午 3 点之前摄入一天所需的大部分热量。热量越足，火力越旺，所以早晨和中午是你新陈代谢的高峰期。白天不吃东西的人晚上常常很饿，什么都想吃，因为他们的身体缺乏营养。

寻求专业人士的帮助

你可以向功能医学的医生、营养师或健康教练咨询，让他们帮你制订恰当的饮食计划。有时候，你觉得自己的计划非常完美，实际上仍有疏漏，所以最好寻求专业人士的帮助。

运动

运动是一个非常宽泛的话题，在很大程度上超出本书的讨论范围。针对运动对各种疾病（包括自身免疫性疾病和癌症）的影响的研究很多，我在此就不一一列举了。运动除了对肾上腺有益外，对身体产生健康的 T 细胞也非常有益。运动还有助于堵上"浴缸"的"排水口"：这是改善自我照顾情况的一个重要措施。为让身体行动起来并保持活力，你必须制订一个运动计划。面对感觉极度疲劳的患者，我会先设法缓解他们的疲劳，待他们精力恢复后，再让他们运动。如果你也感觉很累，可以将运动放在治疗的最后一步，先照着本书的其他治疗方案做。不过你一定要记得，最终还是要运动！

自主运动

如果你体重超标，且不常运动，那么在开始运动之前，最好向初级卫生保健医生咨询。如果医生准许你运动，那么在天气（与你的膝盖）允许的情况下，先从去户外散步开始。我通常建议患者每周进行 2 小时的有氧运动。进行有氧运动时，你可能出现轻微的说话困难的情况。所以，如果你去散步，可以试着加快脚步，至少要让身体暖和起来并且呼吸有点儿急促。当然，这只是我们保持健康的最低运动标准。如果你想进一步改善健康状况，可以增加运动的强度与时间。

购买运动课程

如果你不满足于散步，可以尝试做一些上半身的负重运动来预防骨质疏松。虽然散步对心脏和臀部有益，但你还需要做一些其他运动来强化脊椎。你可以去健身房，练瑜伽或进行力量训练。你也可以购买视频，在线自主运动或者在线跟着教练运动。

找私人教练

我经常建议患者去健身房找私人教练或者请教练上门授课。教练会为你设计运动课程，你照着做即可。这样你就可以根据自身身体条件和健康状况有针对性地运动了。你也可以让物理治疗师为你设计居家运动课程。

治疗肾上腺疲劳：对应自我评估 4

如果你自我评估 4 的得分很高，说明你的肾上腺疲劳了。如果你的得分超过 20 分，说明你的肾上腺已经极度疲劳。要想修复免疫系统、治好自身免疫性疾病，得从治疗肾上腺疲劳着手。

食疗

通常来说，只有你的血糖水平一整天都良好、没发生剧烈变化，才说明你的肾上腺处于最佳状态。那么，怎么稳定血糖水平呢？答案是去除饮食中的所有白面粉和白糖，吃全谷物和高纤维的烘焙食品，将无麸质谷物制品的日摄入量限制在每天 1~2 份（我在第三章已讨论过麸质对自身免疫性疾病的影响），不喝任何软饮料，也不在茶和咖啡里加白糖。

每一餐（包括加餐）都要摄入蛋白质，这样做有助于稳定血糖水平。我推荐你吃坚果、种子、非转基因大豆（适量）和其他豆类来摄入植物蛋白，吃有机鸡肉和草饲牛肉来摄入动物蛋白。肾上腺素是酪氨酸的衍生物，所以你要吃大量含酪氨酸的食物，以便为肾上腺素这种重要的能量激素提供支持。杏仁、乳制品、利马豆、南瓜和芝麻都含有酪氨酸。

虽然很多人在食用动物奶后会出现恶心、反流、排气、腹胀、鼻腔充血、鼻后滴漏、长粉刺和关节疼痛等症状，但如果你确定自己对动物奶不敏感（第三章的食物戒除与挑战计划），那么可以将有益于健康的有机酸奶纳入日常饮食。说实话，我发现90%的患者对动物奶敏感。其他很多食物含有大量钙，所以你不需要为了保持骨骼健康而食用动物奶。

此外，每餐都要摄入健康脂肪，比如吃牛油果、椰子、鱼、坚果或种子。皮质醇和其他肾上腺激素都是由胆固醇转化而来的，所以胆固醇水平过低不是什么好事。吃健康脂肪对改善炎症也有好处。牛油果还含有酪氨酸，这是我让你吃牛油果的另一个原因。

除了酪氨酸和健康脂肪外，你的肾上腺还离不开 B 族维生素，尤其是维生素 B_5（泛酸）和维生素 B_6。维生素 B_6 是合成肾上腺素和人体维持很多重要的机能必不可少的维生素。需要注意的是，当食物被冷冻或做成罐头后，其中的维生素含量会急剧减少。如果把食物焯熟了吃或直接生吃，你能最大限度地摄入其中的维生素。维生素 B_5 的最佳来源有褐菇、香菇、小牛肝、酸奶、鸡蛋、花椰菜、黄瓜、牛油果、芦笋、西蓝花、芹菜、芜菁甘蓝、番茄、红薯、绿叶甘蓝、甜菜和甜椒。

维生素 B_6 的最佳来源有西葫芦、南瓜、甜椒、芜菁甘蓝叶、香菇、褐菇、菠菜、花椰菜、芥菜、卷心菜、芦笋、西蓝花、羽衣甘蓝、绿叶甘蓝、抱子甘蓝、绿豆、韭菜、番茄、大蒜、金枪鱼、鳕鱼、甜菜、小牛肝、火鸡和三文鱼。

下一章我会为你介绍 10 种用上述食材做的美味，敬请期待！

服用补充剂

我将在这部分向你推荐一些补充剂。适应原是一类草本制剂，能够增强人体对物理、化学和生物压力的抵抗力，帮助人体适应不同的状况，并让人体发挥良好的机能。你可以将适应原看成应激激素、免疫系统、神经系统和心血管系统的营养平衡剂。以下是 3 种对肾上腺有益的适应原，它们可以分别制成补充剂，但市面上出售的大多数补充剂是它们的复合物。如果你购买的是复合补充剂，那么各种成分的含量可能低一些。我通常建议患者在早餐和午餐时各服一次。

- 刺五加（西伯利亚人参）或亚洲人参，原产于俄罗斯和中国，有维持肾上腺功能的功效。一般人参的日服用剂量为 100~200 mg（其中 4%~5% 的成分是人参皂苷）。

- 红景天，一种十分受欢迎的草药，也能增强肾上腺功能。一般红景天提取物的日服用剂量为 100~200 mg（其中包含 2%~3% 的络塞维和 0.8%~1.0% 的红景天苷）。

- 印度人参，在印度草药医学中已有数百年历史。如果单独服用，一般一天服用一次，一次剂量为 500 mg。

B 族维生素补充剂也十分重要。你可以每天服用 300~1 000 mg 维生素 B_5 补充剂和 30~100 mg 维生素 B_6 补充剂。

对有炎症的人来说（尤其是关节痛和肌肉压痛的人），甘草补充剂非常有用。除非你患有高血压或你的医生有不同意见，否则甘草补充剂的日服用剂量不要超过 500 mg。一开始，你可以每天服用 50~100 mg。

DHEA 补充剂也很重要，尤其是对自身免疫性疾病患者（如系统性红斑狼疮和干燥综合征患者）而言。必须在专业人士的指导下服用 DHEA 补充剂（详见下文）。具体的我将在第十四章阐述。

寻求专业人士的帮助

如果你不知道该做什么，或者你的肾上腺已经极度疲劳，而你对此感到不知所措，觉得无法自行尝试上述方法，可以向专业人士，比如受过功能医学培训的内科医生、自然疗法师、脊椎指压治疗师或整骨疗师咨询。目前，美国正在出台一套新的认证方案，很快就会公布一份经认证的从业人员名单。此外，你还可以访问各大功能医学实验室，如美国功能医学及抗衰老诊断中心的网站，寻找经常使用它们的服务的专业人士。这是一个寻找在功能医学方面有丰富的实践经验的专业人士的好办法。

受过针灸、顺势疗法和自然疗法培训的从业人员（自然疗法师）都能为你治疗肾上腺疲劳。你可以将我介绍的方法与功能医学产品结合。如果你买不到相关的功能医学产品，也可以只使用这些方法。

你在接受上述专业人士的治疗时，请务必让他们帮你做以下检测。

- 唾液检测，评估肾上腺在 24 小时内的状态。记住，一次指标较高或较低不能说明问题。

- DHEA 水平的血液检测。DHEA 是肾上腺分泌的一种激素前体。它的水平随着人年龄的增长而下降，因此正常值因人而异。如果你不到 60 岁，且硫酸脱氢表雄酮（DHEA-S）的水平低于 1.6 μmol/L（60 μg/dl），这表明你已有肾上腺疲劳的迹象。如果你按照本章的治疗方案做了，那么你的 DHEA-S 水平将慢慢上升。你也可以在卫生保健人员的指导下服用 DHEA-S 补充剂。一般来说，DHEA 补充剂起始剂量为每天 25 mg。

- 睾酮水平的血液检测。我实验室里的女性与男性的睾酮水平分别在 0.2~1.6 nmol/L（5~45 ng/dl）和 6.9~27.8 nmol/L（200~800 ng/dl）之间。我发现，无论是男性还是女性，如果其睾酮水平处于上述范围较高的那半段时，他们自我感觉最好。女性可以在医生的指导下通过补充 DHEA 来提高睾酮水平，从而修复肾上腺；还可以在日常饮食中添加 1~2 汤匙的亚麻籽粉。亚麻籽能抑制人体内的一种酶，而这种酶会通过将睾酮转化为雌激素来降低睾酮水平。对男性来说，疏解压力和食用亚麻籽粉只是第一步。如果在读完本书并照着本书的治疗方案做了之后，你的睾酮水平仍未提高，可以让医生开外用的睾酮乳膏或凝胶。

第七章

减压食谱

现在你已经知道，众多不同的压力源（包括心理、生理事件）都会引起神经系统和肾上腺反应。如果饮食中有较多精制糖和咖啡因而蛋白质含量太少，那么饮食也会变成一种压力源。超过 4 小时不进食也可能成为压力源。如果这种饮食方式持续一年之久，意味着你承受着慢性压力，而慢性压力会损害肾上腺和免疫系统。不过这也意味着，你可以通过改变饮食方式来滋养肾上腺。

你要摄入足量的蛋白质，尤其是酪氨酸，因为它能转变成肾上腺素；要摄入健康脂肪，因为皮质醇是由胆固醇转化而来的（是的，你需要一定的胆固醇）。还要吃富含维生素 B_5 和维生素 B_6 的食物，这两种维生素对肾上腺十分有益。这里的食谱是烹饪总监马蒂·沃尔夫森设计的，其中采用了牛油果和杏仁等富含酪氨酸、健康脂肪（包括 ω-3 脂肪酸和单不饱和脂肪酸）的食材。此外，本章中的食物还含有丰富的蛋白质。蛋白质是一种重要的营养物质，有助于延长你的饱腹感，并连续数小时为你提供能量。蛋白质还能稳定你的血糖水平，防止你因血糖水平变化而疲倦、烦躁。血糖代谢紊乱会让身体承受较大的压力。每天摄入足量的蛋白质则能令血糖水平保持稳定，从而减小肾上腺的压力。食谱中有些用了能提供动物蛋白的鸡肉和鳕鱼，有些则用了豆类、藜麦等能提供植物蛋白的食物。

总食谱

香蒜炒鸡蛋

意式烘蛋

香辣黑豆藜麦沙拉

姜炒青江菜

柠檬甘蓝牛油果沙拉

肉桂红薯泥

褐菇炒丹贝

地中海鹰嘴豆饼

烟花女酱鳕鱼

椰味鸡柳

巧克力牛油果布丁

每日食谱 1

早餐

香蒜炒鸡蛋

午餐

地中海鹰嘴豆饼

晚餐

椰味鸡柳

肉桂红薯泥

姜炒青江菜

甜点

巧克力牛油果布丁

每日食谱 2

早餐

意式烘蛋

午餐

褐菇炒丹贝

香辣黑豆藜麦沙拉

晚餐

烟花女酱鳕鱼

柠檬甘蓝牛油果沙拉

香蒜炒鸡蛋

鸡蛋是很好的蛋白质来源，蛋黄含有人体必需的矿物质、维生素和健康脂肪。最好购买放养鸡下的有机鸡蛋，因为这些鸡蛋 ω-3 脂肪酸的含量最高，对肾上腺的健康更有益。香蒜酱为千篇一律的炒鸡蛋增添了更多的色彩和营养。这道菜一年四季都能做，你可以将罗勒替换成芝麻菜、羽衣甘蓝、欧芹等季节性蔬菜。可以将做好的香蒜酱冷冻在储物格或冰块托盘中，这样你在要用时解冻一部分即可。

2 人份

原料

4 个鸡蛋

2 量杯罗勒

1/2 量杯烤过的核桃仁

1 汤匙白味噌或黄味噌*

1/2 个柠檬，榨汁

1 瓣蒜，切末

适量盐

1/4~1/2 量杯特级初榨橄榄油

做法

1. 取一个中等大小的碗，打入鸡蛋，并将蛋液搅拌均匀备用。

2. 用料理机将罗勒、核桃仁、白味噌（或黄味噌）、适量柠檬汁、蒜末和少许盐搅拌均匀。其间，缓慢淋入橄榄油，直至混合物变得浓稠而细腻。之后，根据个人口味再加入适量盐和柠檬汁，香蒜酱就做好了。

3. 取一口中等大小的不粘锅，倒入 1 汤匙特级初榨橄榄油，中火加热。之后倒入蛋液和满满 1 汤匙香蒜酱。

4. 不停地翻炒鸡蛋，以便香蒜酱与蛋液完全混合。

5. 鸡蛋炒熟后，关火、装盘。

* 味噌能够赋予这道菜帕尔玛干酪的风味。不过如果你不能吃大豆，可以不加味噌，多放些盐即可。

意式烘蛋

意式烘蛋是鸡蛋烧和法式咸派的合体。它是鸡蛋烧，只不过是用烤箱烤制的，且菜谱中没有使用法式咸派不健康的派皮。它做法简单、味道鲜美且营养丰富，是周末早餐或家庭聚会的理想选择。为增强肝脏的排毒功能，我们使用了绿色蔬菜。你也可以将瑞士甜菜替换成你喜欢的绿色蔬菜，比如菠菜、西蓝花和羽衣甘蓝，这些蔬菜中含有丰富的 B 族维生素、抗氧化剂和植物营养素，而它们都是对肾上腺有益的营养物质。

8 人份

原料

5 汤匙特级初榨橄榄油

1 个中等大小的洋葱，切薄片

2 量杯蘑菇，切薄片

2 量杯瑞士甜菜叶，切段

8 个鸡蛋

1 量杯帕尔玛干酪或山羊奶酪（可选）

¼ 量杯欧芹碎

适量盐

适量现磨黑胡椒粉

做法

1. 把烤箱预热至 205℃。

2. 取一口直径 25~30 cm 的不粘锅，以中高火加热，倒入 2 汤匙特级初榨橄榄油。

3. 入洋葱片，将其均匀铺开，加热 7 分钟至洋葱呈棕色。

4. 转中火继续加热 8 分钟，使洋葱焦糖化，其间不停地翻炒洋葱。

5. 入蘑菇片，与洋葱一起翻炒，炒至洋葱和蘑菇水分收干、熟透，大约需要 5 分钟。

6. 在蘑菇快炒熟时，入瑞士甜菜叶，翻炒至菜叶开始变软。将菜起锅，放在一边备用。

7. 将锅洗净，重新加热，倒入 3 汤匙特级初榨橄榄油。

8. 取一个大碗，打入鸡蛋，并加一点儿水、少许盐和适量现磨黑胡椒粉，搅拌均匀。

9. 将欧芹碎、帕尔玛干酪（或山羊奶酪）和之前盛出的菜一起倒入蛋液中，搅拌均匀。

10. 将上一步的混合物倒入平底煎锅，以中低火慢慢煎，直至混合物底部变硬，转入烤箱。

11. 烤至混合物上部变熟，大约需要 10 分钟。

香辣黑豆藜麦沙拉

有些食材是绝配，比如藜麦和豆类。这两种食材都含有大量蛋白质，难怪南美人数百年来一直这么搭配食用。我们做这道沙拉时还使用了极具拉丁风味的孜然、墨西哥辣椒和酸橙，它绝对是一道很棒的午餐沙拉或配菜。

4~6 人份

原料

1 量杯藜麦

1¾ 量杯水

适量盐

1½ 个酸橙，榨汁

1 茶匙孜然

3 汤匙橄榄油

1½ 量杯熟黑豆

2 根小葱，切细丝

2 小瓣蒜，切末

1 个红甜椒，切小丁

½ 根黄瓜，去皮去瓤，切小丁

1 个小墨西哥辣椒，切小丁

2 汤匙香菜碎

做法

1.将藜麦放在细滤网上,再放在冷水中淘洗干净并沥干。然后将其倒入一口锅中,以中高火加热 2~3 分钟或加热至水被收干且藜麦散发出坚果的香味。在煮藜麦饭前,我们通常用这种方法快速将藜麦烘出坚果或种子的香味。

2.向锅中加入水及少许盐,煮沸。

3.盖上锅盖,小火继续煮 15 分钟或煮至水被收干。

4.将藜麦盛到一个中等大小的碗中,放凉。

5.将酸橙汁、孜然、橄榄油和少许盐混合均匀。

6.将上一步的混合物倒在藜麦上,然后用餐叉翻动搅拌。

7.再加入黑豆、葱丝、蒜末、红甜椒丁、黄瓜丁、墨西哥辣椒丁和香菜碎,搅拌均匀。还可以根据个人口味加盐和酸橙汁调味。

姜炒青江菜

在亚洲,青江菜是一种常见的食材,清炒时人们常用姜、酱油和芝麻油等调味。青江菜富含抗氧化剂、维生素 C 和维生素 B_6,这些都是保持肾上腺健康必需的营养物质。姜有助消化和改善炎症的功效,有益于维持免疫系统健康。

6 人份

原料

450 g 青江菜

2 汤匙纯芝麻油

1 个红葱头,切薄片

2 汤匙鲜姜末

1 汤匙味淋

1½ 汤匙意大利香醋

½ 个酸橙,榨汁

适量盐

¼茶匙香烤芝麻油

做法

1. 青江菜去根。

2. 将每棵青江菜从中间竖着切开。

3. 取一口炒锅或平底锅，倒入纯芝麻油和鲜姜末，以中高火加热后，入红葱头片，炒 30 秒。

4. 入青江菜、味淋和意大利香醋，炒 3 分钟或炒至菜叶变软、菜梗收缩。

5. 关火，淋上酸橙汁、香烤芝麻油，再加少许盐调味，搅拌均匀。

柠檬甘蓝牛油果沙拉

如今，羽衣甘蓝俨然成为热门食材，因为它含有丰富的铁元素，是大家公认的一种营养丰富的蔬菜。此外，它还富含 β-胡萝卜素、维生素 K、维生素 C、钙和植物营养素。羽衣甘蓝还能为肾上腺提供大量的维生素 B_6，为肝脏提供大量的抗氧化剂，因此在帮助身体排毒方面具有不可思议的作用。这道沙拉与酸橘汁腌鱼沙拉类似，柠檬在这里起软化羽衣甘蓝的作用。这道菜至少能在冰箱里冷藏 5 天，所以你可以做一次吃一整周。

4~6 人份

原料

1~2 个柠檬，榨汁（具体分量取决于羽衣甘蓝的分量）

¼ 量杯橄榄油

½ 茶匙盐

1 捆羽衣甘蓝，去茎，切碎

¼ 量杯胡萝卜，去皮，切丝

1 个牛油果，切丁

¼ 量杯葡萄干（可选）

¼ 量杯烤过的葵花子仁

做法

1. 将柠檬汁、橄榄油和盐搅拌均匀。

2. 加入羽衣甘蓝碎和胡萝卜丝，搅拌均匀后静置至少 1 小时。

3. 加入葡萄干、牛油果丁和葵花子仁。

4. 如果一次没吃完，可以把剩下的冷藏起来。

肉桂红薯泥

红薯是一种高糖或者高碳水化合物的食物，味美可口，可以替代土豆、玉米和白米饭。红薯还是 β-胡萝卜素和钾的极佳来源。在做这道菜时，我们先把红薯烤熟，使其散发出天然的甜味。澄清黄油质地醇厚，是肠道的天然修复剂。加上姜、肉桂粉和枫糖浆后，这道美食一定能让家人胃口大开。

6 人份

原料

900 g 红薯，去皮，切小丁

2 汤匙特级初榨橄榄油

¼ 茶匙肉桂粉

½ 茶匙姜粉或 1 茶匙鲜姜末

适量盐

适量现磨胡椒粉

1 茶匙枫糖浆

1 汤匙澄清黄油[*]

½ 量杯蔬菜汤

适量柠檬汁（可选）

做法

1. 把烤箱预热至 190℃。

2. 在烤盘上铺一张烘焙纸。

3. 将红薯丁、特级初榨橄榄油、肉桂粉、姜粉（或鲜姜末）、1/2 茶匙盐和 1/4 茶匙胡椒粉搅拌均匀，之后均匀铺在烘焙纸上。

4. 烤 25~30 分钟或烤至红薯丁变得软嫩。

5. 烤红薯时，将蔬菜汤倒进煮锅里煮沸。

6. 将烤好的红薯丁放入料理机，并加入枫糖浆、澄清黄油、蔬菜汤和少许盐，打至混合物变得顺滑。

7. 如果你想味道更鲜美，可以淋一些柠檬汁。

* 澄清黄油就是酥油，只含清油，不含乳蛋白，因此有益于维持肠道健康。对动物奶敏感的人可以食用澄清黄油。

褐菇炒丹贝

这道菜相当于素食版的煎炒牛肉片，带有酒和蘑菇的香味。丹贝是一种发酵大豆制品，源于印度尼西亚，味道比豆腐更加醇厚。由于经过发酵，丹贝被归为类似于酸奶的益生菌食品。褐菇富含泛酸或维生素 B_5，这种营养物质对保持肾上腺健康至关重要。

4 人份

原料

1 包丹贝 *

1 个鸡蛋

1/4 量杯无麸质面包糠

1/4 量杯杏仁粉

适量盐

适量现磨胡椒粉

1 汤匙特级初榨橄榄油

1/2 量杯蔬菜汤

1/4 量杯料酒

1 量杯褐菇，切薄片

1 茶匙干牛至碎

1 汤匙澄清黄油

适量柠檬汁

2 汤匙欧芹末

做法

1. 将蒸笼放在一口锅中，在锅里加入适量水，水量以不漫过蒸笼为宜。将丹贝放在蒸笼里，盖上锅盖，煮至水沸。大约需要 10 分钟。

2. 取出丹贝，放在一边晾凉。

3. 在晾丹贝期间，将鸡蛋打散备用。取一个浅口盘，加入面包糠、杏仁粉、适量盐和现磨胡椒粉搅拌均匀。

4. 将丹贝横着切成 6 mm 厚的宽条。

5. 先把丹贝逐条浸入蛋液中，再分别取出来放入浅口盘中裹一层面包糠混合物（两面裹匀），并轻轻抖掉表面多余的面包糠混合物。

6. 取一口平底锅，倒入特级初榨橄榄油，以中高火加热。

7. 把丹贝逐条放入平底锅，每面煎 3~4 分钟或煎至两面金黄。

8. 取出丹贝，放在一边备用。将锅洗干净，倒入蔬菜汤和料酒，以中高火慢慢将汤煮沸。

9. 入褐菇片，并加入少许盐和牛至碎。

10. 转小火，约煮 10 分钟，或煮至汤汁变浓稠。

11. 拌入澄清黄油。

12. 根据个人口味加入适量盐和柠檬汁。

13. 将丹贝和欧芹末一起拌入锅中，再加热 1 分钟即可。

* 如果你不能吃大豆制品，可以将丹贝换成无骨鸡胸肉。跳过步骤 1 和步骤 2，并将鸡胸肉拍打得只有 3 mm 厚。

地中海鹰嘴豆饼

鹰嘴豆富含蛋白质和能将食物转化为能量的基本 B 族维生素——维生素 B_1 和维生素 B_6。我们在做这道鹰嘴豆饼时使用了有抗炎功效的香料，比如孜然粉和辣椒粉。甜椒酱是用烤过的红甜椒和中东芝麻酱做的，顺滑而香辣。中东芝麻酱富含锌，而锌是一种对免疫系统健康至关重要的营养物质。自己煮的鹰嘴豆营养价值很高，罐头中的鹰嘴豆很多营养都流失了。

<h1 style="text-align:center">6 人份</h1>

原料

2½ 量杯熟鹰嘴豆

4 汤匙特级初榨橄榄油

½ 量杯洋葱碎

½ 量杯芹菜碎

2 汤匙无麸质面粉

2 汤匙欧芹碎

1 汤匙辣椒粉

¼ 茶匙黄芥末粉

少许切碎的干红辣椒片

1 茶匙盐

1 茶匙孜然粉

适量甜椒酱（做法见下文）

½ 量杯烤过的杏仁片

做法

1. 用料理机将鹰嘴豆打成粉。

2. 取一口炒锅，倒入 2 汤匙特级初榨橄榄油，以中火加热。然后入洋葱碎和芹菜碎，炒软。大约需要 5 分钟。

3. 将鹰嘴豆粉倒入一个大碗中，加入上一步炒好的蔬菜、无麸质面粉、欧芹碎、辣椒粉、黄芥末粉、少许辣椒片、盐和孜然粉，搅拌均匀。

4. 如果上一步的鹰嘴豆糊太干，无法成团或容易散开，可以加适量水。

5. 用手将鹰嘴豆糊捏成 6 个饼，每个饼的直径约为 7.5 cm、厚度约为 2.5 cm。

6. 取一口平底锅，倒入 2 汤匙特级初榨橄榄油，以中高火加热。然后放入鹰嘴豆饼，煎至表面呈金褐色，每面大约煎 4 分钟。

7. 上桌前，把煎好的鹰嘴豆饼放在每个盘子中间，在旁边分别倒 ½ 量杯甜椒酱，并分别撒一些烤过的杏仁片点缀。

甜椒酱

1 量杯

原料

2 个烤过的红甜椒

2 汤匙中东芝麻酱 *

少许盐

1 小瓣蒜，切末

少许卡宴辣椒

1/2 个柠檬，榨汁

1 汤匙欧芹

1/4 茶匙孜然粉

做法

1. 将所有原料放入搅拌器中，搅拌至混合物变得细腻且呈乳状。

2. 如果使用的中东芝麻酱较干，需加入适量水或橄榄油使酱变得更黏稠。

* 请根据中东芝麻酱的黏稠度调整用量。

烟花女酱鳕鱼

烟花女酱是任何人都可以在短时间内做好的酱料，口感细腻、香味十足。鳕鱼富含 ω-3 脂肪酸。有烟花女酱相佐，鳕鱼味道更佳。在某个春日，员工会议结束后，我们曾一同享用过这道美食。此外，它与柠檬甘蓝牛油果沙拉搭配，就是完整的一餐。

4 人份

原料

450 g 鳕鱼片

适量盐

适量现磨胡椒粉

2 汤匙特级初榨橄榄油（因还要用来涂抹烤盘，再多备一些）

½ 个中等大小的洋葱，切薄片

3 瓣蒜，切末

¼ 量杯去核的卡拉马塔橄榄

1 汤匙酸豆，沥干

⅓ 量杯干白葡萄酒

400 g 意大利李子番茄罐头，沥半干

1 汤匙鲜欧芹碎

做法

1. 把烤箱预热至 190℃。

2. 在鳕鱼片的两面均匀涂抹适量盐和现磨胡椒粉，然后把鳕鱼片放在内壁刷了少许特级初榨橄榄油的烤盘上。

3. 把烤盘放入烤箱，烤 10~12 分钟或烤至鳕鱼片发白、能被刺透，具体时间取决于鳕鱼片的厚度。鳕鱼片烤好后，从烤箱中取出，保温保存。

4. 在烤鱼期间，取一口大平底锅，加入 2 汤匙特级初榨橄榄油，以中高火加热。入洋葱片，炒 3~5 分钟，直至洋葱变得半透明。

5. 入蒜末，继续翻炒，直至蒜末变色、出味。

6. 入橄榄和酸豆，翻炒 2 分钟或炒至它们熟透。

7. 入干白葡萄酒、意大利李子番茄罐头和欧芹碎。转高火，煮 4~5 分钟，然后将番茄捣碎，继续煮，直至酱汁变浓稠。

8. 根据个人口味调味，烟花女酱就做好了。

9. 鱼片摆盘，淋上适量烟花女酱。将剩余的烟花女酱盛在碗中，与鱼片搭配食用。

椰味鸡柳

鸡肉是一种富含蛋白质的食物，具有促进肾上腺素分泌的功效。请购买有机鸡肉，因为饲料鸡肉中的激素和抗生素会给本已疲惫的肾上腺施加更大的压力。裹上椰子片和无麸质面包糠后，鸡柳更加可口。如果你买不到无麸质面包糠，可以用无麸质面包或饼干自己制作。

4~6 人份

原料

½ 量杯杏仁粉

½ 量杯无糖椰子片

½ 量杯无麸质面包糠

½ 茶匙盐

¼ 茶匙胡椒粉

1 个鸡蛋

450 g 鸡柳

适量杏仁酸橙酱（做法见下文）

做法

1. 把烤箱预热至 205℃。

2. 取一个小碗，放入杏仁粉、椰子片、面包糠、盐和胡椒粉，搅拌均匀。

3. 另取一个碗，把鸡蛋打散。

4. 将鸡柳逐根浸入蛋液中，然后分别裹一层杏仁粉混合物，并轻轻抖掉表面多余的混合物。

5. 把鸡柳逐根放在铺有烘焙纸的烤盘上，大约烤 20 分钟或烤至鸡柳熟透、表面酥脆，具体时间取决于鸡柳的厚度。

6. 搭配杏仁酸橙酱食用。

杏仁酸橙酱

杏仁酸橙酱是一种富含酪氨酸的好吃的酱料，酪氨酸则是一种对肾上腺和甲状腺有益的氨基酸。用我 16 岁的儿子的话来说，"杏仁酸橙酱和千岛酱的味道差不多"。这可是我从他嘴里听到的有关食物的最高评价了（如果你家也有个青春期少年，应该能理解我的感受）！此外，他还很喜欢吃椰味鸡柳。

1 量杯

原料

$\frac{1}{4}$ 量杯杏仁酱

$\frac{1}{2}$ 个酸橙，榨汁

$\frac{1}{2}$ 汤匙枫糖浆

$\frac{1}{2}$ 茶匙香烤芝麻油

$\frac{1}{2}$ 茶匙意大利香醋

少许切碎的干红辣椒片

2 汤匙水

做法

1. 将所有原料放入搅拌器中，搅拌至混合物变得细腻且呈乳状。

2. 如有需要，可以再加入少量水，具体水量视杏仁酱的分量而定。

巧克力牛油果布丁

你还记得一则广告吗？广告中人们惊呼："我不相信这不是黄油。"所有品尝过这道布丁的人都会说："我不相信这是牛油果！"牛油果让布丁的口感变得顺滑、松软。此外，牛油果富含健康脂肪和氨基酪氨酸。氨基酪氨酸对激素调节、新陈代谢和记忆力都很重要。最重要的是，这道布丁营养丰富，且饱腹感强，所以你不用吃太多就可以满足自己对甜食的需要。

4 人份

原料

$\frac{1}{2}$ 个中等大小、熟透的牛油果

3 汤匙无糖可可粉

$2\frac{1}{2}$ 汤匙蜂蜜

少许盐

2½ 汤匙椰奶或杏仁奶

½ 量杯新鲜的树莓（可选）

做法

1. 将除树莓以外的所有原料放入搅拌器，搅拌至混合物变得细腻且呈乳状。

2. 冷藏至少 1 小时后，与树莓搭配食用。

第三部分

修复消化道

花儿绽放确实有风险，但一辈子畏首畏尾做个花骨朵会更痛苦。

——艾纳伊丝·宁

第八章

消化道与自身免疫性疾病

你可能听过甚至说过"相信自己的直觉"（trust your gut）这样的话，也可能说过自己对生活中的某种情境产生一种"直觉"（gut feeling）或做出"本能反应"（gut reaction）。所谓的"直觉"指的是人内心深处的一种本能的感觉。在俚语中，"gut"也指消化道，包括胃、小肠和大肠。与直觉是你本能的核心一样，消化道是人体的核心，对人体健康起至关重要的作用。在我详细介绍消化道及其对健康的影响之前，先解释一下它与免疫系统之间的重要关系。

消化道与免疫系统的关联

人体每天都暴露在会招致生病的环境中，受到诸如病毒、细菌、霉菌、寄生虫和来自食物的外源蛋白等的威胁。这些异物通常通过嘴和鼻子进入人体。作为人体最重要的一道防线，肠道免疫系统的主要任务是清除有害物质、留下能滋养身体和有益于健康的有益物质。此外，免疫系统还负责修复异物造成的损伤和抑制异物在体内引起的反应，如炎症、感染等。

免疫系统分为两大系统，它们每天都在保护人体免受"入侵者"的侵害。其中，第一个系统是固有免疫系统（也叫先天免疫系统），它是人体抵御"入侵者"的第一道防线。固有免疫细胞一直处于警戒状态，随时准备行动，行动前不需要任何启动或准备时间。抗原提呈细胞就是一种固有免疫细胞，之所以叫这个名字，是因为抗原就是有害的细菌、酵母菌、寄生虫和病毒之类的物质，而当抗原遇到抗原提呈细胞时，会被识别为异物。我常称有害的细菌、酵母菌、寄生虫和病毒为"外来物"或"异物"。树突状细胞是一种重要的抗原提呈细胞，位于肠道。肠黏膜下方有大量的树突状细胞，它们就守在那里，身上到处是触角般的感受器，随时准备与异物接触，然后对其做出反应。树突状细胞识别出异物后，会将信息传递给人体第二道防线的细胞。如你所见，固有免疫系统有两大重要作用，即识别异物和发出警报，进而让免疫系统的其他细胞做出反应。

人体抵御"入侵者"的第二道防线叫适应性免疫系统（也叫获得性免疫系统），因为构成这一系统的免疫细胞能够根据接收到的警报信息做出调整。在肠道中，树突状细胞发出警报，激活免疫细胞（更准确地说是淋巴细胞，包括 T 细胞和 B 细胞）。这两种免疫细胞在肠黏膜内和肠黏膜下方都有。树突状细胞会立即做出反应，而淋巴细胞做出反应需要一些时间，一般要几小时至几天不等。之后它们才开始行动，产生更多的杀伤性 T 细胞或抗体来攻击异物。

如果这一过程顺利进行，树突状细胞与 T 细胞之间会不断进行信息传递，从而保持免疫系统平衡。待免疫工作完成，调节性 T 细胞会解除警报。例如，你昨天晚上吃的食物中带有沙门菌，身体正常运转的话，树突状细胞会将沙门菌识别为异物，并向 T 细胞和 B 细胞发出警报。之后 T 细胞和 B 细胞对该细菌发起攻击并将其清除。但是如果你体内的调节性 T 细胞无法正常工作，那么杀伤性 T 细胞及 / 或生成抗体的 B 细胞会陷入混乱，不知道什么是异物、什么不是异物。这种混乱将引发自身免疫性疾病。本书提供的治疗方案，目标都是让杀伤性 T 细胞和能生成抗体的 B 细胞保持平衡。想做到这一点，必须修复调节性 T 细胞的功能。

现在你应该知道消化系统对免疫系统的影响有多大了。**事实上，人体 70％ 的免疫系统在肠道中**。是的，你没有看错：70％。这个数字乍一看令人不敢相信，但仔细想想你就会明白。毕竟，人每天都通过嘴巴把外界的各种物质送进体内，所以免疫系统自然要在消化道里建防线。而免疫系统大多位于肠道中，所以保持消化系统健康和平衡至关重要。这也是每当提到慢性病，功能医学最先关注肠道的原因。免疫细胞被激活后会释放大量炎症因子。炎症因子流窜到身体各处，并在关节、手、血管和大脑等你能想到的任何地方引发炎症！炎症是所有慢性病的根源，所以治疗这些慢性病应从肠道开始。

　　肠相关淋巴样组织（简称 GALT）是消化道免疫系统的重要组成部分。GALT 是人体内新免疫细胞生长和成熟的地方之一。目前，许多学者专注于研究自身免疫性疾病患者体内影响 GALT 中 T 细胞成熟的因素。[1]

肠道菌群

　　肠道中的有益菌对肠道中 T 细胞功能的发挥具有重要影响。除了免疫细胞，肠道内还有 700 000 亿~1 000 000 亿个有益菌。"细菌"一词通常带有负面含义，但肠道菌群是人体的自然组成部分，对人体众多机能的发挥起着至关重要的作用。你可能知道一些有益菌，比如嗜酸乳杆菌和双歧杆菌，近年来它们因酸奶和益生菌补充剂等为人所熟知。专家正在研究不同的有益菌之间的差异以及各种有益菌的重要性。本书主要讨论有益菌的一般情况（不辨别各种有益菌），介绍它们对健康的益处，尤其是在免疫系统的发育和维护方面的益处。

　　目前，自身免疫性疾病的发病率越来越高。**一般而言，肠道菌群失衡是造成这一问题的一个重要原因。如果你被诊断出患有自身免疫性疾病，那么肠道菌群失衡不仅会让你出现自身免疫问题，还会令你体内的炎症加重，进而产生更多的抗体**。[2,3,4,5] 那么，肠道菌群是如何失衡的呢？"卫生假说"认为，是因为我们平时用抗生素、抗菌湿巾、清洁剂、洗手液等来抗菌，对环境过度消毒了。[6] 如今的孩子生活在高楼大厦中，而不是像以前的大多数孩子那样生活在泥土、树木和草丛周围。因此，他们每天在户外玩耍时不会接触多少细菌、寄生虫和霉菌。由于生活在城市中和我们过度抗菌，孩子生活的世界太干净了，他们没有抵抗过多少细菌，免疫系统也就无法正常发育。毕竟，人在小时候接触细菌的话能帮助免疫细胞学习识别有害物质；之后，免疫细胞会记住这些危险的细菌，遇到它们后会识别它们，并对其做出反应。人与细菌接触还能给身体带来很多有益菌，肠道免疫细胞必须学会与这些数以万亿计的有益菌共存，而不是群起而攻之。人体学习区分好坏细菌就是在培养耐受性，这一过程在人很小的时候就开始了。这种耐受性极其重要，因为如果没有耐受性，免疫细胞就会陷入混乱、反应过度、攻击有益菌和自身组织，而这正是自身免疫性疾病患者体内的情况。

　　人在出生前体内不含细菌，也就是说皮肤、肺与肠道中没有任何细菌。在通过母亲的产道时，婴儿暴露在外界的细菌中，肠道开始与上千种有益菌建立和谐、互利关系。我在此想强调的是，人在出生之后会接触很多细菌，且这些细菌就生活在人体内。事实上，"卫生假说"最近被重新命名为"老朋友假说"，这里的"老朋友"指肠道中的有益菌。服用草本制剂和益生菌补充剂是使用最广泛的肠道平衡手段，我会在下一章详细介绍。在这之前，你要了解肠道里发生了什么，以及住在那里（或者应该住在那里）的细菌对强化免疫系统如此重要的原因。

要想保持免疫系统健康，身体和肠道中的有益菌就要保持良好的关系。虽然有很多证据表明毒素、压力、感染和饮食等因素是自身免疫性疾病的诱因，但自身免疫性疾病的发病率在过去的数十年来日益增高的事实表明，人体内部发生了某些变化，而菌群失衡就是其中的一个变化。无论你体内的菌群失衡问题是自小就有，还是长大后吃了太多的抗生素和抗酸药、喝了太多酒或承受太多压力造成的，你眼下最重要的都是要想办法使肠道恢复平衡。而确保体内有足够的有益菌是实现肠道平衡的关键。在这之前，我们先来谈谈有益菌在人体中的实际作用。

健康的菌群与免疫系统

很多学者致力于研究肠道中的细菌是如何生长、发育并辅助免疫系统工作的。正如前文所述，人类还是婴儿时，有益菌就已经在帮助免疫细胞正常生长和保持平衡方面发挥着巨大的作用。有益菌还能帮助免疫系统了解自身组织与异物之间的区别。因此，免疫细胞对这些有益菌产生了耐受性，不会杀灭它们。

有益菌是影响免疫系统第一道防线与第二道防线的免疫细胞的关键因素。人体内有益菌的情况发生变化会对辅助性 T 细胞产生重大影响。正如第五章所述，辅助性 T 细胞能够加快免疫系统对应激激素的反应速度。但这些细胞可能过度活跃，从而造成免疫反应无法停止。有时它们让杀伤性 T 细胞变多（Th1 型免疫反应），有时则让 B 细胞与抗体变多（Th2 型免疫反应）。有益菌有助于调节淋巴细胞之间的平衡，帮助调节性 T 细胞更好地工作。当然，我们希望这些细胞都处于平衡状态。

有益菌还能促进人体产生保护性抗体——免疫球蛋白 A，它是一种由免疫系统产生的用于对抗异物的化合物，是肠道的主要防御工具之一（这种化合物非常重要，如果你想知道肠道免疫系统是否在正常工作，方法之一就是检测血液、粪便和唾液中这种化合物的水平）。

有益菌可以产生短链脂肪酸，这种脂肪酸是消化道所有细胞的养料，能够增强细胞机能、保持细胞健康。此外，短链脂肪酸对肠黏膜的形成也有帮助。肠黏膜是一道保护屏障，让食物与异物留在肠道内，而不是进入身体的其他部位。人的肠道如果被全部展开，比一座网球场还大，因此这样一道屏障的构建绝非易事。有益菌与免疫细胞相互作用，保护人体免受感染，维持肠黏膜的屏障功能，阻止外源蛋白和感染因子渗入血液。如果这道屏障被破坏，人将患肠漏症，这种病继而会引发自身免疫性疾病。

我们经常接触到来自清洁剂、杀虫剂、食物添加剂和空气的毒素。有益菌能够帮助人体代谢这些毒素，即通过改变毒素的结构使其危害变小。有益菌还能制造能促进消化的酶。其中一些酶能够帮助身体分解麸质。麸质是普通小麦、大麦、斯佩尔特小麦和卡姆小麦所含的一种蛋白质。如第二章所述，麸质是一种危险的蛋白质，经常会引起过敏反应和其他免疫反应，对自身免疫性疾病患者而言是一个大问题。麸质被适当消化和分解能减小免疫反应发生的概率。**因消化不良和肠道内缺乏有益菌而引发的肠漏症，极有可能是一些人对麸质敏感的原因**。此外，有益菌还能够帮助身体处理维生素（如维生素 B_{12} 和维生素 K），从而更好地吸收和利用它们。总之，**肠道中有足够的有益菌的话，过敏症和自身免疫性疾病发生的概率将减小**。相应地，平衡肠道菌群是治疗这些疾病的一大关键。

如果肠道中没有足够的有益菌，人会出现什么症状呢？

- 便秘

- 腹泻

- 排气

- 进食后腹胀

- 腹部绞痛或不适

- 上腹部问题，如反流和消化不良

修复肠道菌群失衡不仅对缓解肠道症状很重要，对修复免疫系统也至关重要（详见第九章）。

胃内失衡

在修复肠道之前，我们先要了解危害免疫系统的所有消化道问题，那么让我们先从胃开始吧。

人体消化能力

我喜欢将整个消化道比作一条河。胃位于这条河的上游，对下游（肠道）有益菌的平衡，即免疫健康有很大的影响。胃的内容物先被排进小肠，再由小肠流向大肠，最后排出体外。当河水流动时，胃分泌胃酸和胃蛋白酶来分解蛋白质。胃还分泌一些化学物质（信使）来通知胰腺和胆囊释放酶和胆汁，以促进消化。胃里如果没有充足的胃酸和胃蛋白酶，食物就无法被正常分解，从而长时间留在胃里，造成消化不良，引起反流或胃灼热。

胃酸的重要性

说到胃灼热，不得不提一种重要物质——胃酸。回想一下高中化学的内容，你可能记得 pH 是衡量物质酸碱度的标准，范围在 0~14。某种物质的 pH 小于 7.0 表示它是酸性的，pH 大于 7.0 表示它是碱性的，pH 等于 7.0 则表示它是中性的。许多人服用抗酸剂来抑制胃酸，但出于各种原因，胃酸的 pH 至少要小到 1.5 才算正常，这代表胃酸的酸度很高。首先，胃酸 pH 为 1.5 时，人体内的所有病毒和细菌都能被杀灭，从而防止感染给免疫系统带来压力。可以把胃酸看成食物过滤器。胃酸能够促进食物快速消化、向肠道流动，而不是回流至食管。有益菌对酸有很强的耐受性，有害的细菌和酵母菌对酸的耐受性则较差。由于小肠位于胃下方，因此胃酸还有助于保持小肠菌群平衡，有利于有益菌生长。

胃酸的酸碱度适宜对人体消化和吸收许多维生素和矿物质也很重要。胃酸的这一作用很关键，因为缺乏某些维生素和矿物质将引起一系列健康问题。例如，缺乏维生素 B_{12} 的话，人体制造红细胞的能力将受损，而红细胞是为全身组织供氧必不可少的细胞。红细胞缺乏又称贫血，贫血的话，人会感觉很累。钙和镁缺乏会引发骨质疏松症，导致骨质多孔，从而增大骨折的风险。众多研究表明，抗酸剂的使用与骨折之间有一定的关联，骨折是碱性胃环境下人体对钙、镁等矿物质吸收不良造成的。还有一些矿物质的吸收会因胃环境呈碱性而受到影响，比如对免疫系统至关重要的锌。胃环境酸度不够还会影响蛋白质的消化、分解。蛋白质能为人体提供氨基酸，而后者对新细胞的形成（尤其是免疫组织中的免疫细胞）至关重要。为了有充足的氨基酸来维持免疫系统健康运转，人既要摄入足量的蛋白质，也要确保摄入的蛋白质能被消化、分解，因为只有这样蛋白质才能被人体吸收。只有在胃酸激活消化酶后，蛋白质才能被消化。食物在离开胃后会进入十二指肠。在这里，胰腺分泌的酶和胆囊分泌的胆汁会与食物进行混合，从而进一步消化蛋白质、碳水化合物和脂肪。胰酶只有在酸性环境（pH 较低）中才能正常工作。如果胃酸或胃蛋白酶不能充分地发挥作用，胰酶就无法正常工作。这样的话，未被完全消化的食物颗粒就会进入肠道。这些食物颗粒进入它们不该进的地方会引发肠漏症，从而增大食物敏感和自身免疫的风险。研究表明，服用抗酸剂和质子泵抑制剂的人更有可能对食物敏感。

现在你已经知道许多人认为对胃有益的抗酸剂，实际上会反过来损害人体免疫系统的原因了。[7] 如果你经常服用抗酸剂，我会帮你停掉它。别担心，你不必在胃灼热与胃酸 pH 正常之间做选择，因为你可以用其他方法治疗胃灼热。

所谓的胃灼热是胃黏膜受损引起的。破损的胃黏膜对 pH 处于正常水平的胃酸也非常敏感。正如前文所述，酸性胃环境才是正常的，出问题的是胃黏膜。胃黏膜受损的原因有很多，比如压力、酒精、会引起感染的幽门螺杆菌、阿司匹林和其他药物。胃黏膜一旦受损，你就会受不了胃酸的刺激。如果胃黏膜坚固、厚实、健康，你是感受不到胃酸的。鉴于胃酸的重要作用，不要试图去改变它的酸碱度，你要做的应该是修复胃黏膜。我会在下一章教你怎么做。

令人惊讶的是，很多有反流或胃灼热症状的人胃酸很少，即胃酸过少。胃酸是由胃黏膜的壁细胞分泌的。如果壁细胞经常受到刺激将导致损伤，泌酸量也将由之减少。人体还有可能对壁细胞产生抗体，从而引发一种极为常见的病，即自身免疫性胃炎。约 2% 的美国人患有这种病，已经患有其他自身免疫性疾病的人是高发者。例如，比利时安特卫普大学的研究人员发现，1 型糖尿病和自身免疫性甲状腺病的患者患自身免疫性胃炎的概率是其他人的 3~5 倍。胃酸过少也可能是由幽门螺杆菌感染、年龄增长（胃酸水平随着年龄增长而降低）与慢性应激性胃炎引起的。[8] 但是不管是由什么原因引起的，胃酸过少都与许多自身免疫性疾病，包括艾迪生病、系统性红斑狼疮、重症肌无力、乳糜泻、疱疹样皮炎、Graves 病、恶性贫血、类风湿性关节炎、干燥综合征和白癜风有关联。

我先举个例子。琳达，一位自身免疫性疾病患者，40 多岁。她在被诊断出患干燥综合征 4 年后来我这里就诊。干燥综合征是一种自身免疫性疾病。人患上这种疾病后，体内的抗体会攻击和破坏唾液腺和泪腺。琳达患的正是典型的干燥综合征，常见症状为口干、眼干和关节痛（大多数患者会表现出某种炎症症状，通常是关节炎或肌肉压痛）。此外，她还有便秘和腹痛的症状。她说这些病痛一直缠着她，可能从她 20 多岁就开始了。她还有持续性咳嗽和反流的症状。据她回忆，这两种症状是 5 年前她姨妈去世时开始出现的。12 个月前，她做了内窥镜检查，结果显示她的胃黏膜受损，胃内有炎症。医生给她开了质子泵抑制剂，这是一种抑制胃酸分泌的药，一般用于治疗反流和胃灼热。她不想一直服药，担心会因此患上骨质疏松症。正如我在前文中所说的，很多研究表明质子泵抑制剂会增大服药者骨折的风险。她想停药还有一个原因：服药让她持续不断地咳嗽，这可能也是质子泵抑制剂的副作用之一。于是，她找到了我。

我采取的第一个措施就是让琳达实施食物戒除计划（第三章），戒掉麸质、动物奶、大豆和玉米 3 周。几乎就在那段日子里，困扰她 4 年之久的关节疼痛消失了，这很正常（我稍后在讨论肠漏症时会详细解释有些食物是如何让关节发炎的）。但我们还要进一步采取措施，因为粪便化验（将粪便样本送到实验室进行分析）显示，她肠道内有害的酵母菌和细菌过度生长，而有益菌却很少。在服用小檗碱（黄连素）、牛至等草本制剂和益生菌补充剂后，琳达腹痛和便秘的症状也消失了。益生菌是一种活菌发酵物，有助于平衡肠道菌群。

但琳达仍有反流的症状。尽管她不再口眼干燥，但血液检测显示她体内的抗体水平仍然很高。所以我决定将治疗的重点转到她的消化系统上来，又让她服用了两种补充剂。一种是消化酶补充剂，另一种是盐酸甜菜碱补充剂，后者是一种药物形式的胃酸。在琳达服用这两种补充剂 2 周后，伴随她 5 年之久的反流症状也消失了。胃酸的 pH 恢复至 1.5 左右后，消化酶被激活，她终于能正常消化食物了。这两种补充剂起了作用，表明琳达的反流症状是由消化不良、胃酸分泌不足和压力引起的慢性胃黏膜发炎造成的。其实也可以通过一些饮料或食物（比如苹果醋和酸梅）来提高酶的活性和胃酸水平，不一定要服用补充剂（详见第九章）。

6 个月之后来找我复诊时，琳达已经没有任何干燥综合征的症状了，体内的抗体水平也恢复了正常。对她来说，改善她健康状况（和生活状况）的关键就是修复消化道！你的情况可能也与琳达的相似，因为这些对自身免疫性疾病患者来说非常常见，这也是我写这部分内容非常重要的原因。

肠道生态失调

如果肠道中的有益菌太少，肠道生态将失调。有时还伴有有害的细菌、酵母菌和寄生虫过度繁殖的现象，这会令肠道生态失调变得更加严重，从而引发各种肠道症状。正如前文所述，很多人患有肠易激综合征，有慢性便秘、腹泻、排气、腹胀、腹部绞痛或进食后恶心等症状。有时，不管吃什么东西他们都会不舒服。除了出现消化问题，肠道生态失调对免疫系统的两道防线的影响也很大。所以，肠道生态失调与自身免疫性疾病有关联也就不足为奇了。

美国亚利桑那大学医学院的研究人员近期研究了相关文献，发现有证据表明肠道生态失调与类风湿性关节炎有一定的关联；且根据动物实验，多发性硬化症也与肠道生态失调有关联。

肠道生态失调的表现分为 5 种。不幸的是，你可能同时出现其中的好几种。

第一种，也是最轻的一种表现是有益菌不足，即肠道内缺少平衡所需的有益菌。

第二种是小肠细菌过度生长（SIBO），之所以会这样，是因为结肠内的细菌错误地在小肠上部生长，患者可能同时出现胃灼热、反流等症状。

第三种是免疫抑制失调。有害的细菌、酵母菌或寄生虫产生的毒素会降低有益菌水平、释放毒素、削弱肠黏膜屏障或破坏肠黏膜，从而让人患上肠漏症。人体内酵母菌过度生长往往会引起免疫抑制失调，琳达就属于这种情况，我在看了她的粪便化验结果之后发现了这一点。虽然粪便化验很有用，但你其实不做化验也能自我诊断，我会在下一章教你怎么做。免疫抑制失调的人通常对很多食物敏感。他们感到疲倦、全身浮肿，在吃完东西后甚至一直到第二天仍难以集中精力。

第四种是炎症性失调，即身体对肠道菌群失衡反应过度，出现肌肉和关节疼痛以及一些消化问题，比如胀气。炎症性失调的情况通常在自身免疫性疾病患者身上出现。

最后一种是寄生虫感染。寄生虫会感染消化道，给有益菌带来压力。寄生虫经常引起腹泻、痉挛和腹胀。有时人感染寄生虫后不会表现出任何症状，不会出现明显的肠道问题，但会不明原因地起疹子，或者对以前不过敏的食物和环境过敏。诊断是否感染寄生虫的唯一方法是做粪便化验。

除第一种之外，治疗其余 4 种肠道生态失调的问题时都要清除有害的细菌、酵母菌或寄生虫，因为它们不在常规医学检测范围内。抗生素、抗酸剂和质子泵抑制剂使用过度、胃肠道感染、做胃肠道手术、有慢性消化问题（未消化的食物颗粒会对肠道造成破坏）、慢性便秘、进行标准美式饮食（标准美式饮食中的膳食纤维含量很低，而膳食纤维是有益菌健康繁殖必不可少的物质）和食用会引起免疫反应的食物都可能造成菌群失调。麸质就是一个很好的例子，它会在人体内引起众多问题，其中之一就是让人患上乳糜泻（详见第二章）。慢性压力会降低肠道内有益菌的水平，所以也会造成菌群失调。[9]

值得注意的是，即使肠道只是被小小地破坏了一下，比如你因要治疗鼻窦炎而短期服用抗生素，也可能引发严重的疾病或慢性病，比如使得酵母菌过度生长或小肠细菌过度生长。换句话说，有时候你只需做出很小的改变就可以让菌群恢复平衡、肠道恢复健康。例如，每天服用益生菌补充剂就能让有益菌发生重大变化，最终减少体内的过敏反应或消除其他症状。

缺乏有益菌、有害菌过度繁殖会导致免疫系统失灵，因此，肠道生态失调会诱发或加重自身免疫性疾病。肠道生态失调还会引发肠漏症，具体的我会在下文讨论。你先要确定自己是否有肠道生态失调问题；如果有，则进行有针对性的治疗。我在问诊时都会评估患者肠道的健康状况，这也是你即将要做的事。研究表明，恢复肠道中有益菌的水平有助于增强人的免疫力，而且平衡肠道菌群几乎对每一位患者都有立竿见影的效果，每次在患者身上看到成效我都特别开心。[10,11,12]

肠漏症

前文中已多次提到肠漏症，我有必要在此详细介绍一下。在通常情况下，肠细胞紧密排列在一起，形成一道很难被穿透的保护屏障。这些细胞的表面有一层膜，这层膜是这道屏障最重要的组成部分。肠黏膜屏障的作用是调节肠道和身体其他部分之间的往来，肠黏膜与肠道免疫细胞一起调控免疫系统对异物的反应。当屏障脆弱或受损时，人就会患肠漏症。如果把这道屏障看作由肠细胞（借助于"砂浆"，即闭锁小带）紧密相连构成的一道墙，就更容易理解肠漏症的发病机制："砂浆"破裂后，细胞之间出现裂缝，食物颗粒和细菌等通过裂缝渗入血液。美国马里兰大学医学院的研究人员最近发现了一种名为"连蛋白"的分子，它是"砂浆"的一部分。他们发现，连蛋白受损会引发肠漏症。[13]

人患肠漏症后，肠道内的任何东西，包括食物蛋白、有益菌、寄生虫以及有害的细菌和酵母菌，都会被肠黏膜下方的免疫系统"看"到。这是一个慢性的过程，可持续数月之久。随着时间的推移，人体免疫系统开始失灵，人于是面临患自身免疫性疾病的风险。美国马里兰大学医学院的研究人员还发现，那些有自身免疫性疾病遗传易感性的人，如果体内使肠细胞相连的"砂浆"（包括连蛋白）受到破坏，那么比肠黏膜屏障健康的人更容易患自身免疫性疾病。

细胞之间的"砂浆"会因以下因素受损：由有害的细菌、酵母菌或寄生虫过度繁殖引起的肠道生态失调，沉重的压力，酒精，某些药物，病毒感染或化疗。"砂浆"受损后，人可能对食物敏感。这种敏感反应不仅出现在儿童时期，人长大后也会出现。大多数人，尤其是那些在儿童时期不对食物过敏或敏感的人对此惊讶不已。保持肠黏膜屏障坚固是保持免疫系统健康（免疫系统知道什么时候该启动、什么时候该关闭，知道"自身"和"非自身"的区别，并对消化道内的有益菌产生耐受性）的最佳方式。

下列行为或因素可能引发肠漏症。

- 使用抗生素，尤其是常年使用抗生素，不过有时只用一次也可能出问题。
- 急性心理或生理创伤，比如做手术和食物中毒。
- 慢性压力。
- 长期感染或接触感染源，比如旅行者腹泻或寄生虫感染。
- 长期肠道生态失调。有害菌会分泌对细胞间"砂浆"造成破坏的酶。
- 非甾体抗炎药、布洛芬类止痛药或其他处方药。
- 毒素，比如念珠菌分泌的毒素。毒素会附着在肠黏膜上并破坏肠黏膜，还会让肠黏膜上出现小孔。
- 酗酒。

肠漏症有哪些症状？

肠漏症患者通常有消化不良的症状，比如便秘和饭后胀气等；也有一些肠漏症患者没有表现出任何消化系统的症状。你可能在饭后感觉手脚肿胀，早上肌肉发紧、僵硬，或者精神难以集中、思考困难。这些都是系统性炎症的表现，也就是你在吃了某些食物后刺激性因子在体内到处游走的表现。有时很难确定是哪种食物让你发炎的，因为你可能对多种食物敏感——我常在肠漏症重症患者身上看到这种现象。此外，你在出现一些与消化系统无关的症状（比如关节痛或头痛）时，可能根本没有意识到是你的饮食出了问题。

肠漏症是如何引发自身免疫性疾病的？

我们来进一步探讨一下肠漏症是如何引发自身免疫性疾病的。有关肠漏症和自身免疫性疾病的关联的最新研究表明，几乎所有自身免疫性疾病患者都患有肠漏症，即使有些没有表现出任何消化系统的症状。[14,15] 这就是我让患者做粪便化验以确定他们的肠道菌群是否平衡的原因。

正如前文所述，当你的肠黏膜屏障脆弱或受损时，未被完全消化的食物（食物颗粒）、有害的细菌和酵母菌等抗原会渗透出去，与肠道的淋巴组织和免疫细胞相遇，然后进入血液。为此，免疫细胞会制造大量辅助性 T 细胞。这些辅助性 T 细胞能直接激活杀伤性 T 细胞和 B 细胞，让它们对所有外来"入侵者"发起攻击。但当你的身体产生的辅助性 T 细胞过多时，尤其是当调节性 T 细胞无法阻止随之而来的攻击时，问题就出现了。以下是辅助性 T 细胞过多的危害。

- 使得杀伤性 T 细胞过度活跃，从而把自身组织误认为外来"入侵者"。
- 使得杀伤性 T 细胞在全身制造炎症因子，在肢体远端引起炎症或疼痛。
- 使得 B 细胞制造过多抗体，造成抗体与异物结合，从而生成免疫复合物。这些免疫复合物在体内循环，并在组织中积累，引起炎症和肿胀。如果你患有肠漏症，一些食物将成为引发这些反应的重要诱因。所以我一直建议肠漏症患者戒掉麸质、动物奶、大豆、玉米和鸡蛋（关于如何评估和治疗对鸡蛋敏感的问题，详见下文）。这样做确实能显著改善症状。如果你在执行饮食戒除计划时还患有肠漏症，只要你不再吃那些会引起炎症和加重病情的食物，你的状况将立马得到改善。你一旦修复了肠道，就可以再次食用那些食物，但这至少需要 6 个月的时间。
- 使得 B 细胞产生的抗体攻击自身组织，这是分子拟态的结果。分子拟态是病毒、麸质等引发自身免疫性疾病的方式之一。
- 辅助性 T 细胞一直处于活跃状态，使得免疫反应无法停止。

为了治疗免疫性疾病、尽可能地保持免疫系统健康，我们要找到让你体内 T 细胞失衡的原因，只有这样我们才能抑制辅助性 T 细胞、降低杀伤性 T 细胞或 B 细胞的活性。因此，让调节性 T 细胞更好地发挥作用对实现 T 细胞平衡非常重要。

为修复和平衡免疫系统，你必须修复肠黏膜，确保肠黏膜坚固、完整。否则，你免疫失衡和自身免疫反应的问题非但无法解决，还会反复发作。第一步是弄清病因并对症治疗，病因通常是肠道生态失调或消化不良。

现在你应该明白我们要找到肠道问题并治疗肠道生态失调及 / 或肠漏症（你有这个病的话）的原因。为达成这一目的，我将在下一章详细介绍消化道自我评估的方法和相关治疗方案。这么想吧，你离消化道恢复健康越来越近了。

第九章

消化道自我评估手册

正如前文所述，医学博士西德尼·贝克曾说："如果你坐在了一枚大头钉上，那么先要做的不是治疗疼痛，而是找到大头钉并把它拔出来。"这正是我们为平衡你的免疫系统要做的事情：把影响你健康的"大头钉"一个个地找出来，并拔掉。我们已经在第二章中找到你饮食中的"大头钉"，在第五章中找到让你承受慢性压力的"大头钉"，现在我们将寻找并拔掉你消化道中的"大头钉"。

清除这些"大头钉"的第一步，即平衡消化道生态的第一步，是确定你体内是否受到某种刺激，这就要用到功能医学的知识了。在布卢姆康复中心，我在修复患者消化道时使用的方法是"三阶段修复计划"。接下来我将详细说明该计划的基本原则，你则要完成自我评估，并根据评估得分来选择最适合自己的治疗方案。

卡萝尔的故事

在这之前，我先介绍一位患者——卡萝尔。她 58 岁了，是一名教师，来我这里就诊前，她看了初级保健医生，因为她疲惫不堪、体重增加并且全身有些浮肿。这些还不是她的全部症状，在大多数情况下，她早晨醒来时手指僵硬、肿胀以及疼痛。

在看到血液检测结果后，初级保健医生诊断她患有类风湿性关节炎，这是一种自身免疫性疾病，表现为腕关节、手指、膝盖、脚、脚踝及其周围组织发炎。通常来说，治疗类风湿性关节炎要使用类固醇类药物或其他生物药物，因为这些药能抑制免疫系统。初级保健医生就是这么开处方的。更糟糕的是,这位医生还告诉她要终身服用这些药物。我对这位医生的话并不感到惊讶,因为我常从患者那里听到类似的说法。临床医学认为,类风湿性关节炎(以及其他许多自身免疫性疾病)只能控制,无法治愈。卡萝尔以前是一个乐观、精力充沛、做事讲效率的人,她不能接受自己变得喜怒无常、思想消极。她的病严重影响了她的生活质量。身高 1.65 m 的她体重大约增加了 9 kg,这令她时常感到昏沉、沮丧。此外,她还对药物带来的严重的副作用,比如疲惫不堪、骨质疏松、脱发等忧心不已。在一位同事的建议下,她找到了我。她的这位同事几年前也曾来找我就诊。

当我在诊室与卡萝尔打招呼时,她缓缓站起来,脸上满是倦意,好像整个世界的重担都压在她肩上。与许多人一样,卡萝尔也是带着诊断结果、装满检测报告的文件夹及绝望的心情来到我这里的。为了帮助她,我知道我要跳出她的诊断结果和检测报告,更深入地了解她的症状和生活经历。经过长时间的问诊,我为她的消化道做了评估,这也是你要在本章做的事。评估结果显示,卡萝尔的许多症状由来已久,以至于她已经习惯了。事实上,在评估结果出来之前,她甚至都没有意识到这些症状,已经不记得没有这些症状时自己的生活是什么样子的了。卡萝尔进食后腹部严重胀痛,每天排软便三四次(接近腹泻),几乎每天都感觉很疲劳。她还发现自己半夜醒来会大口喘气——这是一种名为"睡眠呼吸暂停"的慢性睡眠障碍,她的睡眠总是被打断,以至于无法休息好。卡萝尔对快餐也有严重的反应,比如心悸和呼吸急促。但初级保健医生说她可以吃任何想吃的东西,因为她的食物过敏检测结果呈阴性。此外,卡萝尔曾长期频繁地服用过抗生素。

评估结果还显示,卡萝尔肠道菌群失衡,并患有肠漏症。为治疗她肠道菌群失衡的问题,我让她服用草本制剂来清除肠道中有害的细菌和酵母菌、服用益生菌补充剂来为肠道提供有益菌、服用谷氨酰胺粉来强化肠黏膜。我还让她在家执行食物戒除计划。你可以参照第十二章的内容来执行食物全面戒除计划,该计划主要针对的是引起人体免疫反应的常见诱因,比如麸质、动物奶、玉米、大豆、鸡蛋、花生、牛肉、贝类、咖啡因和酒精等。由于她患有关节炎,我还嘱咐她不要吃茄科食物(番茄、土豆、茄子和辣椒),因为这些蔬菜会引发关节炎。由于血液检测无法涵盖食物可能引起的所有反应(包括消化问题、关节炎、头痛等),我要用排除法(食物戒除计划)来确定让有些人出现慢性症状或让自身免疫性疾病患者病情加重的食物。这是评估食物敏感度的最经济的手段,更重要的是,大家在家就能轻松完成。

4 周后,卡萝尔来复诊。在她开口之前,从她的肢体语言我就知道她恢复得不错。事实上，她对自己的变化欣喜若狂。她能穿上小两号的衣服了，腿和手指肿胀、疼痛的症状消失了。她整晚都睡得很安稳，半夜不会因为喘不过气而醒来，这让她觉得自己休息得更加充分了。此外，她腹部胀气的症状也消失了，并感到精力充沛。

这次，血液检测结果显示，她的类风湿性关节炎被治愈了，但她的 ANA 检测结果呈阳性。在做自身免疫性疾病（如系统性红斑狼疮、类风湿性关节炎、干燥综合征和硬皮病）筛查时，临床医生常将 ANA 检测作为首选项目。但 ANA 呈阳性不代表你患有自身免疫性疾病，只能说明你存在患病的可能，还要进一步检查。虽然卡萝尔的 ANA 检测结果呈阳性，且她关节疼痛、肿胀，但其他有关类风湿性关节炎的检测（即 RF 检测和抗 CCP 抗体检测）结果呈阴性。之前，初级保健医生对此的解释是她处于类风湿性关节炎的早期阶段，这些检测结果以后也会呈阳性。我告诉卡萝尔，如果不采取任何措施，这些结果几年后确实会呈阳性。但我的目标是和她一起努力，让她的 ANA 水平回归正常。此外，血液检测结果还显示她有轻微的桥本甲状腺炎。好在，我们的基础治疗针对的是所有自身免疫性疾病。所以，她的甲状腺问题也在我的治疗计划内。

在执行食物戒除计划之后，卡萝尔的大部分症状消失了。10 年来，她第一次轻轻松松减掉了体重，这让她惊喜不已。但我对此并不感到惊讶，在戒除那些会引起炎症的食物后，减重是自然而然的事情。这是因为炎症会干扰脂肪代谢，从而使减肥变得更加困难。戒除这些食物后，炎症消失，减肥自然水到渠成。除了继续执行食物戒除计划外，卡萝尔还进行了为期 3 个月的肠漏症治疗。之后，她再次来复诊，和我交流了自己的感受，并且又做了一次甲状腺激素和抗体水平检测。

她的食物戒除计划和肠漏症治疗是同步进行的，所以很难确定哪种方案的效果更好。因此，我一般不让患者这样做。不过，因为我有切身体会并接受过相关培训，我知道免疫功能、肠道健康和饮食之间存在关联，所以我确信肠道健康和饮食健康都很重要。

无论你患的是哪种自身免疫性疾病，在治疗的第一年，我的目标是在不用药（尤其是西药）的前提下改善或完全消除所有症状。如果你已经在服药，我的目标是先让你减小用药剂量，慢慢地不再需要服药。虽然很多症状能够快速消除（卡萝尔只花了一个月时间），但从检测结果来看，改善病症则需要 6~12 个月的时间。卡萝尔 ANA 水平恢复正常就差不多花了 1 年时间。期间她还同步治疗甲状腺问题，3 个月后，她桥本甲状腺炎的抗体水平就恢复了正常。虽然那时她的 ANA 检测结果仍然为阳性，但我们知道我们走在正确的道路上。

卡萝尔来我这里就诊 1 年后，减重 20 kg，戒掉了麸质、动物奶、大豆、玉米和番茄，因为这些东西会让她关节肿胀、睡眠呼吸暂停、排气和腹胀。在这 1 年里，她的 ANA 水平几乎恢复正常，症状几乎全部消失。她变得精力充沛、心情愉快。这个结果给了她很大的信心，让她多年来第一次感觉这么好。又过了 6 个月，卡萝尔所有的指标都正常了。

我讲完了卡萝尔治病的整个过程，现在该你开启自己的健康之旅了。请先进行自我评估，之后我会引导你进行相应的治疗，迈出通往肠道健康的第一步。打起精神来，因为接下来的内容将让你的健康和生活发生巨大的变化！

自我评估

我主要从 3 个方面来评估肠道健康水平，即是否有肠道生态失调问题、消化问题以及是否患有肠漏症。在这里，我将就这 3 个问题对你进行评估，并为你提供治疗方案——三阶段修复计划。

自我评估 1：你是否有肠道生态失调问题？

如上文所述，肠道生态失调即肠道菌群失衡，是由有益菌缺乏而有害的细菌、酵母菌和寄生虫过度生长引起的。这项评估将帮你确定自己是否要修复肠道菌群。

对表 16 列出的问题，如果你给出的是肯定答案，请记 1 分。

表 16　肠道生态评估表

你是否经常受胃病困扰？	
你是否有慢性腹泻的症状？	
你是否每周至少出现一次腹部痉挛、大便紧急、大便带黏液或血？	
你是否有慢性便秘的症状？	
你是否经常感觉认知能力下降或有脑雾？	
你是否经常排气、腹胀或腹部不适？	
你是否对碳水化合物（尤其是豆类和含膳食纤维的食物）不耐受？	
你是否经常感觉疲劳及 / 或精力不济？	
你是否经常感觉沮丧或焦虑？	
你是否有慢性鼻窦阻塞？	

续表

你是否经常感到阴道、肛门或其他黏膜处瘙痒?	
你是否有慢性口臭?	
在过去的两年内,你是否有连续 30 天服用抗酸剂的经历?	
在过去的一年内,你是否服用抗生素超过 3 次?	
在出国旅游时,你是否患过旅行者腹泻?	
你是否被诊断出缺乏维生素 D?	
你是否对食物敏感?	
你是否被诊断出患自身免疫性疾病或有相关症状?	
你是否被诊断出患关节炎或纤维肌痛?	
你是否长期处于重压之下?	
你是否有反流、胃灼热的症状或被诊断出患食管裂孔疝?	
总计	

得分情况说明

0~7 分　恭喜你! 这项评估的得分较低,说明你肠道中可能有大量有益菌,且没有有害的细菌、酵母菌、寄生虫或它们的数量很少。虽然分数低不代表你肠道生态完全没问题,但即使有问题,也是小问题。

8~14 分　如果得分在这个范围内,表明你肠道生态轻微或中度失调。这意味着你体内有害的细菌、酵母菌或寄生虫过度生长。因此,只有肠道菌群平衡了,你才能好起来。

15~20 分　如果得分在这个范围内,表明你肠道生态严重失调。我担心肠道菌群正在给你制造大麻烦。此外,你肠道内有害的细菌、酵母菌或寄生虫过度生长的情况非常严重。你只有足够用心和努力才能平衡肠道菌群、使肠道恢复健康。

自我评估 2: 你有消化问题吗?

正如你所知,消化离不开胰酶、胆汁酸和胃酸,这项评估主要针对的就是这 3 个因素。食物必须被完全消化,否则未完全消化的食物颗粒会穿过受损的肠黏膜进入血液。消化不良除了会引起反流、排气和腹胀外,还会造成营养物质吸收不良。

胰酶自测

胰酶是由胰腺分泌的，具有助消化的作用。食物离开胃之后，胰腺会分泌各种酶。这些酶能够分解脂肪（胰脂肪酶）、碳水化合物（胰淀粉酶）和蛋白质（胰蛋白酶）。如果胰腺无法正常分泌这些酶，你可能出现各种症状。

对表 17 列出的问题，如果你给出的是肯定答案，请记 1 分。

表 17　胰酶评估表

你是否在饭后 2~4 小时出现消化不良或痞满的症状？	
你是否在饭后 2~4 小时肠胃胀气？	
你的大便中是否有未消化的食物？	
你是否有慢性便秘的症状？	
你是否被诊断出缺乏维生素 B_{12}（一般在查贫血时会发现）？	
你是否关节肿胀？	
你是否容易受瘀伤（这是缺乏维生素 K 的表现）？	
你是否被诊断出患葡萄糖不耐受？	
你的大便是否颜色较浅、恶臭或过粗？	
总计	

得分情况说明

　　　　0~3 分　不需要额外补充胰酶。

　4 分及 4 分以上　要额外补充胰酶。

胆汁酸自测

胆汁由肝脏分泌，一部分被储存在胆囊里。当人摄入脂肪并在脂肪入胃后，胆囊会收到信息，然后收缩，将胆汁挤压到小肠上部，即十二指肠处，胃会将经过初步消化的食物排到这里。胆汁会将脂肪乳化，以便身体消化、吸收。胆汁不足将妨碍人体对脂肪和脂溶性维生素的吸收。

对表 18 列出的问题，如果你给出的是肯定答案，请记 1 分。

表 18 胆汁酸评估表

你是否做过胆囊切除手术?	
血液检测是否显示你缺乏维生素 A、维生素 E 或维生素 K?	
你是否有慢性腹泻的症状?	
总计	

得分情况说明

0~1 分 你胆汁流量正常,无须服用营养补充剂。

2 分或 2 分以上 你需要服用营养补充剂以帮助身体产生更多的胆汁。

胃酸自测

对表 19 列出的问题,如果你给出的是肯定答案,请记 1 分。

表 19 胃酸评估表

你是否常常饭后立即腹胀或嗳气?	
你饭后是否有痞满或恶心的感觉?	
你直肠周围是否经常发痒?	
你的指甲是否脆弱、脱落及 / 或开裂?	
你青春期后是否依然长粉刺?	
你大便中是否有未消化的食物?	
你是否毛细血管扩张或有酒渣鼻?	
你是否缺铁?	
你是否患慢性肠道感染,如被念珠菌感染或寄生虫感染?	
你是否有多种食物过敏史?	
你是否胃肠胀气?	
你是否有反流症状或被诊断出患胃食管反流病?	
你是否服用过质子泵抑制剂、酸抑制剂或抗酸剂?	
总计	

得分情况说明

0~4 分 无须服用胃酸补充剂。

5 分或 5 分以上 胃酸水平很低。你如果患有胃食管反流病，那么可能患胃酸过少症（一种胃酸和消化酶缺乏的病），也可能有肠道生态失调的问题。这些病症都会损害胃的机能，使得食物无法离开胃——食物不是顺着消化道而下，而是堵在胃里，后又反流到喉咙里。如果你这项评估的得分为 5 分或超过 5 分，就要针对胃酸过少症进行治疗，从而逆转食物的流向。

接下来只剩一项自我评估了，胜利在望！在你做完自我评估后，我将教你如何在消化道修复计划中补充胰酶、胆汁酸及 / 或胃酸。

自我评估 3：你是否患有肠漏症？

正如前文所述，肠漏症的发病机制是：肠黏膜受损，食物颗粒进入血液，从而引发全身免疫反应和炎症反应。

对表 20 列出的问题，如果你给出的是肯定答案，请记 1 分。

表 20　肠漏症评估表

你在执行食物戒除计划（第三章）时是否发现自己对不止一种食物敏感？	
你在压力自我评估（第六章）中的得分是否有大于 10 的情况？	
你肠道生态是否失调？	
你是否被诊断出患自身免疫性疾病？	
总分	

得分情况说明

0~1 分 你可能未患肠漏症，因为你身上不具备这种病的诱因，如持续性重压和肠道生态失调。你也没有患与之相关的疾病，如食物敏感或自身免疫性疾病。

2 分或 2 分以上 你很可能患有肠漏症。这意味着你的肠道无法正常工作，只有肠道恢复健康了，你的免疫系统才能康复。

治疗方案

现在是时候进行有针对性的治疗了。但在那之前，容我先详细阐述一下整个治疗方案。和自我评估一样，消化道治疗也分 3 部分进行：肠道生态失调治疗、消化问题治疗和肠漏症治疗。你不一定要采用这里的所有治疗方案，具体用哪个取决于你自我评估的情况。

每部分治疗方案又分为 3 个阶段。同样，根据自我评估的得分，决定自己从哪一阶段着手治疗。以下是 3 个阶段的具体介绍。

第一阶段：食疗

有些症状，你只要在饮食上做一些改变就会消除，此外调控饮食还有助于改善免疫系统和消化系统的健康状况。所有人都要以此为起点开始治疗。如果你没有任何消化问题，且所有评估的结果都很好，你仍然要确保自己吃的食物都是健康的。好消息是，对某些人来说，仅控制饮食就能保持消化道健康。然而，如果你在上述自我评估中有一项得分很高，都要接着进行第二阶段的治疗。

第二阶段：服用营养补充剂和草本制剂

在这一阶段，你要在调控饮食的基础上服用营养补充剂和草本制剂。大多数人做到这一步就能痊愈。但如果你的症状在服用营养补充剂和草本制剂后仍然存在，就要进行第三阶段的治疗。

第三阶段：医学检测与功能医学评估

你需要通过进一步检测来找到体内令你不适的"大头钉"，并基于此进行相应的治疗。我会告诉你去哪里检测和治疗。

肠道生态失调治疗

自我评估结果

这里根据你在"自我评估 1：你是否有肠道生态失调问题？"中的得分情况进行了详细的阐述，具体如下。

0~7 分 恭喜你，你的肠道生态很健康。不过你每天都要补充益生菌，为消化道与免疫系统提供保护与支持；此外，还要接受第一阶段（食疗）的治疗，来提高消化道中有益菌的水平。有关益生菌的介绍详见下文。

8~14 分 你肠道生态轻度或中度失调。为修复肠道、平衡肠道菌群，你要先接受第一阶段的治疗，然后在此基础上完成第二阶段为期4周的治疗。

15~20 分 你肠道生态严重失调。为了修复肠道、平衡肠道菌群，你要先接受第一阶段的治疗，然后在此基础上完成第二阶段为期4周的治疗。

第一阶段：通过食物平衡肠道菌群

在这一阶段，我们重点介绍一些有助于消化、能平衡肠道菌群和修复肠道的食物。

你要将白糖和白面粉从饮食中去除，也就是不能吃白面包、曲奇、蛋糕、冰激凌、糖果、苏打水、薯条、椒盐卷饼和苏打饼。酵母菌和许多有害的细菌嗜糖，因为糖能促进它们生长，而它们在发酵糖的过程中会释放毒素和气体。让这些坏蛋挨饿是你要做的第一件事。一开始戒糖时，有些人会出现情绪低落、轻度头痛和疲劳等症状，但这些症状通常不会持续超过2~3天。戒糖反应与排毒反应相似（详见第四部分）。

只吃全谷物面包和饼干。你要查看食品包装上的营养成分表中是否有"全谷物"3个字，或者食用的每份面包和饼干至少要含有3 g膳食纤维。如果你患有自身免疫性疾病，那么还要确保食用的全谷物食物不含麸质。**无论你是否有肠道生态失调问题，都应该执行这个饮食方案，因为这样做有助于保持肠道菌群健康。此外，调控饮食还有助于你稳定体重、预防糖尿病和心脏病。**

如果你有肠道生态失调问题，那么作为治疗的一部分，可以每天食用两次椰子油（如果可以，请选用有机非精炼椰子油），每次一汤匙。椰子油含有月桂酸和癸酸，这两种物质能够抑制病毒和酵母菌。所以，即使你结束治疗了，椰子油也是保持肠道健康的好选择。你可以在麦片粥里加椰子油，或者用它炒菜；也可以在无麸质格兰诺拉燕麦片或蔬果昔中加椰奶，或者在格兰诺拉燕麦片中撒一点儿椰子片（粉）。我最喜欢的是用椰奶制作的普通酸奶或开菲尔酸奶。虽然椰子热量很高，但人体能将这些热量快速代谢出去，所以将椰子（即一杯椰奶或几汤匙椰子油）作为均衡饮食的一部分不会让你增重。椰子油还含有中链甘油三酯，能增强肠道免疫功能。

无论你肠道生态是否失调，都要设法恢复或维持肠道内有益菌的水平，这一点很重要。这么做能够增加肠道内的有益菌,因此对肠道菌群失衡的人来说尤其重要。

你要在饮食中添加益生元。益生元是一种不能被消化的植物成分,能够在肠道内发酵,产生能喂养有益菌的化合物。我常将益生元比作有益菌生长所需的肥料。含有益生元的食物包括豆类、大多数蔬菜和低糖水果(比如浆果、苹果和梨)。低聚果糖和菊粉也是益生元,它们是两种植物化合物。洋葱、蒜、大葱、黑麦、菊苣、蓝莓和香蕉含有低聚果糖,菊苣和洋蓟则含有菊粉。

确保自己每天摄入足量的膳食纤维,因为膳食纤维有助于维持身体的正常状态,帮助清除你体内的胆固醇和毒素。**每天至少摄入 30 g 膳食纤维**。有益菌喜欢膳食纤维。

你还要补充益生菌,即活菌,通过饮食摄入益生菌或者服用益生菌补充剂均可。每种益生菌补充剂中的菌株都是经过精心挑选的,且都是已知的、对人体肠道有益的细菌。你可以在超市里找到很多发酵食物,这些食物就含有一些活菌。你应该在饮食中适量添加发酵食物,比如泡菜、酸菜、康普茶、普通酸奶和开菲尔酸奶。我个人不喜欢乳制品(如用牛奶、山羊奶或绵羊奶制成的奶酪和酸奶),因为它们含有酪蛋白和乳清蛋白,会在许多人体内引发炎症。因此,我建议你食用乳制品的替代品,比如用椰奶制作的普通酸奶和开菲尔酸奶。如果你确实喜欢乳制品,请先执行食物戒除与挑战计划,确保自己对乳制品不敏感。

你还应该在饮食中添加下列活菌:乳酸菌(比如罗伊氏乳杆菌、干酪乳杆菌、鼠李糖乳杆菌或嗜酸乳杆菌)和双歧杆菌(比如婴儿双歧杆菌、乳双歧杆菌、长双歧杆菌、短双歧杆菌或两歧双歧杆菌)。通常来说,每 4~6 盎司(118~177 ml)酸奶含有 10 亿 ~30 亿个乳酸菌和双歧杆菌,这是一个很好的组合。

第二阶段:使用草本制剂和营养补充剂治疗

如果你自我评估 1 的得分为 8 分甚至更高,那么要清除体内有害的细菌、酵母菌和寄生虫,这一点很重要。我建议你服用以下草本制剂至少 2~4 周。如果你的症状很轻微,服用 2 周就够了;如果症状较严重,我建议你服用 4 周。如果你在服用草本制剂之后症状有所好转但尚未完全消失,那么继续服用 2~4 周,直到症状完全消失。这里列出的所有草本制剂都可以随餐服用或空腹服用,具体的视个人喜好而定。如果你有胃灼热的症状,请注意某些草本制剂(比如牛至制剂和百里香制剂)会刺激胃黏膜。

以下是我推荐的一些草本制剂。

- 牛至油胶囊或片剂，每天 200 mg，分 3 次服用。

- 百里香油胶囊或片剂，每天 100~200 mg，分 3 次服用。

- 青蒿素胶囊或片剂，每天 1~3 mg，分 3 次服用。

- 小檗碱胶囊或片剂，每天 200~400 mg，分 3 次服用。

- 葡萄柚籽萃取物胶囊或片剂，每天 250~500 mg，分 3 次服用。

- 大蒜胶囊或片剂，每天 5 mg 大蒜素，分 3 次服用。

这些草本制剂能杀灭你消化道中有害的细菌和酵母菌。随着它们的死亡，你可能头痛、排气，腹胀可能更严重，还可能感觉非常疲劳，但这些症状几天后就会消失。如果你一直感到不适，可减小服药剂量，或停药一天后再服用。上述症状是一个信号，表明你体内有大量有害的细菌或酵母菌，你可能要以较小的剂量逐步将它们清除。

你还要服用益生菌和益生元补充剂来促进有益菌生长。正如前文所述，益生菌是有益菌，益生元则是帮助有益菌生长的"肥料"，它们对修复肠黏膜至关重要。我推荐你购买含有乳酸菌和双歧杆菌的复合补充剂，而不是只含有单一菌种的补充剂。

以下是我推荐的一些补充剂。

- 乳酸菌补充剂（含不同菌种），日摄入量为 100 亿 ~1 000 亿个活菌。胶囊、片剂或粉末的均可，你可以随食物或饮料一起服用。

- 双歧杆菌补充剂（含不同菌种），日摄入量为 100 亿 ~1 000 亿个活菌。

- 布拉氏酵母菌补充剂，每天 500 mg。当你服用抗生素时，布拉氏酵母菌对保护有益菌特别有效。

- 低聚果糖补充剂，每天 500~5 000 mg，分 1~3 次服用。

- 菊粉补充剂，每天 500~5 000 mg，分 1~3 次服用。我建议你在服用治疗肠道生态失调的草本制剂之后再服用低聚果糖和菊粉补充剂，不要同时服用。

- 阿拉伯半乳聚糖补充剂（提取自落叶松或相思树），每天 500~5 000 mg。

- 小分子柑橘果胶，每天 3~5 g，分 2~3 次服用。

第三阶段：进一步检测、评估和治疗

如果你在接受第一阶段和第二阶段的治疗后仍未好转，接下来就要做粪便化验，以确定自己是否感染寄生虫或需要寻求临床医生的帮助。你可以通过以下两种方法寻找能帮助你的人。第一种方法是登录 www.functionalmedicine.org，找一位懂功能医学的医生。该网站有一个"找医生"（FIND A PRACTITIONER）搜索区，你可以输入地址和你所在地的邮政编码，查找附近受过相关培训的医生。大多数医生能做粪便化验，也会看化验结果。不过最好在预约医生之前先详细询问问他们粪便化验的相关情况。第二种方法是搜索能提供粪便化验服务的公司，以及能使用其服务的医生。

消化问题治疗

自我评估结果

我需要：

_____ 胰酶来促进消化。

_____ 胆汁酸来促进消化。

_____ 胃酸来促进消化。

如果你需要胰酶、胆汁酸或胃酸来促进消化，那么应该从第一阶段开始接受治疗。你可能通过调控饮食，即吃能促进消化的食物就能消除所有症状。我发现有些人希望自己只需要调控饮食，不想服用营养补充剂。如果你也这样想，请先接受第一阶段的治疗。但如果一个月后症状仍然没有改善，你就要接着进行第二阶段的治疗，尝试服用一些营养补充剂。

如果你有胃灼热或反流的症状，或者正在服用抗酸剂或质子泵抑制剂，又或者你觉得自己的胃受到了刺激，那么在治疗肠道生态失调的同时服用营养补充剂来改善胃部症状是个不错的主意。你可以服用单一补充剂，但我一般建议患者服用复合补充剂。以下是一些对胃有益的补充剂。

- 去甘草酸（DGL）补充剂，每天 500~1 000 mg，分 3~4 次服用。咀嚼片、粉末和胶囊的均可，你可以空腹或在饭前 20 分钟服用。
- 滑榆萃取物补充剂，每天 2~4 g，分 3 次服用。胶囊和粉末的均可，你可以空腹或在饭前 20 分钟服用。
- 芦荟萃取物补充剂，每天 50~100 mg，分 2~3 次服用。你需要购买不含利泻成分的产品。市面上有胶囊、粉末或液体的产品售卖。

有些人既无法坚持下去，也对一些有益的食物不感兴趣。如果你也这样，可以直接从第二阶段的治疗开始。请你尽量调控饮食，因为从长远来看，这么做能巩固治疗效果。

第一阶段：食用对胰酶、胆汁酸和胃酸有益的食物

发酵食物，比如泡菜、酸菜和酸黄瓜含有能够促进消化的酶，且富含益生菌。所有未经加工的菜都含有消化酶。你也可以吃一些发芽蔬菜，因为它们含有大量酶。此外，你还可以吃一些酸奶（包括开菲尔酸奶）。我不喜欢乳制品，所以只要条件允许，我都坚持用植物奶来制作酸奶。青木瓜含有木瓜蛋白酶，菠萝含有菠萝蛋白酶。你可以在饭后吃这些水果来助消化。

你还需要**吃一些能够促进肝脏分泌胆汁的食物**，比如萝卜（马萝卜、红萝卜和白萝卜）、蒲公英、菊苣和其他苦味绿色蔬菜以及洋蓟。**有助于维持胃酸水平的食物也很重要**。虽然你不能直接摄入胃酸，但你可以促进胃分泌更多的盐酸，从而让胃环境的 pH 接近 1.5。盐酸会激活消化酶，使其更好地工作。你可以通过调控饮食和在饭前服用补充剂来刺激胃酸分泌。你也可以在饭前喝一汤匙苹果醋或吃一颗梅子，尤其是在吃正餐前。

有些食物对消除其他消化道症状有帮助。**缓和剂对受刺激或发炎的身体组织有舒缓作用**。具有缓和作用的食物有琼脂（也用作布丁增稠剂）、杏仁、大麦、椰子油、无花果、亚麻籽、燕麦、秋葵、欧芹、车前草、石榴籽、李子、车前子、南瓜瓤、米汤、鼠尾草和木薯粉。葫芦巴、蜀葵根和滑榆也常用来泡茶。

如果你患有胃食管反流病，则应戒掉酒精、巧克力、柑橘类水果（包括相关果汁）、番茄、薄荷、洋葱、大蒜、高脂食物和碳酸饮料。在睡觉前 3 小时后不再进食。此外，你还要执行食物戒除与挑战计划，以防食用那些会令症状恶化的食物。上面列出的食物能够促进消化酶和胃酸的分泌，从而促进消化。

第二阶段：服用有助于消化的营养补充剂

如果评估结果显示你体内的消化酶不足，或者你有胃灼热或反流的症状，且打算减小抗酸剂的剂量，那么可以服用下列补充剂中的任意一种，看症状能否好转。

- 胰酶补充剂（胰脂肪酶、胰淀粉酶和胰蛋白酶的混合制剂，以动物性脂肪酶的活性作为测定标准），每天随餐服用活性脂肪酶 800~24 000 美国药典单位（USP 单位）。这个补充剂效果很好，通常是我推荐患者服用的首选补充剂，

除非你是素食主义者或者偏爱植物酶补充剂。

- 植物酶补充剂，有效成分一般来自曲霉，请每天随餐服用活性脂肪酶 800~24 000 USP 单位。如果你对植物酶过敏，建议改为服用胰酶补充剂。
- 菠萝蛋白酶补充剂（主要含能分解蛋白质的蛋白酶），1 200~2 400 MCU（凝乳单位）/ml，每天随餐服用 250~500 mg。
- 木瓜蛋白酶补充剂（主要含能分解蛋白质的蛋白酶），50 000 USP 单位 / mg，每天随餐服用 100~200 mg。

如果你在自我评估时发现自己胆汁酸过少，或在服用基础的消化酶补充剂之后，脂肪消化方面的问题仍未得到解决，可以补充胆汁酸。

- 胆盐补充剂（牛胆汁，确切地说应该是动物胆汁；通常来说，你可以找到含牛胆汁的消化酶补充剂），每天随餐服用 500~1 000 mg。
- 牛磺酸补充剂，每天随餐服用 500~1 000 mg。
- 蒲公英根，每天 2~4 g，分 3 次随餐服用；或者每天 5 ml 的 1∶1 蒲公英根萃取液，分 3 次随餐服用。

如果自我评估结果显示你胃酸过少，则可以测试一下自己的胃酸水平是否真的偏低。在开始测试之前，务必确认自己没有服用抗酸剂、质子泵抑制剂或 H₂ 受体抑制剂，并且没有胃灼热的症状，即胃部或胸部没有任何发热或灼烧感。如果你原本有胃灼热的症状，但因为照着我们的治疗方案做后胃灼热的症状已经消失，则可以在胃灼热症状消失一个月后再测试自己的胃酸水平。如果你还没有结束第一阶段和第二阶段的治疗，则将这两个阶段的治疗做完再做测试。

在检测是否胃酸过少时，你需要服用盐酸甜菜碱（片剂的或胶囊的均可）。请选择每片或每粒含 250~350 mg 盐酸甜菜碱的补充剂，然后按照以下说明进行检测。

- 第 1 天：每餐服用 1 片（或 1 粒）。
- 第 2 天：每餐服用 2 片（或 2 粒）。
- 第 3~8 天：每天每餐多吃 1 片（或 1 粒），直到每次吃 8 片（或 8 粒）。但如果你胃部开始发热或不适，且通常出现在饭后，表明你的剂量已经达到上限。这种感觉可能在每餐吃 2 片、5 片或 8 片之后出现，也可能根本不会出现。

你一旦察觉身体不适，无论是感觉胃部发热还是不舒服，下一餐少服用 1 片（或 1 粒）。例如，如果你发现吃 5 片让你感觉胃不舒服，下一餐就吃 4 片。按该剂量继续服用，直到你再次感觉不适，然后下一餐再少服用 1 片。我知道一位患者先达到每次 8 片，后来很快就减到了每次四五片，并且就这样维持了一两个月。

这些意味着什么呢？在感觉胃部发热之前，你需要服用的盐酸甜菜碱补充剂越多，你胃酸过少或胃酸缺乏的症状就越严重。如果你胃酸极度缺乏，我建议你在接下来的 6 个月坚持每餐服用一两片盐酸甜菜碱补充剂（除非感觉胃部不适），好让你的消化道慢慢修复、胃酸再次流动起来。除了盐酸甜菜碱补充剂，你还可以服用下列补充剂来促进胃酸分泌。

- 姜补充剂，餐前服用 500~2 000 mg。
- 龙胆补充剂，餐前服用 1~2 ml（1:5 的酊剂）。
- 复方芦荟酊补充剂，餐前服用 1~2 ml。

第三阶段：进一步检测、评估和治疗

如果你在接受第一阶段和第二阶段的治疗后仍未好转，接下来你就要做粪便化验，以确定自己是否感染寄生虫或需要寻求临床医生的帮助。你可以通过以下两种方法寻找能帮助你的人。第一种方法是登录 www.functionalmedicine.org，找一位懂功能医学的医生。该网站有一个"找医生"（FIND A PRACTITIONER）搜索区，你可以输入地址和你所在地的邮政编码，查找附近受过相关培训的医生。大多数医生能做粪便化验，也会看化验结果。不过最好在预约医生之前先详细询问他们粪便化验的相关情况。第二种方法是搜索能提供粪便化验服务的公司，以及能使用其服务的医生。

肠漏症治疗

自我评估结果

你自我评估 3 的得分：_____

0~1 分	你可能未患肠漏症，但我仍然建议你采取第一阶段的治疗方案，即通过调控饮食来为肠道提供支持。如果你希望强化自己的免疫系统，还要每天补充益生菌。
2 分或 2 分以上	为治疗肠漏症，你应该进行第一阶段和第二阶段的治疗。在修复肠黏膜的 3 个月内，不要食用你在第三章食物戒除与挑战计划中发现的问题食物。有些食物你可能要在 6 个月甚至 1 年之后才能再次食用，以便给免疫系统留出修复时间。

第一阶段：食用有益于肠黏膜的食物

我即将介绍的这些食物能够改善消化道，包括胃、小肠和大肠细胞的健康状况。第一种是**澄清黄油**。澄清黄油，顾名思义就是澄清的黄油，富含丁酸盐——一种短链脂肪酸，能够减少炎症，帮助平衡肠道免疫细胞。下一章我会教你用黄油制作澄清黄油的方法。即使对动物奶过敏，你也可以吃澄清黄油，因为澄清黄油中的蛋白质已经被除去了。凡是在烹饪时要用到黄油的时候，你都可以用澄清黄油来代替，比如做早餐麦片粥、无麸质意大利面或者煎蛋时。第二种是**椰子油**，因为它含有中链甘油三酯，而中链甘油三酯是细胞的养料。此外，中链甘油三酯还能抑制病毒和酵母菌生长。因为椰子油耐高温，所以大多数食物都可以用它来烹饪。你可以在麦片粥里添加椰子油，也可以用它炒菜。

此外，确保饮食中含有**谷氨酰胺**。谷氨酰胺是一种对治疗肠漏症至关重要的氨基酸，因为它是肠道细胞最重要的食物。所有动物蛋白，比如鸡肉、牛肉和乳制品中的动物蛋白都含有谷氨酰胺。此外，豆类、卷心菜、甜菜、菠菜、欧芹等蔬菜也含有谷氨酰胺。所以，你不应该只关注动物性食物。发酵食物中的有益菌也能为肠黏膜提供支持，因此在治疗肠漏症时，要把发酵食物纳入饮食。

第二阶段：服用能治疗肠漏症的营养补充剂

修复肠道需要一定的时间，所以我建议你至少连续 3 个月服用营养补充剂。治疗肠漏症的补充剂有的是胶囊的，有的是粉末的。你需要制订个性化营养计划，远离那些问题食物。3 个月后，你可以试着将这些食物重新纳入饮食，看自己是否已经对其产生耐受性。如果没有，再次将其从饮食中去除，并在接下来的 3 个月里继续修复肠黏膜，之后再次尝试，如此往复。但如果你患有自身免疫性疾病，最好戒掉麸质，即使它还没有给你带来任何不适（如果你也需要治疗肠道生态失调问题，那么在服用相关草本制剂的同时，治疗肠漏症）。你需要服用以下补充剂。

- 左旋谷氨酰胺粉，每天 3 000 mg，分 1~3 次服用，用水送服。
- 锌补充剂，每天 15~30 mg。

益生菌和益生元对肠漏症的治疗也很重要。肠道生态失调和肠漏症的治疗都离不开益生菌和益生元，因为有益菌（益生菌）和帮助它们生长的"肥料"（益生元）对维持肠黏膜的屏障功能至关重要。我推荐你服用含有多种乳酸菌和双歧杆菌的复合补充剂，而不是单一菌种的补充剂。

以下是我推荐的补充剂。

- 乳酸菌补充剂（含不同菌种），日摄入量为 100 亿~1 000 亿个活菌。胶囊、片剂或粉末的均可，你可以随食物或饮料一起服用。
- 双歧杆菌补充剂（含不同菌种），日摄入量为 100 亿~1 000 亿个活菌。
- 布拉氏酵母菌补充剂，每天 500 mg。当你服用抗生素时，布拉氏酵母菌对保护有益菌特别有效。
- 低聚果糖补充剂，每天 500~5 000 mg，分 1~3 次服用。
- 菊粉补充剂，每天 500~5 000 mg，分 1~3 次服用。我建议你在服用治疗肠道生态失调的草本制剂之后再服用低聚果糖和菊粉补充剂，不要同时服用。
- 阿拉伯半乳聚糖补充剂（提取自落叶松或相思树），每天 500~5000 mg。
- 小分子柑橘果胶，每天 3~5 g，分 2~3 次服用。

第三阶段：进一步检测、评估和治疗

如果你在接受第一阶段和第二阶段的治疗后仍未好转，接下来就要做粪便化验，以确定自己是否感染寄生虫或需要寻求临床医生的帮助。你可以通过以下两种方法寻找能帮助你的人。第一种方法是登录 www.functionalmedicine.org，找一位懂功能医学的医生。该网站有一个"找医生"（FIND A PRACTITIONER）搜索区，你可以输入地址和你所在地的邮政编码，查找附近受过相关培训的医生。大多数医生能做粪便化验，也会看化验结果。不过最好在预约医生之前先详细询问他们粪便化验的相关情况。第二种方法是搜索能提供粪便化验服务的公司，以及能使用其服务的医生。

综合治疗

虽然本书介绍的四大部分的内容都很重要，但修复消化道是修复免疫系统和治疗自身免疫性疾病最关键的一步。读完本章的内容后，你可能已经发现，修复消化道可能是你自行治疗时最复杂的一个环节。因此，我在这里附上卡萝尔的治疗情况，希望你读了之后能将消化道修复方案的各个部分整合起来。

在我们讨论卡萝尔的情况之前，我想就你如何实施消化道修复方案提一些建议。在治疗每一个问题之前，先通过第一阶段的方法调控饮食。这意味着你要将平衡肠道菌群、促进消化和修复肠黏膜（治疗肠漏症）所需的所有食物纳入饮食。为此，你每次要选择一种新食物。如果你在吃了该食物后没有任何不适，可以再添加一种新食物。如果你还没有进行无麸质饮食，那么先戒麸质。在进行无麸质饮食2周后，或者当你准备好后，根据自我评估情况进行相应的治疗。

在我看来，你只要肠道生态失调，就会患肠漏症。我一般同时治疗这两种病。一般来说，解决肠道生态失调的问题一般需要一个月时间，之后你需要花好几个月来修复肠黏膜。

如果你还需要补充消化酶、胃酸或胆汁酸，可以先等等，在将肠道生态失调治愈后，再补充能促消化的营养补充剂或草本制剂。我之所以这样建议，是因为我认为最好一次只做一两件事情。这样，一旦你感觉变好或者变糟，就知道是什么引起的。如果你觉得自己可以同时服用治疗肠道生态失调、肠漏症和消化问题的营养补充剂，可以一开始就这么做。具体怎么做取决于你自己，我也是这么对卡萝尔说的。

卡萝尔第一次找我就诊时，根据她的症状，我诊断她肠道生态严重失调，且得了肠漏症。她饭后胀气十分严重，所以我还需要治疗她的消化问题。下面是我为卡萝尔制订的方案，用的营养补充剂和草本制剂也是我常让患者用的。

整个治疗为期4周。首先，我让她服用了"消化道净化草本制剂"，即小檗碱、黑胡桃和青蒿素的复合产品，这是我在布卢姆康复中心使用的配方之一。这种产品是胶囊，患者要早晚各服3粒，可随餐服用，也可以空腹服用。大多数人喜欢在早餐和晚餐时随餐服用。在开始服用一种新的补充剂时，要循序渐进，确保它不会引起肠道不适，如腹泻、恶心或腹痛。第一天，我让卡萝尔一天服2次、一次服1粒；第二天每次服2粒；从第三天开始每次足量服用，即一天服2次、一次服3粒。第四天，她开始加服牛至片剂，也是每天服2次、每次服1片，从服用牛至片剂的第三天开始每次足量服用（即一次服3片）。就这样，卡萝尔持续服用"消化道净化草本制剂"和牛至片剂4周。

当你按照治疗方案治疗时，草本制剂会杀灭你消化道中有害的细菌和酵母菌。但随着它们的死亡，你可能头痛，排气和腹胀的情况也可能更严重，还可能感觉非常疲劳，但这些症状几天后就会消失。不过，如果你一直感觉不适，可减小服药剂量，或停药一天后再服用。这些症状是一个信号，表明你体内有大量有害的细菌或酵母菌，你可能需要以较小的剂量逐步将它们清除。

卡萝尔在服用草本制剂治疗肠道生态失调的同时，还在睡前服用2粒菌群修护胶囊，其中含有乳酸菌、双歧杆菌和布拉氏酵母菌。我一般建议服用用于治疗肠道生态失调的草本制剂的患者在睡前服用这类修护剂，而不是两者同时服用，因为这些草本制剂不仅会杀灭我们希望清除的有害菌，菌群修护胶囊中的益生菌也会被杀灭。因此，你应该在服完这些草本制剂后，再服用菌群修护胶囊，可以早晚各服 1 粒，连续服用 3 个月。3 个月之后，你可以把剂量降到每天 1 粒。

由于卡萝尔饭后会严重胀气，我从一开始便为她修复消化功能，让她服用足量的促消化药物，即胰酶、胆汁酸和甜菜碱的复合产品。我叮嘱她每餐都服用 1 片，且至少要连续服用 3 个月。

毫无疑问，卡萝尔患有严重的肠漏症。她关节和肌肉疼痛（是由多种食物造成的），患有好几种自身免疫性疾病，还有严重的消化问题。我从一开始就致力于修复她的肠黏膜，用的是最简易的方法，即让她服用左旋谷氨酰胺粉。服药时，卡萝尔用 1 茶匙浓缩药粉兑 4 盎司（约 118 ml）水；每天服 2 次，空腹或饭前 20 分钟服用——这通常意味着早上起床后、晚上睡觉前或者晚饭前服用。如果你不喜欢粉末状药物，也可以服用左旋谷氨酰胺胃肠修复胶囊，每天服 2 次，每次服 4 粒，空腹或饭前 20 分钟服用。肠黏膜修复需要一定的时间，和卡萝尔一样，你至少要连续服用这些补充剂 3 个月。

第十章

消化道修复食谱

　　本章食谱含有特定的营养成分，它们能为你消化道中的有益菌提供支持，还能帮助你修复肠黏膜。为了助你恢复肠道菌群的平衡，我请我们的烹饪总监马蒂·沃尔夫森用发酵椰奶发明菜谱，因为发酵椰奶含有丰富的有益菌。椰奶本身还能为人体提供中链甘油三酯，而中链甘油三酯是肠道细胞的绝佳养料，能够促进肠黏膜修复。下面的食谱还使用了富含谷氨酰胺的鸡肉（包括火鸡肉）和豆类等。谷氨酰胺是一种有助于保持消化系统健康的氨基酸。此外，我们还设法将具有消化道修复功效的澄清黄油添加到食谱中。本章最后提供了自制澄清黄油的方法。

总食谱

　　美"胃"奶昔

　　自制格兰诺拉燕麦片

　　法国发芽小扁豆沙拉

　　印度绿豆饭

　　椰子油炒绿蔬

　　橙子茴香金甜菜沙拉

　　火鸡汉堡排

　　辣椒松子菠菜鸡肉卷

　　花椰菜泥

　　腰果蓝莓芭菲

澄清黄油（酥油）

每日食谱 1

早餐

美"胃"奶昔

午餐

印度绿豆饭

椰子油炒绿蔬

晚餐

火鸡汉堡排

橙子茴香金甜菜沙拉

每日食谱 2

早餐

自制格兰诺拉燕麦片

午餐

法国发芽小扁豆沙拉

晚餐

辣椒松子菠菜鸡肉卷

花椰菜泥

甜点

腰果蓝莓芭菲

美"胃"奶昔

有益菌是保持肠道健康的关键因素之一。普通酸奶和开菲尔酸奶不仅含有有益于我们的消化系统的有益菌，还很容易获得。这款奶昔做法简单，柑橘类水果的味道让人不禁联想到热带岛屿。

2 人份

原料

1 量杯芒果，去皮，切块

1 根香蕉

½ 个橙子

½ 个酸橙

1 量杯发酵椰奶

½ 量杯水

1 汤匙亚麻籽粉

15 g 蛋白粉

做法

1. 将所有原料放入搅拌器，搅拌至混合物变得细腻。

自制格兰诺拉燕麦片

市面上的大多数格兰诺拉燕麦片含有大量精制糖。我们在自制格兰诺拉燕麦片时加入了无糖椰丝、蜂蜜和一些香料，在保证燕麦片香甜的同时，让你吃得更加健康。椰子油和坚果为你提供能对抗炎症的优质脂肪。巴西坚果营养价值极高，富含硒，而硒是保持甲状腺健康不可或缺的矿物质。你还可以根据个人喜好自行选择原料。好好享用这道美味吧！

16 人份（每份 ½ 量杯）

原料

4 量杯无麸质燕麦片

1 量杯无糖椰丝

½ 量杯巴西坚果仁，粗略切碎

½ 量杯杏仁，粗略切碎

½ 量杯核桃仁，切碎

½ 量杯葵花子仁

¼ 量杯椰子油

⅓ 量杯蜂蜜

1 茶匙香草精

½ 茶匙肉桂

½ 茶匙小豆蔻

2 汤匙枫糖浆

⅓ 量杯无籽葡萄干或其他果干

做法

1. 把烤箱预热至 165℃。

2. 把除枫糖浆和无籽葡萄干（或其他果干）之外的所有原料放在烤盘上，混合均匀。放入烤箱烤 15 分钟后，取出烤盘搅拌一下。

3. 再烤 15 分钟，之后将枫糖浆淋在燕麦片上，并搅拌一下。

4. 接着烤 10 分钟，或烤至燕麦片变得金黄。将燕麦片从烤箱中取出，拌入无籽葡萄干（或其他果干）。

法国发芽小扁豆沙拉

让食物发芽是一种天然的、不需要加热的食物处理方法，发芽食物能更好地帮助胃消化食物。小扁豆发芽后，其中的酶被激活，而这些酶有促消化的作用。天气暖和的月份是吃豆芽的好时候，因为这个时候我们的身体希望得到更多的生食。豆类发芽所需的时间不同，较大的豆类（比如鹰嘴豆）发芽所需的时间较长。

4~6 人份

原料

2 量杯发芽小扁豆（发芽方法见"做法"）

4 汤匙特级初榨橄榄油

1 个柠檬，榨汁

½ 茶匙盐

少许现磨胡椒粉

1 茶匙黄芥末

1 茶匙苹果醋

满满 1 汤匙欧芹碎

做法

1. 让小扁豆发芽前，先将小扁豆放在细滤网上并挑出其中的小石子，然后淘洗干净。

2. 将小扁豆沥干并放进梅森瓶中，用薄纱布盖住瓶口，并用橡皮筋箍住。

3. 将梅森瓶置于阴凉避光处。每天将小扁豆取出来冲洗几次，防止滋生霉菌或细菌。

4. 小扁豆需要两三天才会发芽，嫩芽至少要有 6 mm 长。

5. 在小扁豆发好芽后，将其他原料放入一个小碗中，拌匀，酱汁就调好了。

6. 将上一步拌好的酱汁淋在发芽小扁豆上。

印度绿豆饭

这道绿豆饭是印度阿育吠陀医学（生命科学）推荐的一道经典美食。绿豆是一种较易消化的豆类，用绿豆与印度香米做的绿豆饭能够为人体提供各种氨基酸。印度香料经澄清黄油（对肠道具有修复作用）烘烤后更具风味，营养也更丰富。这道美食能让人由内而外地感到暖和，因此非常适合冬天或定期清理肠道时食用。

4~6 人份

原料

$^1\!/_2$ 量杯绿豆，浸泡一夜

1 量杯印度香米

$3^1\!/_2$ 量杯水

1 汤匙澄清黄油

$^1\!/_2$ 量杯洋葱丁

$1^1\!/_2$ 茶匙孜然粉

$^1\!/_2$ 茶匙香菜粉

$1^1\!/_2$ 茶匙姜黄

少许小豆蔻

少许现磨胡椒粉

$^1\!/_2$ 茶匙盐

少许香菜叶

少许日本酱油或有机氨基酸酱油

做法

1. 在一口锅中加入绿豆、印度香米和水，盖上锅盖，大火煮沸。之后小火继续煮 45 分钟。

2. 取一口小平底锅，倒入澄清黄油，中火热油。入洋葱丁，炒至洋葱丁变软。大约需要 5 分钟。

3. 入孜然粉、香菜粉、姜黄、小豆蔻、现磨胡椒粉和盐，小火翻炒 5 分钟。

4. 在绿豆和香米煮熟前 10 分钟，拌入炒好的洋葱丁。

5. 煮熟后，淋一些酱油，撒一些香菜叶点缀。

椰子油炒绿蔬

椰子油曾被误认为含有有害脂肪，但目前它在保健方面的诸多功效已获得广泛认可。椰子油的主要成分是有助于消化的中链甘油三酯，它具有抗菌、抗病毒的功效。此外，椰子油还能为人体提供适量的饱和脂肪。市面上有两种椰子油供你选择。如果你喜欢椰子的味道，可以选择初榨椰子油，因为它尝起来和闻起来都有椰子的香味。如果你不喜欢椰子的味道，可以选择去味椰子油。

4~6 人份

原料

1 汤匙椰子油

3 瓣蒜，去皮，切末

5 量杯瑞士甜菜叶或羽衣甘蓝叶，切碎

¼ 茶匙盐

¼ 茶匙现磨胡椒粉

做法

1. 取一口大炒锅，倒入椰子油，中高火热油。

2. 入蒜末，炒至蒜出香味。

3. 入瑞士甜菜叶或羽衣甘蓝叶，炒至菜叶变软。

4. 入盐和现磨胡椒粉调味。

橙子茴香金甜菜沙拉

没有什么比茴香和甜菜更能代表春天了。随着天气转暖，我们的身体希望减少熟食的食用量，这道口感清脆、五颜六色的沙拉正是我们此时的好选择。这道菜口味清淡，可以与鱼搭配，甚至能与蛋白质含量更高的食物获得平衡。

4 人份

原料

1 个茴香头，刨丝或切丝

1 棵金甜菜，切细条

2 个橙子，去皮，去膜，切片

1 个橙子的橙皮，刨丝

2 茶匙薄荷碎

1 汤匙糙米醋

1 个柠檬，榨汁

2 汤匙橄榄油

1/4 茶匙孜然粉

1/2 茶匙盐

做法

1. 取一个中等大小的碗，放入茴香丝、金甜菜条和橙子片，拌匀。

2. 取一个小碗，加入剩余的材料并拌匀，然后将调好的酱汁拌入上一步混合好的果蔬里。

火鸡汉堡排

谁说汉堡排不含绿色蔬菜的？用火鸡瘦肉糜和菠菜做成的汉堡排，既有益于健康又营养丰富，是你和家人不错的选择。菠菜和火鸡肉富含谷氨酰胺，谷氨酰胺是一种能够修复肠黏膜的氨基酸。洋葱则给汉堡排带来一丝丝甜味。

4 人份

原料

450 g 火鸡瘦肉糜

1 个中等大小的洋葱，切丁

1 个红甜椒，去籽，切丁

2 量杯菠菜，切碎

3 瓣蒜，切末

1 个鸡蛋，打散

1 汤匙无麸质面包糠

1 茶匙盐

1 茶匙现磨胡椒粉

少许特级初榨橄榄油

做法

1. 取一口大平底锅，倒入 1~2 汤匙特级初榨橄榄油，开火热油。

2. 入洋葱丁，简单翻炒几下直至洋葱变软。

3. 入红甜椒丁和菠菜碎，翻炒 2 分钟。

4. 入蒜末，翻炒 2 分钟，菜起锅，放凉。

5. 用一柄木勺将火鸡肉、蛋液、盐、现磨胡椒粉、无麸质面包糠拌入放凉的蔬菜混合物中，然后做成 4 个汉堡排。

6. 取一口平底不粘锅，加入 1~2 汤匙特级初榨橄榄油，中高火热油。放入汉堡排，煎至汉堡排熟透且两面呈淡棕色，每面大约需要煎 4~5 分钟。可以轻轻按压汉堡排的中部，查看其是否熟透。

辣椒松子菠菜鸡肉卷

菠菜和欧芹富含谷氨酰胺，谷氨酰胺是一种有助于保持肠黏膜健康的氨基酸。鸡胸肉被拍成薄片，与菠菜、辣椒、欧芹、葡萄干和松子搭配，整道菜既味美可口，又让人赏心悦目。

2~4 人份

原料

2 块 170 g 的有机鸡胸肉

1 汤匙干牛至碎

适量盐

适量现磨胡椒粉

4 汤匙特级初榨橄榄油

2 瓣蒜，切末

½ 捆菠菜，切碎

少许切碎的干红辣椒片

2 个小烤红辣椒，切碎

3 汤匙欧芹碎

2 汤匙葡萄干

3 汤匙烤过的松子仁

一段棉绳，提前用水浸泡

做法

1. 把烤箱预热至 175℃。

2. 将每块鸡胸肉片成两片，分别覆上一层保鲜膜，并用肉槌将鸡胸肉拍薄。注意不要拍得太薄，否则会把鸡胸肉拍碎。在鸡胸肉的两面分别抹一层干牛至碎、盐和现磨胡椒粉。

3. 取一口中等大小的炒锅，倒入 2 汤匙特级初榨橄榄油，中高火热油。入蒜末，炒 30 秒。

4. 入菠菜碎、少许盐、少许现磨胡椒粉和辣椒片，翻炒几分钟，或炒至菜叶变软。

5. 菜起锅，在炒好的菜中加入烤红辣椒碎、欧芹碎、葡萄干和松子仁，搅拌均匀。

6. 将上述菠菜混合物分成 4 份，分别铺在鸡胸肉上并将鸡胸肉卷起来，然后用棉绳系好。

7. 取一口平底锅，倒入 2 汤匙特级初榨橄榄油，中高火热油。

8. 入鸡肉卷，煎至表面变得金黄。

9. 将平底锅放入烤箱烤 10 分钟，或烤至鸡肉完全熟透。取出鸡肉卷，割断棉绳，并将各个鸡肉卷切成宽 1 cm 左右的小卷。

花椰菜泥

花椰菜是少数几种营养丰富的白色食物之一，富含维生素、矿物质和植物营养素。在这道菜中，我们把花椰菜打成泥，并加入澄清黄油。澄清黄油对肠黏膜具有修复作用。作为一道配菜，花椰菜泥比土豆泥健康得多，味道却一点儿不差。这道菜做起来很简单，即使工作一天后你做起来也不费劲；它看起来相当丰盛，特殊场合也拿得出手。此外，它还深受孩子的喜爱。

6 人份

原料

　　1 棵花椰菜，分成小朵

　　¼ 量杯欧芹末

　　2 茶匙澄清黄油（或者特级初榨橄榄油）

　　适量盐

　　适量现磨胡椒粉

做法

　　1. 取一口大锅，加入适量冷水和盐，煮沸。

　　2. 入花椰菜，煮至花椰菜变软。大约需要 10 分钟。

　　3. 盛出 ¼ 量杯煮花椰菜的汤水，备用；取出花椰菜，将它充分沥干后放进料理机里打碎。

　　4. 先向料理机里加入澄清黄油（或特级初榨橄榄油），然后一点点地加入煮花椰菜的汤水，一次加 1 汤匙，直至混合物变得顺滑、细腻。

　　5. 加入适量盐和现磨胡椒粉调味，然后点缀一些欧芹末。

腰果蓝莓芭菲

　　琼脂是一种有益于健康的海洋蔬菜，具有很大的药用价值。琼脂还可以充当明胶，用来制作布丁、芭菲和蛋挞。这种富含膳食纤维和矿物质的海洋蔬菜具有修复消化道和减轻炎症的作用。这道甜点口味清爽、口感细腻，十分诱人。

8 人份

原料

　　4 量杯苹果汁

　　3 汤匙琼脂片（天然明胶）

　　少许盐

1 汤匙苹果醋

2 量杯冻蓝莓

1 量杯烤过的腰果仁

1 汤匙烤过的腰果仁，切碎

1 汤匙枫糖浆或龙舌兰糖浆

做法

1. 取一口大锅，加入 3 量杯苹果汁，中高火煮沸。

2. 调小火，边搅拌边加入琼脂片、少许盐和苹果醋。不停地搅拌，直至琼脂片熔化。

3. 关火，拌入蓝莓，然后盛入 20 cm × 30 cm 的玻璃皿中。

4. 将玻璃皿放进冰箱，冷冻约 1 小时或冷冻至蓝莓混合物凝固。

5. 从玻璃皿中取出冻住的蓝莓混合物，将其放入手持式搅拌器或料理机中，打至蓝莓混合物变得顺滑、细腻。

6. 取另一台料理机，加入 1 量杯烤过的腰果仁和枫糖浆（或龙舌兰糖浆）。

7. 在料理机工作期间，将剩余的 1 量杯苹果汁缓慢倒入，直至腰果酱变得顺滑、细腻。

8. 准备 8 个餐盘，每个餐盘上先铺一层蓝莓混合物，再淋上适量的腰果酱。

9. 最后，在腰果酱上分别撒一些腰果碎。

澄清黄油（酥油）
经临床营养师利兹·利普斯基博士授权转载

澄清黄油又名酥油，是印度的一种传统的保健食品。它是通过加热黄油至其液化制成的。澄清黄油不含牛奶固形物，因此适合对牛奶敏感的人食用。你也可以去保健食品店买成品。澄清黄油曾被用于治疗溃疡、便秘，还有助于伤口愈合和修复消化道。

原料

450 g 无盐有机黄油

做法

1. 取一口中等大小的炖锅，加入黄油，中火热油。

2. 慢慢地，黄油逐渐熔化并沸腾，此时你能听到黄油发出"啪啪"的爆裂声。

3. 接着，黄油上方会起一层浮沫，这时你要用勺子将浮沫撇干净。

4. 15~20 分钟后，你会听到黄油的声音发生变化，声音逐渐变小，油逐渐变清。

5. 关火，用薄纱布或铺有滤纸的金属咖啡过滤器过滤。你可以立即过滤，也可以晾 15 分钟再过滤。如果立即过滤，要小心，因为油很烫。

6. 将过滤好的黄油盛在一个碗（瓷碗、玻璃碗或石碗均可）中，并封口保存。澄清黄油大约可以在常温下保存一年。

第四部分

维护肝脏

衡量一个人成功的标准不是地位，而是在迈向成功的过程中，他克服了多少困难和障碍。

——布克·华盛顿

第十一章

肝脏与环境毒素

在我看来，几十年来，人类一直在进行一项大规模的人体实验。什么意思呢？自第二次世界大战以来，我们制造出成千上万种化学物质，并暴露在它们之下，这些化学物质会对健康产生什么影响或副作用仍是未知的。只有在某些化学物质被证明会致癌后，相关产品才会从市面上下架。例如，曾经一度添加到儿童睡衣中的阻燃剂和DDT（二氯二苯三氯乙烷，一种用于农作物的杀虫剂）。有些较新的化学物质有可能是癌症、2型糖尿病、心脏病和自身免疫性疾病等疾病日益普遍的重要推手。我们要明白的是，毒素的累积已经在我们毫无察觉的情况下给身体造成了极大的负荷。

在本章中，我的第一个目标是教你认识所有可能引发自身免疫性疾病或与自身免疫性疾病相关的环境毒素，你可以看看自己生活的环境中是否潜伏着这些毒素。治疗相关自身免疫性疾病时，避免环境毒素暴露和降低体内的毒素水平是你第一件要做的事，而我的第二个目标就是帮助你清除体内的毒素。

环境毒素是许多物质的统称。当你摄入、吸入或接触这些物质时，身体会做出一系列免疫反应，因为它们会被身体识别为外来的危险物。此外，环境毒素还会对人体细胞造成直接伤害，使肝脏承受巨大压力，而肝脏是负责清除体内毒素的重要器官。人体内的毒素可能来自：

- 干洗溶剂
- 汽油
- 汽车尾气

- 烟草烟雾

- 树脂

- 胶

- 油漆

- 去污剂

- 重金属，如汞、铅、镉以及类金属元素砷*

- 多氯联苯等化学物质，其中二噁英最为人所熟知

- 有机磷和有机氯等杀虫剂

- 塑料中的有毒化合物，如双酚 A

- 某些微量矿物质，比如硅和碘。在水平极低时，它们对人体有益，水平高后则会致病

- 被高浓度处方药污染的饮用水

- 外源性化合物，包括外源性雌激素，它们进入人体后的作用类似于雌激素的作用

- 肠道内有害的细菌、酵母菌或寄生虫释放的毒素

肝脏是如何处理毒素的？

"毒素负荷"是一个术语，用于衡量人体细胞和组织中各种毒素的总量。正如这一术语所暗含的，人体细胞和肝脏难以承受这些毒素，这些毒素处理或清除起来很难。毒素负荷体现的是毒素暴露时间和暴露程度。毒素负荷越大，人体健康受影响的可能性就越大。在这一部分，我希望你能弄清楚自己体内的毒素负荷情况，这也是我在上文提及我们体内毒素来源的原因。但这并不意味着其中的任何一种毒素都会引发疾病（尽管有这种可能，但目前还没有充足的证据来证明这一点），这些毒素在体内积累才会加重人体排毒系统的负荷。

肝脏是人体的主要排毒器官，每天都在英勇地保护人体免受所吃的食物、所呼吸的空气以及饮用水中的毒素损害。如果你想知道肝脏是怎么工作的，可以将它看作在水槽里过滤煮熟的意大利面时所用的过滤器。过滤器上有很多小孔，把水和意

---

* 本书在谈及重金属暴露时，将类金属元素砷也包含在内。——编者注

大利面倒上去后你会发现，水流走了，意大利面则留在上面。肝脏负责过滤人体内的所有血液，血液通过小血管流入肝脏时，肝脏细胞"留"住了毒素。接下来，这些细胞将毒素转化成其他物质（使毒素变得没那么危险），之后这些物质要么通过胆系统排出体外，要么进入血液，通过肾脏排出体外。**如果你长时间接触过多环境毒素，它们就会堵塞肝脏。**为了更直观地理解这一点，我们还以过滤器为例进行说明。假设过滤器上的孔被堵住了，此时你把水和意大利面倒上去后，结果肯定是水和意大利面溢出。就人体而言，如果肝脏被"堵"住了，即肝脏中充满了毒素，那么这些毒素最终也会溢出——在各组织中沉积。

与毒素相关的疾病的症状包括：

- 总是感觉疲倦
- 思维不清晰（脑雾）
- 全身浮肿
- 头痛
- 肌肉疼痛
- 手指或脚发麻
- 不明原因的体重增加

相关食物和补充剂含有的健康、有益的营养物质能够帮助肝脏"留"住毒素，并将它们排出体外。体内毒素负荷越大，身体处理毒素就越困难。因此，毒素负荷越大，你需要的营养（来自蔬菜等食物，我们会在下一章讨论）也越多。

基因也是影响人体内毒素负荷的要素，因为它能影响肝脏细胞内酶的功能和它们清除毒素的能力。如果你的基因有缺陷，即体内的排毒酶自你出生以来就无法发挥应有的作用，那么你更应该小心环境毒素，而且还要摄入大量能护肝的营养物质。我喜欢用矿井中的金丝雀来打比方。过去，煤矿工人在下井工作时常常带一只金丝雀。因为与人类相比，金丝雀对甲烷和一氧化碳更加敏感。所以，一旦金丝雀死亡，矿工们就知道该离开了。同样的道理也适用于那些排毒基因不好的人，我就是其中之一。我对自己的排毒系统做过基因检测，发现我的基因在很多方面都有缺陷。相比于其他人，我要在更洁净的环境中生活，因为环境毒素会让我生病（也确实让我生病了）。如果你患有自身免疫性疾病，那么你可能也是一只金丝雀。

我会在下一章告诉你如何评估自己体内的毒素负荷情况，并让你看看自己是否有毒素暴露过多的相关症状。这些评估将帮你确定自己是否有基因缺陷。此外，我还会分享一些有关基因检测的内容。

环境毒素暴露

下面有一些统计数据，它们可以帮你了解自己平时都在与环境中的哪些毒素对抗。很多机构在监测我们环境毒素的暴露情况。这种监测是必要的，因为我们越来越多地意识到，环境毒素会让我们生病。为了净化我们的环境、减少毒素暴露，第一件要做的事就是收集相关数据。我希望当你看到这些数据后，能意识到问题的严重性，以及环境毒素对自己的影响。

美国CDC进行了一项大规模、持续性的调查，对美国人所接触的环境毒素进行跟踪。2009年，CDC发布的《第四次人类环境化学物接触水平的国家报告》提供了212种化学物质的检测数据，这些数据采集自接受美国国家健康与营养调查（NHANES）的数千名受试者。[1] 他们发现，美国人化学物质暴露现象十分普遍，几乎所有受试者体内都含有这212种化学物质。下面列出了其中的几种化学物质。

- 多溴二苯醚，某些工业产品中的阻燃剂。
- 双酚A，存在于塑料中。
- 聚四氟乙烯，用于制作炊具的耐热不粘涂层。为了自身的健康，最好选择阳极氧化铝不粘炊具。
- 高氯酸盐，有些是天然的，有些是人造的，可用于制作烟花、炸药、照明弹和火箭推进剂。

近30年来，CDC环境健康实验室的研究人员一直通过生物监测技术来确定人们接触过哪些环境化学物质。生物监测是评估人体环境化学物质暴露的最健康、最有效的方法，因为我们用这种方法能够检测化学物质实际进入人体的量。目前，研究人员已经在人体样本中检测到300多种环境化学物质及其代谢产物。

美国EWG在2005年开展的一项研究发现，10名新生儿的脐带血中共有232种环境化学物质，其中包括已知的致癌物质和神经毒素。虽然这项研究的样本量很小，但它为更多旨在揭示儿童和成人环境化学物质暴露情况的研究打开了大门。2006年末，EWG与公益组织共同开展了一项名为"人体毒素研究计划"的研究，目的是监测人体中各毒素的总量。该研究目前还没有完成，研究人员已监测到500多种不同的环境毒素。[2]

政府、研究人员、政治团体和基层群众越来越多地关注我们接触的各种环境毒素，这促使相关企业做出改变，并且增强了人们选择优质产品的意识。例如，20多年来，美国国家环境保护局开展的"有害物质排放清单"项目，一直要求相关企业报告法律规定的 650 种环境化学物质的释放、处置、焚烧、处理和回收情况。[3]
虽然所有人都认为这些企业应该报告它们向空气中排放的污染物情况，但至于应该
报告哪些污染物的排放情况以及具体污染物的排放水平超过多少才算过高，目前仍
有争议。

汞

　　我们很早就发现重金属暴露与自身免疫性疾病有关联，其中有关汞暴露与这些
疾病的相关性的研究最多。虽然每个人汞暴露的程度不同，但汞暴露很普遍，因为
人们会通过多种方式接触汞。比如，补牙用的银汞合金、化妆品、杀虫剂和一些疫
苗中都含汞。汞也是很多工厂，尤其是以煤为燃料的工厂排放到空气中的污染物。
被排放到空气中后，汞会在土壤、海洋、湖泊和河流中沉积。小鱼吃含汞的海藻、
大鱼吃小鱼，汞就这样在食物链中层层积累。最大的鱼（比如金枪鱼和旗鱼）体内
的汞含量最高。野生帝王鲑体内的汞水平最低，因为它是食草鱼，这也是这种鱼富
含蛋白质和 ω-3 脂肪酸的一大原因。

　　汞对人体健康的影响在很大程度上取决于你接触的是哪种形式的汞。例如，补
牙用的银汞合金是汞蒸气暴露的主要来源。最常用的银汞合金中大约 50% 的成分
是液态汞。因此，当你使用银汞合金填充物补牙时，你和牙医都暴露在汞蒸气中；
牙医能戴口罩，而你却不能。此外，你每次咀嚼、刷牙或喝热饮料时，银汞合金都
会释放汞蒸气。接着，这些汞蒸气先被吸入肺部，再进入血液。研究表明，银汞合
金填充物的用量与血液和尿液中的汞水平有直接关系。[4]

　　汞职业暴露发生在金矿开采、工厂净化和制造氯的过程中。使用含汞的美白霜
也可能造成高水平的汞暴露。汞蒸气被吸入人体后，无机汞在体内积聚，从而对神
经系统和肾脏产生毒害作用。汞蒸气很容易穿过血脑屏障，并在大脑中积聚。

　　人类之所以会出现甲基汞暴露的情况，几乎完全是因为食用金枪鱼和旗鱼等海
鲜。甲基汞在化学上与无机汞不同，而这种差异改变了它在人体内的作用方式。研
究表明，人类鱼的食用量与血液和头发中甲基汞的水平有直接关系。甲基汞确实对
大脑有毒害作用，但它不能像无机汞那样轻易穿过血脑屏障，而是在体内其他部位
积聚。如果你血液中的汞水平升高，这一般是由甲基汞引起的。任何形式的汞在进
入细胞后都会产生自由基，从而破坏体内酶的活性、细胞膜和 DNA。

　　甲基汞和汞蒸气很容易通过胎盘从母体传到未出生的胎儿体内。研究表明，甲
基汞会被胎盘吸收，储存在胎儿的大脑中，水平甚至比在母体中时还高。事实上，

这样反而危害更大。一些研究已经发现产前汞暴露与孩子认知功能受损相关。高水平的产前汞暴露还会造成发育问题，包括智力发育迟缓、小脑共济失调、构音障碍、肢体畸形、身体发育异常、感觉障碍和脑瘫。

汞暴露症状

体内汞水平很高的话，人会有什么感觉？长期低水平汞暴露会引起以下症状：

- 颤抖
- 牙龈疾病
- 易怒
- 抑郁
- 短期记忆丧失
- 疲劳
- 厌食
- 睡眠障碍

体内如果有高水平的甲基汞，人就会出现以下症状：中枢神经系统受损，身体麻木、刺痛；平衡、行走和说话困难；听力障碍；视力发生变化等。根据美国CDC开展的国家生物监测计划，急性、高水平的汞蒸气暴露还可能引发严重的肺炎。

我诊治的很多体内汞水平很高的患者并没有出现急性中毒的症状。相反，我经常遇到的情况是，许多人因为出现一些非特异性症状来就医。不幸的是，尽管你可能有肌肉疲劳、全身疲乏、焦虑、抑郁、难以集中精力和记忆力下降等问题，临床医生仍然只让你做常规的血液检测，然后根据检测结果诊断你完全健康。你也可能因为运动后感觉不适而无法继续运动，有时手、脚或身体其他部位麻木、刺痛，这些都是长期低水平汞暴露的症状。如果你确实存在这些症状，特别是如果你表现出汞中毒的症状，请务必按照下一章的方案进行自我评估。

砷

汞以外的其他重金属（比如铅和类金属元素砷）与自身免疫性疾病没有明显的

关联。但我还是想在这里简单介绍一下，因为它们和汞在人体内的代谢情况一样。暴露在这些重金属中会让你更难清除体内的汞，从而增大你患自身免疫性疾病的风险。砷致癌，还会污染饮用水。1975 年，美国通过了《安全饮用水法案》，该法案明确规定禁止将砷用作杀虫剂。2003 年美国则规定禁止将砷用于经高压处理的板材，而这种板材是户外场地和操场相关设备的主要用材。然而，美国食品药品监督管理局（FDA）已经批准家禽等动物饲料中可以少量添加几种有机砷化合物作为抗菌剂。动物吃含砷饲料，我们再吃动物，因此我们仍然难逃砷暴露的命运。

铅

铅的使用史悠久。虽然美国在 20 世纪 70 年代就已经禁止在油漆和汽油中添加铅，但直到 20 世纪 90 年代，铅才完全从汽油中消失。铅是一种毒性很强的神经毒素，我们（尤其是儿童）很容易从胃肠道吸收它。铅还会在骨骼中积累，只有在人进入更年期，即骨骼破坏和重建的周期变短后才被释放到血液中。患者首次找我就诊时，我一般会了解他们的环境毒素暴露情况。我经常发现有些人小时候啃过油漆屑，或者曾有过装修时仍住在房子里、连续数月吸入大量粉尘的经历。此外，直接饮用自来水也可能导致铅暴露，因为在地下穿街而过的旧输水管道铅含量很高。自来水经过处理后达标了，但这不意味着在去厨房的路上不会再次受到污染（有时我觉得自己应该投资某家净水器公司，因为我推荐所有人在厨房安装反渗透净水器）。清除体内的这些有毒重金属对你的健康非常重要，尤其是在你觉得自己患了与毒素暴露有关的疾病时。

化妆品（没错，就是它！）也是问题所在。许多知名品牌的口红含铅。事实上，化妆品安全运动组织于 2007 年对 33 种口红进行了测试，发现其中 61% 的口红含铅，尽管它们的成分表上都没有列出铅。[5]FDA 于 2009 年发布的一项研究显示，所测试的口红样品都含铅。这已经够让人吃惊了，但更糟糕的是，这些口红中铅的质量分数为 $0.09 \times 10^{-6} \sim 30.6 \times 10^{-6}$（含量为 0.09~30.6 ppm），是化妆品安全运动组织测得的铅含量的 4 倍！铅含量最高的几种口红，竟然是由 3 家知名制造商生产的：宝洁（封面女郎）、欧莱雅（包括欧莱雅、美体小铺和美宝莲）以及露华浓。FDA 于 2012 年 2 月进行的一项后续研究发现，数百种口红中铅的质量分数高达 7.19×10^{-6}（含量为 7.19 ppm）。最新的研究表明，铅暴露不存在所谓的安全水平。不过，市面上也有一些不含有任何有害化学物质或重金属的化妆品，你可以登录美国 EWG 的网站自行查找。[6]

塑料

受 EWG 委托的实验室，首次在美国婴儿脐带血中检测到双酚 A，这是一种塑料成分，也是一种外源性雌激素。之所以称它为外源性雌激素，是因为这种化合物与雌激素的作用类似。体内含有这种化合物很危险，因为它会造成女性青春期提前和痛经，还会增大女性患雌激素相关癌症，如乳腺癌、卵巢癌和子宫癌的风险。在人体内起激素作用的环境化学物质被称为内分泌干扰物，双酚 A 就是其中的一种。人一般通过哪些渠道接触双酚 A 呢？ EWG 所委托的实验室还发现，美国大型企业和服务机构的收银机和自动取款机使用的纸质收据 40% 含有高含量的双酚 A。[7] 这些研究让我们意识到，毒素暴露往往是以我们最意想不到的方式发生的。

二噁英和多氯联苯属于有剧毒的化学物质，已于 20 世纪 70 年代被禁止使用，但它们仍然存在于环境和人体内。森林或家庭垃圾焚烧、纸浆和纸张氯漂白或某些化学物品（比如杀虫剂）制造或加工的过程中会产生二噁英。在 1979 年被禁止之前，多氯联苯被用于热交换器和变压器的绝缘油、液压油，也被用作油漆、机油和填缝剂的添加剂。

即便我们不再制造这些化学物质，它们仍然存在于环境中，留在土壤和水里。动物先接触这些化学物质，然后人在食用高脂肪的动物食品（比如乳制品、鸡蛋、肉类和部分鱼类）之后，也暴露在这些化学物质之下。它们在人体内累积，储存在脂肪组织和体液（比如母乳）中，甚至在妇女怀孕和哺乳期间传递给胎儿和婴儿。

美国 CDC 发布的《第四次人类环境化学物接触水平的国家报告》称，研究人员在至少 1 800 名 12 岁及 12 岁以上的受试者血清中检测到了 26 种与二噁英和多氯联苯相关的化合物。此外，EWG 组织的一项公益研究对 35 名受试者进行了检测，结果在他们体内均检出了多氯联苯。美国国家环境保护局指出，低水平的环境化学物质暴露是不可避免的，因为化学物质无处不在。胎儿还在子宫里时，就通过胎盘暴露在环境化学物质之下；从诞生之初，婴儿就开始接触环境化学物质。

杀虫剂、处方药等

最常见的杀虫剂是有机磷和有机氯，它们是农业上用于杀灭害虫的药剂。我们食用喷洒过杀虫剂的农作物后，就暴露在这些化学物质之下。CDC 称，人长时间暴露在少量农药之下会疲倦、虚弱、易怒、抑郁或健忘。CDC 发布的报告显示，研究人员在 1 903 名受试者（6~59 岁）体内至少发现了 6 种不同的有机磷代谢产物。

　　处方药会造成毒素暴露，我在这里指的不仅仅是用于治疗疾病的药物。要注意的是，每一杯饮用水里都含有低浓度的各种药物。这听起来可能让人难以置信，却是事实。2008 年 3 月，美联社全国调查小组发布的一项为期 5 个月的研究显示，包括抗生素、性激素以及用于治疗癫痫和抑郁症的药物在内的多种药物至少污染了 4 100 万美国人的饮用水。EWG 组织的进一步研究显示，美国各地的自来水都受到了污染。更糟糕的是，饮用水处理厂建设的目的并不是清除这些残留的药物。事实上，美联社全国调查小组得到的数据显示，美国 24 座主要城市的自来水和供水系统中均含有相同的化学物质。[8]

　　EWG 的全国饮用水数据库中收集了美国 4 万多个社区的自来水检测结果。EWG 发布的近 2 000 万份饮用水质量分析报告显示，自 2004 年以来，美国人饮用的自来水中含有 315 种污染物。这些被检测到的污染物（如药物）中，有一半以上不受美国健康或安全法规监管。换句话说，饮用水中存在这些污染物，无论含量有多高，都是合法的。美国国家环境保护局不仅没有制定药品的安全标准，而且没有要求饮用水处理厂对这些污染物进行检测。

　　我知道我刚刚说的不少信息骇人听闻，但我并不是要吓唬你或让你感到绝望。的确，目前有大量证据证明你已经暴露在数百种对身体有害的环境毒素中，并且其中一些与自身免疫性疾病之间有关联。但我们可以有所作为，而这正是我写本书的初衷。我希望与大家分享知识，要知道知识就是力量。**你先要知道毒素暴露与健康之间的关系。接着，我将帮你确定自己的环境毒素暴露情况，从而采取措施解决问题**。我们必须找到这根"大头钉"，并把它拔掉，因为你的自身免疫性疾病可能与这些毒素中的一种或多种有关。之后，我将告诉你如何清除肝脏内的毒素，从而让免疫系统恢复健康。

自身免疫性疾病与环境毒素：重金属与外源性雌激素

重金属

　　我们来了解一下一些环境毒素和自身免疫性疾病之间的关联。在此之前，我要先与你分享一些有关重金属（尤其是汞）的最新研究。人类使用重金属的历史长达数千年，虽然我们现在知道重金属会引起健康问题。在某些国家和地区，尤其是一些欠发达的国家和地区，重金属暴露的问题仍然很严重。

　　就汞引起自身免疫性疾病的机制，目前人们提出了一些理论。有一种理论称，汞会改变或损害人体组织中的细胞，而这些被损害或改变的细胞会被免疫系统视为异物，并遭受攻击。另一种理论是，汞会刺激免疫系统的一支"部队"，即淋巴细胞，造成其异常生长，从而丧失耐受性和分辨"自身"与"非自身"（异物）的能力。这些异常的淋巴细胞要么直接攻击人体自身组织，要么产生抗体攻击自身组织。

　　在所有的重金属污染中，汞污染是最严重的一种。据统计，一个世纪以来，环境中的汞含量增加了3倍。早在1986年就有研究称，多发性硬化症与患者长期通过银汞合金填充物接触汞存在关联。伊朗伊斯法罕医科大学的研究人员对伊斯法罕的一组多发性硬化症患者进行了研究。伊斯法罕是一座汞污染城市，居民多发性硬化症发病率较高。研究人员发现，汞暴露水平与多发性硬化症发病率之间存在明显的正相关性。[9]米兰大学研究了一位多发性硬化症患者，他体内的汞、铝和铅水平都很高。他在接受螯合疗法（一种排毒疗法，下一章我将详细介绍）的治疗后，症状有所改善[10]。

　　许多研究表明，汞暴露会让大鼠患自身免疫性疾病。在这些研究中，研究人员在给大鼠注射汞后，发现它们患上了自身免疫性疾病，比如多发性硬化症和系统性红斑狼疮。[11,12]我们不能在人类身上做类似的研究，所以有关人类的研究结论大多数是基于患者自诉（当患者被问及他们的汞暴露史时），或者基于自身免疫性疾病患者和未患自身免疫性疾病的人的对比研究（病例对照研究）得出的。美国北卡罗来纳国家环境健康科学研究所的一项研究发现，系统性红斑狼疮和汞暴露（由患者自诉得知）之间存在强相关性，此外还和患者在牙科诊所工作有关联。[13]还有一些研究表明，体内存在较高水平的汞（通过检测头发中的汞水平来诊断，这是检测是否存在长期高水平汞暴露的情况的一种方法）与ANA检测结果呈阳性相关。而ANA检测结果呈阳性是体内出现自身免疫反应的第一个迹象，这种自身免疫反应最后很可能演变为系统性红斑狼疮。[14]在另一项研究中，研究人员发现硬皮病患者尿液中的汞水平比未患硬皮病的人尿液中的高。[15]

　　汞暴露与自身免疫性甲状腺病之间存在关联，证据确凿。研究发现，体内汞水平高的人患自身免疫性甲状腺病的风险更大。如果你患有自身免疫性甲状腺病，那么你体内的汞水平很可能很高。

　　相关证据表明，汞在甲状腺中积累是自身免疫性甲状腺病的一大诱因。自身免疫性甲状腺病分为两种：Graves病和桥本甲状腺炎。前者是一种甲状腺因被抗体刺激而过度活跃的疾病，后者则是由抗甲状腺抗体阻碍甲状腺分泌激素、导致甲状腺功能低下引起的。但在甲状腺被损坏得够严重、甲状腺激素已经失衡之前，你体内的这些抗体可能已经存在 2~7 年了。自身免疫反应比症状出现得早。除非医生检测了你体内的相关抗体，否则你可能永远不知道自己已经患了这种疾病，直到有一天你发现自己极度疲劳、体重增加、脱发、性欲减退、便秘及 / 或发冷。如果你的甲状腺因被 Graves 病抗体刺激而功能亢进，你可能出现心悸、体重减轻和失眠的症状，而且眼球看上去像要弹出去一样，即眼球突出。一旦你出现这些症状，就说明你体内的甲状腺激素已经失衡。之所以会这样，是因为你体内早已出现抗甲状腺抗体而你却没有发现并采取措施治疗（对来找我就诊的每一个人，我都会在他们首次就诊时就检测他们体内的抗体水平，因为我希望尽早发现问题，并在甲状腺激素失衡之前解决问题）。

那么，我们从汞暴露与自身免疫性甲状腺病相关性的研究中学到了什么？美国纽约州立大学石溪分校预防医学系的研究人员，对未使用避孕药、未怀孕和未哺乳的 20 岁以上的女性血液中的汞水平和抗甲状腺抗体水平进行了研究。他们发现，体内汞水平高的人体内抗甲状腺球蛋白抗体高的概率要大很多。[16] 这个结论对桥本甲状腺炎患者或者体内抗甲状腺球蛋白抗体水平也很高的其他自身免疫性疾病患者具有重要意义。抗甲状腺球蛋白抗体水平升高对类风湿性关节炎、系统性红斑狼疮、恶性贫血、纤维肌痛、慢性荨麻疹和 1 型糖尿病患者来说非常常见，这表明上述疾病也与汞有关联。因此，这可能表明汞与其他自身免疫性疾病之间存在更广泛的关联。

疫苗

在结束有关汞的讨论之前，我有必要说一说疫苗中金属的使用情况。在疫苗中，汞被用作防腐剂。此外，疫苗中还含有铝，它被用来增强人体的免疫应答反应，使疫苗更好地发挥作用（用于增强疫苗免疫应答反应的物质被称为佐剂）。换句话说，铝是一种佐剂，作用是刺激免疫系统，使其对疫苗中的腮腺炎病毒、麻疹病毒或其他病毒产生更大的反应，从而产生更多的抗体。虽然疫苗研发人员成功了（即人在接种疫苗后确实对特定疾病产生了免疫力），但他们忽视了疫苗中这些化学物质的危险性。

针对疫苗与自身免疫性疾病，被研究得最多的是疫苗与格林-巴利综合征（一种损害神经和肌肉的自身免疫性疾病，在 1976 年美国猪流感疫苗事件中被发现）、免疫性血小板减少性紫癜（因体内血小板被抗体破坏而引发的一种疾病，可能在接种麻疹、腮腺炎和风疹联合疫苗后出现）和心肌心包炎（心脏及心包出现的炎症，可能在接种天花疫苗后出现）的关联。也有报告称，成人在接种乙肝疫苗后患类风湿性关节炎、多发性硬化症或血小板减少症的风险增大。这些疾病到底是由疫苗中的病原体引起的，是由作为防腐剂的汞引起的，还是由佐剂（铝）引起的，仍然未知。医学文献中共记载了 25 例系统性红斑狼疮与疫苗，尤其是与伤寒–副伤寒甲乙联合疫苗、猩红热疫苗和乙肝疫苗相关的病例。由于很多人在接种疫苗后出现了免疫问题，人们发明了一个新词：佐剂诱发的自身免疫 / 炎症综合征（autoimmune/inflammatory syndrome induced by adjuvants，ASIA）。[17]

疫苗中的防腐剂是含汞化合物硫柳汞。许多小鼠研究表明，低水平的汞暴露会引起自身免疫反应。因此很明显，人（尤其是婴儿和儿童）接触汞可能非常危险。事实上，相关研究中最热门的是疫苗中的汞与儿童自闭症之间的关联。虽然到目前为止儿童自闭症的形成原因尚不明确，但学界的争论仍然很激烈，许多家长也对此表示担忧。尽管接种疫苗已被证明在预防传染病方面十分有效，但人们关注的焦点是，汞或铝是否会让遗传易感性高的人患自身免疫性疾病（虽然目前还没有对照实验证实它们会引发自身免疫性疾病）。尽管目前人们研究的焦点大多在汞上，但几乎所有疫苗使用的都是铝佐剂（因为铝真的是一种非常有效的免疫系统刺激剂），也就是说铝暴露在所难免。目前，无汞疫苗已投入使用，我建议你接种这些疫苗。如果你患有自身免疫性疾病，请在接种疫苗之前先咨询医生。如果你正在服用某种免疫抑制剂，那么此时接种疫苗效果不好。这个时候，你不值得冒着汞或铝暴露的风险去接种疫苗。

在这里我要声明一点，那就是我并不反对接种疫苗。作为一项公共卫生举措，接种疫苗对我们来说是必要的，能保护我们免受传染病的危害，毕竟在 20 世纪初，许多儿童和成人死于这些传染病。我想强调的是，越来越多的研究表明，疫苗中的佐剂（大多数疫苗使用的是铝佐剂）可能引起严重的免疫反应，进而出现一系列后果。应该让疫苗接种变得更安全。

外源性雌激素

近 50 年来，有众多证据表明环境化学物质（比如杀虫剂和工业化学物质）具有类激素的作用。可在人体内模拟雌激素起作用的化学物质被称为外源性雌激素。食物、土壤、空气、水和许多生活用品中都有外源性雌激素，其中一些进入人体后被储存在脂肪中。所以，当你减肥时，它们就会被释放出来，从而让你无精打采。

它们也会像雌激素一样让你出现一些症状，如果你是女性，它们会让你乳房胀痛、月经量更大、月经期间更痛苦，以及腹胀、水肿；而如果你是男性，它们会让你乳腺增生、性欲减退。外源性雌激素是一种重要的外源性化合物，所谓外源性化合物，就是人工合成的、天然的或生物性的环境化合物。你应该了解这些物质，因为它们可能是引发自身免疫性疾病的罪魁祸首。

塑料、洗涤剂、表面活性剂、杀虫剂和工业化学物质中都存在外源性雌激素。此外，传统乳制品和肉类制品中也含有外源性雌激素，因为动物吃了激素后长得更快，牛吃了激素后能产更多的牛奶。所以，我建议你购买有机的乳制品、鸡蛋、牛肉、鸡肉和猪肉。现在，外源性雌激素无处不在。令人不可思议的是，在远离人类和工厂的北极甚至也出现了高浓度的 DDT。米兰大学的研究人员回顾了所有有关雌激素和自身免疫的研究。他们不断地发现，农药暴露与类风湿性关节炎、系统性红斑狼疮和 ANA 检测结果呈阳性之间存在正相关性。此外，他们还发现类风湿性关节炎与多氯联苯暴露有关，而 ANA 检测结果呈阳性与二噁英有关。人类过去一直暴露在植物类雌激素和真菌类雌激素（植物和真菌中的某些物质具有轻微的雌激素活性）中；但到了 20 世纪，人类接触到的新环境化学物质急剧增加。[18]

几年前，外源性雌激素的问题才首次出现：喷洒 DDT 的农用飞机驾驶员被检查出精子数量少，而与杀虫剂密切接触的工人出现性欲低下、精子数量少和阳痿的症状。此外，还有头条新闻报道说在污水处理厂附近发现了雌性化的雄鱼。至此，类雌激素物质污染环境的事实再也无法掩盖了。接下来，人们发现塑料中的某些化学物质，包括之前提到的双酚 A，在人体内的代谢产物是类雌激素化合物。这种外源性雌激素也被称为仿雌激素，因为它们能与雌激素受体结合，从而提高体内雌激素的活性。

重点是，如今这些问题化学物质实在是太多了，你接触到的每一种化学物质都会加重你体内的毒素负荷。**在承受巨大的毒素负荷的情况下，肝脏处理汞、杀虫剂和外源性雌激素更加困难，而这些物质会损害人体免疫系统。**

自身免疫性疾病患者以女性居多，其中 75% 的患者是女性，只有 25% 的患者是男性。这个统计结果似乎表明，雌激素在某种程度上与自身免疫性疾病有关联。我们知道雌激素会影响免疫系统，因为所有免疫细胞都有雌激素受体，并且雌激素会刺激免疫细胞产生更多的抗体。为了弄清楚雌激素在自身免疫性疾病发病过程中扮演的角色，研究人员对系统性红斑狼疮患者进行了充分的研究。新加坡国立大学医学组织的研究人员对此进行了全面的回顾性研究，他们提供的证据表明，口服避孕药和绝经后注射激素（激素替代疗法）会增大女性患系统性红斑狼疮的风险。系统性红斑狼疮的发病率在女性进入青春期后上升、而在绝经后下降，要知道绝经后女性体内的雌激素水平较低。[19] 这些发现有一定的合理性，因为雌激素会促使免疫系统产生更多的 Th2 细胞（能刺激 B 细胞产生抗体），而系统性红斑狼疮患者体内的 Th2 细胞本身就很多。也就是说，系统性红斑狼疮患者体内雌激素水平升高的话，病情会恶化。事实就是如此，系统性红斑狼疮患者的症状往往会随着体内雌激素水平的升高而加重，比如在经期或怀孕期间。

那么外源性雌激素和系统性红斑狼疮之间有什么关联呢？意大利米兰免疫风湿病研究实验室的报告显示，ANA 检测结果呈阳性的概率增大与几种杀虫剂（氯丹、六氯苯、五氯苯和毒死蜱）暴露有关，系统性红斑狼疮也与农用杀虫剂暴露有关。此外，还有研究表明，类风湿性关节炎与有机氯农药暴露有一定的关联。美国妇女健康促进计划观察性研究考察了 76 名 50~79 岁的绝经妇女，发现患类风湿性关节炎和系统性红斑狼疮的风险增大与杀虫剂暴露有关；有过务农经历、长期频繁使用杀虫剂的妇女，患这两种疾病的风险也会增大。[20] 虽然这些研究样本量较小，而且研究结果还没有被进一步证实，但它们已经说明了一定的问题——自身免疫性疾病（如系统性红斑狼疮和类风湿性关节炎）与杀虫剂暴露有关。

凯伦

一提到杀虫剂，我就想起了一位患者——48 岁的凯伦。她来我这里就诊时，手指麻木刺痛，身体极度疲乏，而且出现雌激素过多症的症状，比如乳房胀痛、经前期综合征和月经量过多。在找我就诊之前，她看过很多医生，结果只知道自己 ANA 检测结果呈阳性。我从她的自诉中发现了问题的关键：她生病之前在欧洲待了 5 年，那期间一直住在葡萄园旁边的一座山谷里。每天，喷洒农药的飞机都会从她头顶飞过，向葡萄园喷农药。说实话，发现她的问题（她有过大量杀虫剂暴露的经历）太容易了！接着，我就针对她的排毒系统展开治疗，下一章我会教你怎么做。写到这里时，我对凯伦的治疗才刚开始，但我相信她会康复的。我在这里提到凯伦只是为了告诉你，农药暴露并没有成为历史，现在仍然很常见。你还记得小时候卡车穿过社区、在后面喷洒大量杀虫剂的画面吗？

很多患者告诉我，他们还记得自己在卡车喷洒的喷雾中又跑又跳的场景。当时似乎玩得很快乐，但现在回想起来，他们才意识到这种行为糟糕透了，因为毒素可能从那时就开始在体内积累，使得他们现在发病。

我为什么要在排毒的章节讲外源性雌激素呢？因为这些雌激素一旦进入人体，会表现得比内源性雌激素更强大、更具刺激性，会带来大麻烦。我们开始了解到，不同的雌激素对人体细胞和健康有不同的影响。**有些雌激素较温和；有些却有毒，可能引发癌症或自身免疫性疾病。肝脏在这里至关重要。**肝脏中产生的有毒激素代谢产物可能诱发系统性红斑狼疮，这一观点已经被很多观察性研究和动物实验研究证实。

我们接下来谈一谈肝脏是如何代谢雌激素的。人体本身就能产生雌激素，而如果你服用避孕药或注射激素（激素替代疗法），就相当于在有意摄入雌激素。我们现在已经知道，人体内还有不少来自环境的外源性雌激素。所有这些雌激素在人体内并不会闲着。相反，它们一直很活跃。肝脏会通过改变雌激素的结构来降低其活性，并将它通过胆汁排出体外。雌激素分解的第一步发生在肝脏内的细胞色素P450酶系统中。之后，雌激素有可能变温和，也可能毒性更强。了解这个过程很重要，因为如果你出现雌激素过多症的症状，则表明你体内有害雌激素过多。

美国波士顿大学医学院的研究人员对女性系统性红斑狼疮患者体内雌激素的代谢情况进行了研究，结果发现患者体内的有害雌激素水平升高，这可能是系统性红斑狼疮的诱因，也可能使患者病情恶化。[21]

体内雌激素过多，人会有什么感觉？其实你可能已经发现自己经前期综合征症状变多了，比如乳房胀痛、焦虑或其他情绪变化、液体潴留以及失眠；你可能还发现自己月经量更大、经期持续时间更长或月经不规律。这些都是雌激素过多症（即雌激素过度活跃）的症状。人体内的雌激素和黄体酮本应相互平衡，所以一旦体内黄体酮水平较低，雌激素过多症的症状就更严重，这可能是由慢性压力引起的。因此，除了按本章及下一章的提示通过优化肝功能来更好地代谢雌激素外，你还需要仔细阅读第六章的内容，让身体产生更多的黄体酮。

为什么有些人的肝脏会产生有害的雌激素，而有些人的不会呢？其中一个原因是每个人的基因不同。有些人的基因决定了他们的身体倾向于制造更多的有害雌激素。但基因并不能起决定作用。体内的毒素会对基因产生的酶造成不良影响，食物（比如含有健康脂肪和植物营养素的食物）也会对这些酶造成影响，只不过是积极的影响。**因此，我们能做的第一件事是检视自己生活的环境，避开所有外源性雌激素和其他环境毒素；第二件事则是帮助肝脏更好地清除体内的毒素**。具体的我会在下一章详细介绍。

改善肝脏排毒功能，清除重金属

前文已经介绍了自身免疫性疾病与汞和外源性雌激素之间的关联、这些物质是如何致病的，以及促进肝脏代谢雌激素的重要性。现在是时候教你清除体内的毒素（包括汞和外源性雌激素）了。毒素储存在你身体的每一个细胞内，你要做的就是把它们排出体外。

清除体内毒素的第一步是优化肝功能。我的目标是协助你体内的所有细胞，帮它们更好地处理和清除毒素。你可以把自己的各个细胞看作一台台小发动机，而肝脏就是一台大发动机。和汽车的发动机一样，人体内这些"发动机"的正常运转也离不开"汽油"。如果你车开得太远但汽油不足，发动机就会熄火。同样，如果肝脏超负荷工作，而你非但没有给它提供充足的营养，反而扔给它一堆毒素，它也会停止运转。一旦你的排毒系统不再工作，毒素就会在你体内积聚。我这里所说的优化肝功能来使其更好地处理和清除毒素，其实就是让你为自己体内的"发动机"提供充足的"汽油"，让其更好地运转。所以通俗来说，清除体内毒素的第一步就是让"发动机"运转起来。有可能你在这么做之后就会感觉症状好转，促进雌激素代谢只是这一步的附加项目。

第二步是清除体内的汞。对一些人来说，优化肝功能就够了。但如果你体内的汞水平很高（要做检测才知道），则需要采取下一步治疗方案，即清除体内的汞。我将告诉你如何使用谷胱甘肽、金属硫蛋白和螯合剂。在某些情况下，用特定的螯合剂捕捉金属并把它们清除出去是有用的。在介绍这部分内容时，我会分享自己的经验，就特定的螯合剂展开讨论，并带你回顾一下用螯合剂治疗重金属超标问题的相关研究。

改善肝脏排毒功能：强化肝酶

肝脏中有许多酶，这些酶被分成不同的系统。肝脏排毒一般分为 3 步，你可以将其想象成做菜。第 1 步是选择 "原料"（毒素），加入一些抗氧化剂和 B 族维生素，并以某种方式（借助于酶）进行加工处理。这个过程就和烹饪一样，其间酶会改变毒素的结构，从而将其转化成毒性较小的物质。第 2 步，加入一些新 "原料"，可能是来自蛋白质的氨基酸，之后再次加工（借助于另一种酶），接着就跟变魔术一样得到一种全新的化合物。这种化合物无害，可以随时排出体外。最后，也即第 3 步，清除最终产物。在这一步，最终产物或者被送入胆汁，接着进入粪便被排出体外；或者被送入血液，接着由肾脏进入尿液被排出体外。

肝脏排毒时，酶必须正常工作。只有这样，体内才能形成一条不断快速流动的 "河流"：血液不断流入肝脏，其中的毒素在此被代谢、转化并释放到胆汁或血液中。还记得我在前文中提到的过滤器吗？肝脏被堵塞之后，血液无法从这里流过，会造成什么后果？毒素会从肝脏中溢出来，开始在组织中积聚，人就会生病。被毒素堵塞后，肝脏很难正常工作，排毒速度就会减慢。

好消息是肝脏中的所有酶都可以更好地发挥作用，我们可以想办法清除毒素、疏通 "过滤器"，这样 "过滤器" 就不会再堵塞了。强化肝酶，包括我之前提到的那些能帮你清除毒素的酶，可以让这条 "河流" 流动起来。这些酶都有营养需求，具体的我会在下一章阐述。**肝酶汲取所需的营养之后，人体内的排毒 "发动机" 就启动了，身体各个细胞中的毒素在进入肝脏后被转化为无害的化合物，然后被排出体外**。人体内的雌激素也会进入肝脏被转化。如果你希望减轻身体的毒素负荷，可以从强化肝酶开始。

清除重金属：谷胱甘肽

接下来，我来谈谈能让 "河流" 流动起来从而清除其中的重金属的具体方法。我把重点放在汞的清除上，你现在应该已经知道了，自身免疫性疾病与汞暴露有关，而且汞在环境中普遍存在。我先来解释一下身体保护自己免受重金属伤害的机制。

这里的重金属指众多必需金属元素和非必需金属元素。在非必需金属元素中，镉、汞和铅有毒，即便它们在人体中的含量非常少。虽然锌和铜是人体必需金属元素，也是人体组织和酶的组成成分，但如果过量也会损害人体健康。由此可知，人体获取所需的金属元素、远离不需要的金属元素是多么重要。为达到这个目的，人体进化出了复杂的系统来摄入、隔绝、存储、运输和排出金属元素。谷胱甘肽和金属硫蛋白就是其中的两大系统，它们在人体金属平衡中起着无可替代的作用；只有它们运转良好，人体内才不会积聚太多的金属，尤其是汞。

谷胱甘肽是人体内最重要的抗氧化剂。人体内几乎每一个细胞中都有它，但它在肝脏中的水平最高。**谷胱甘肽不仅能清除汞、镉和砷（类金属元素）等重金属，还能保护身体免受农药、有机溶剂和双酚 A 等塑料残留物的侵害**。它的作用是清除身体日常新陈代谢的产物，即自由基。自由基是一种活性氧分子，是人体在产生能量的过程中在细胞内生成的，对细胞有损害作用。谷胱甘肽的重要任务就是解除这些氧分子的武装。因为任务繁重，谷胱甘肽总是处于不断被消耗、不断产生的状态。如果你有重金属、有机溶剂和杀虫剂等环境毒素暴露经历，那么体内的谷胱甘肽水平会下降，从而造成组织受损。

正如你所知，有一种理论认为，自身免疫性疾病的发病机制是人体免疫系统攻击受损的组织。汞从人体内排出的首要也是最重要的途径就是借助于谷胱甘肽，尤其是肝脏细胞中的谷胱甘肽——汞被肝脏排入胆汁，然后进入粪便。**如果人体内没有足够的谷胱甘肽，汞可能很难被排出去，也就是说只能积聚在体内，损害细胞，从而引发自身免疫性疾病**。研究表明，人体内谷胱甘肽水平升高有助于促进更多的汞排到胆汁中。

人体内的谷胱甘肽水平是如何下降的呢？有趣之处就在这里。谷胱甘肽是由一种重要的名为谷胱甘肽-S-转移酶（GST）合成的，GST 是一种重要的酶。但因为基因的缘故，有些人的 GST 功能低下。如果你的基因也有这种缺陷，那么你体内的谷胱甘肽很容易被耗尽，使得你很难将毒素排出体外。还记得我在前文讲的矿井里的金丝雀吗？因为基因有缺陷而 GST 功能低下的人就是矿井里的金丝雀，而我就是其中的一只，因为针对排毒途径的基因检测显示，我的 GST 功能糟糕透顶。正因为这样，我在某些时候会因为汞暴露而患病，我丈夫就不会，尽管我们的汞暴露水平相似。

我们不能因为自己基因有缺陷就认命。其实，我们只是遇到了路障，而不是走进了死胡同。我们可以做很多事情来帮助功能低下的酶更好地发挥作用。要想跨越这个路障，先要尽可能地清除身体和环境中的毒素，然后采取一定的方法来提高体内谷胱甘肽的水平。具体的我会在下一章详细介绍。

如果饮食中缺乏合成谷胱甘肽所需的"原料"，人体内的谷胱甘肽水平也会下降。谷胱甘肽由 3 种氨基酸构成：半胱氨酸、谷氨酸和甘氨酸。其中半胱氨酸最重要，因为它含有硫，而硫能够"抓"住汞并与汞结合。含半胱氨酸的食物包括家禽肉、酸奶、蛋黄、红甜椒、大蒜、洋葱、西蓝花、抱子甘蓝、燕麦和小麦胚芽。

另一种能帮助人体维持谷胱甘肽水平的重要分子是硫辛酸。这是一种脂溶性分子，能够进入人体内的所有细胞，包括脑细胞。谷胱甘肽在清除自由基时也会被氧化，不能再清除其他物质。而硫辛酸是人体内除谷胱甘肽外最有效的抗氧化剂，它能够将被氧化的谷胱甘肽"复原"（氧化还原反应），从而让其重新发挥作用。深色绿叶蔬菜（如菠菜、绿叶甘蓝和西蓝花）、动物性食品（如牛肉）以及动物器官（如小牛肝脏）中含有硫辛酸。硫辛酸还能辅助排汞。如果你因体内的毒素生病，它还能帮助你修复细胞。你可以阅读下一章的"自我评估"来查看自己体内的毒素负荷是否过大及／或是否患有毒素相关的疾病，我会在下一章教你使用补充剂治病。

谷胱甘肽能够通过 3 种方式来保护人体免受汞的侵害。第一种方式是"抓"住汞，这样汞就不会对人体组织造成直接伤害（如果汞在血液和细胞中自由流动，就会对身体组织造成直接伤害）。第二种方式是与汞结合，并形成谷胱甘肽-汞复合物，然后复合物通过肾脏或胆汁排出体外。有报告显示，如果人体内谷胱甘肽水平升高，胆汁中谷胱甘肽-汞复合物的水平也会升高，并且谷胱甘肽会促进脑细胞和肾脏中的汞的代谢。因此，体内谷胱甘肽水平低的人无法有效地清除其刚摄入的汞或组织中积聚的汞。第三种方式是通过清除汞在细胞内肆虐时释放的所有自由基来保护人体内的几乎所有细胞。汞可以进入人体的每一个细胞，并对线粒体造成破坏。线粒体是每个活细胞内制造能量的小火炉，谷胱甘肽则是避免线粒体受损的重要守护者。

清除重金属：金属硫蛋白

除谷胱甘肽之外，人体内还有一个重要的金属管理系统，叫金属硫蛋白。金属硫蛋白是一类富含硫、可与汞结合的蛋白质，能够积极地与细胞内的重金属结合。它们负责调节细胞内锌和铜的水平，也能与镉和汞紧密结合，肝脏、肾脏和肠道细胞内的金属硫蛋白最多。

以汞为例，金属硫蛋白会捕获汞，防止它在细胞内搞破坏。和谷胱甘肽一样，金属硫蛋白除了能够与金属结合，也是抗氧化剂，能够保护细胞免受损伤。美国密歇根大学环境健康科学系的研究人员发现，金属硫蛋白在人体中存在各种基因变异的情况，这说明有些人的金属硫蛋白活性很强。[22] 这一发现能够部分解释为什么有些人的金属排毒能力比其他人的强。

如何让身体产生更多的金属硫蛋白？事实证明，当你摄入任何重金属，包括锌时，细胞就会制造金属硫蛋白。无论是从补充剂中摄取的还是从饮食中摄取的，锌都是金属硫蛋白活性的最佳刺激剂；尽管研究表明，接触镉、铜和汞后，人体内会产生类似的反应。

清除重金属：小球藻、香菜和膳食纤维

重金属螯合剂是一类化合物。它们进入人体内后，会捕获重金属并将其排出体外。重金属螯合剂可以是食物、补充剂或处方药，它们清除细胞中的重金属的能力各不相同。我认为，只要使用得当，它们可以成为一般健康预防或治疗计划的一部分。由于环境中存在太多的重金属，特别是铅和汞，我们吃得或生活得健康非常重要。因此，我在这里介绍一些温和、简单的方法来提高你清除重金属的能力。

小球藻

小球藻在保健品店就能买到，它的主要卖点就是有助于清除人体内的重金属，因此我在这里简单地提一下。小球藻是一种单分子绿藻，日本人自 1964 年就一直将它作为保健品食用，因为它含有很多营养成分，比如蛋白质、维生素、矿物质和膳食纤维。很多研究表明，把小球藻添加到饮食中对健康有益。动物实验也发现它在清除毒素，比如二噁英、镉和铅方面具有不错的作用。日本水俣病国家研究所的研究人员观察了小球藻对小鼠汞中毒的疗效，发现吃了小球藻后，小鼠尿液和粪便中的甲基汞含量增加了。他们还发现，让怀孕的小鼠暴露在汞环境中的同时吃小球藻的话，可以减少汞穿过胎盘进入胎儿的量，也可以减少母体血液和大脑中累积的汞的量。[23] 其他针对小鼠的研究也得到了类似的结果，即被喂食小球藻后，小鼠身体组织中的汞水平降低了。

这些研究为小球藻可能有助于降低人体内的汞水平这一结论提供了依据。但目前这方面的研究还不够多。不过通常来说，小球藻是比较安全的，我一般向常吃鱼的患者推荐它，以防汞在其组织中积累。

香菜

香菜有什么功效呢？我没有找到任何能证明香菜是金属螯合剂的研究，尽管有证据证明它是一种很好的抗氧化剂，能够提高人体内谷胱甘肽的水平，或许这就是香菜能帮助治疗重金属中毒的原因。[24] 因为我偏向于用食物代替药物，所以常建议患者多吃香菜。每天早上我都会向我的蔬菜奶昔中撒一把香菜，你也可以这么做。

膳食纤维

提及排毒，不得不提膳食纤维在清除人体内毒素方面的作用。膳食纤维分为两种——不溶性膳食纤维和可溶性膳食纤维。不溶性膳食纤维是一种不能被溶解或者不能被消化的膳食纤维。它能通过促进肠道蠕动来改善便秘情况。可溶性膳食纤维则易溶于水或肠胃液体环境。在肠胃中，可溶性膳食纤维能够与各种化合物结合，将这些化合物带入粪便并排出体外。可溶性膳食纤维还能与胆固醇结合，防止它被肠道重新吸收，从而降低人体内的胆固醇水平。雌激素和毒素一样，会通过膳食纤维排出体外。燕麦、小扁豆、苹果、橘子、梨、草莓、坚果、亚麻籽、大豆、干豌豆、蓝莓、车前草、黄瓜、芹菜和胡萝卜中含有可溶性膳食纤维。全谷物、坚果、西葫芦、芹菜、卷心菜、洋葱、番茄、胡萝卜、黄瓜、青豆、深色绿叶蔬菜、所有水果（鲜果和干果）以及根茎蔬菜的皮中含有不溶性膳食纤维。

大多数美国人一天的饮食只包含 15 g 膳食纤维，你应该把每日膳食纤维的摄入量定在 30 g 左右。不要在意你吃的是哪种膳食纤维，而是要注重健康饮食，多吃水果、蔬菜、全谷物、豆类、坚果和种子，这些食物能够提供多种可溶性和不溶性膳食纤维，对健康有益。但需要注意的是，增加膳食纤维的摄入量后，你的肠道可能产生更多的气体。所以，你可以逐步增加膳食纤维的摄入量，让身体慢慢适应。由于一些膳食纤维会吸收水分，你还要多喝水。

清除重金属：螯合疗法

接下来我将介绍螯合疗法，因为知道如何检测体内的汞水平和治疗汞中毒是治疗自身免疫性疾病的重要一步，也是最后一步。虽然我不知道你体内是否含有过量的汞，但鉴于汞与自身免疫性疾病关系密切，你要好好想一想这个问题。或许你要做一下检测，如果你爱吃鱼或者用银汞合金填充物补了牙，更要好好检测一下。很多人不清楚什么是螯合疗法，以及自己是否要使用螯合疗法，接下来我来简要概述一下。

螯合剂是一种能够与毒素结合并带着毒素排出体外的化合物。它种类很多，但功能医学常用的是以下几种：二巯基丁二酸（DMSA），是一种片剂；2,3-二巯基丙磺酸（DMPS），是一种静脉注射剂；乙二胺四乙酸（EDTA），对排铅有好处，是一种静脉注射剂或直肠栓剂。体内含有高水平的重金属的人可以使用螯合剂来清除重金属。

　　就汞而言，常规血液检测无法检测人体组织中积聚的汞的水平，只能检测你在过去几周内是否有过汞暴露。此外，常规血液检测查的是血清汞（血清中不含任何细胞），但大部分汞并不储存在血清中。其实，我们可以检测红细胞中的汞水平，这样结果更加准确，因为汞会被血液中的红细胞吸收。但红细胞只能存活三四个月，所以红细胞检测的只是你最近三四个月接触了多少汞，而不是你体内的汞负荷。

　　汞负荷指储存在人体细胞和组织中的汞的总量。检测汞负荷最常用的一种方法是尿液激发检测法，我在实践中经常使用这种方法。你先要服用一种螯合剂（我用的是 DMSA），在接下来的 8 小时里，DMSA 会将重金属从你的身体组织中提取出来，并带着这些重金属进入尿液。你需要收集这段时间里的所有尿液，然后把样本送到实验室，由专业人员检测其中汞、铅、砷（类金属元素）、镉、镍和其他重金属的含量。尿液中重金属含量越高，你越可能生病。

　　我在实践中最常用的螯合剂是 DMSA，因为用它治疗重金属中毒由来已久，而且直接口服就行了，免去了静脉注射的麻烦。此外，DMSA 还不会使金属从一个器官转移到另一个器官。我用它治疗包括汞在内的所有重金属毒素。《替代医学评论》（Alternative Medicine Review）于 2000 年发表的一篇评论显示，和使用其他螯合剂相比，使用 DMSA 后由尿液排出的汞最多，在清除血液、肝脏、大脑、脾、肺、大肠、骨骼肌和骨骼中的汞方面效果最好。另一项研究表明，在口服 DMSA 后的 8~24 小时内，汞的排出量最大。动物实验显示，在静脉注射甲基汞后，DMSA 可以将沉积在脑中的 2/3 的汞清除。[25]

　　因为单一的螯合剂不能作用于每一个细胞，即不能清除体内的所有重金属，所以现在医学界正在研究一种新方法：让患者同时服用多种药物。例如，将 DMSA 与 EDTA 配合使用、将 N–乙酰半胱氨酸与 DMSA 配合使用、将硫辛酸与 DMSA 配合使用或者将螯合剂与抗氧化剂（比如维生素 C、维生素 E、β 胡萝卜素和褪黑素）配合使用，从而减少重金属对细胞和组织的伤害、增加重金属的排出量。上面提到的抗氧化剂也可以单独使用，它们具有降低体内重金属毒性的效果。

　　请不要擅自使用 DMSA、DMPS 或 EDTA 进行治疗，因为使用不慎可能产生副作用。你在清除体内的重金属时，要特别慎重，一定要在医生的指导下进行。擅自使用螯合剂的最大副作用是，清除重金属的同时将体内有益的矿物质，如铜、锰、钼和锌一并清除了。这也是你不能一边补充这些矿物质一边进行螯合治疗的原因。另一个问题是，一旦使用不慎，这些重金属可能无法排出体外，而是在体内重新循环，然后转移到其他组织中。为了防止这种情况出现，你必须将自己的排毒系统调养好，至少每天排便一次，以便清除重金属。就我的经验来看，排毒系统不能正常工作是一些人使用螯合疗法时头痛的最常见的原因。如果患者头痛了，我一般会停止治疗，转而增强他们肝脏排毒的功能，同时维持他们的肠道健康。因为使用螯合疗法可能带来副作用，所以我对此十分谨慎，一般都会先做几个月的准备工作。

使用螯合疗法清除体内的重金属能改善症状或将疾病治愈吗？一些研究表明，螯合疗法可以改善患者的病情。有研究显示，当多发性硬化症患者体内的汞被清除后，症状消失了。另一项研究表明，对一位体内铝*和铅水平较高的女性使用螯合疗法后，她的类风湿性关节炎被治愈了。[26] 关于汞螯合及其对自身免疫性疾病的疗效的研究较少。但我认为，基于我在本章提到的研究和知识，螯合疗法是科学的。

在实践中，我发现螯合疗法对自身免疫性疾病有积极影响。但是螯合并不是减少你体内重金属的唯一办法。我们已经知道，环境毒素无处不在，你需要清除环境中的重金属毒素以减小体内的毒素负荷。我们还知道，强化肝酶至关重要，因为它们能清除人体内的环境化学物质（包括重金属），防止它们在体内积聚，进而让人生病。所以，努力养肝可以帮你清除体内的重金属，养肝才是排毒的起点。

---

* 铝不是重金属元素，事实上，螯合剂能作用于所有的金属元素。——编者注

第十二章

肝脏自我评估手册

　　史蒂夫，38 岁，是两个孩子的父亲。2007 年，他来找我就诊，说感觉左脚麻木、刺痛，这已经困扰了他 7 个月左右。在跑步机上跑步后，症状会更加严重。在这些症状最初出现时，史蒂夫去医院挂了急诊。神经科医生对他做了一番检查后，没有发现任何异常，建议史蒂夫做一下磁共振检查。于是，史蒂夫被送至另一位神经科医生那里做磁共振检查。拿到检查报告后，医生说他看起来像得了多发性硬化症。医生表示，史蒂夫大脑或脊髓有些地方的神经髓鞘脱落。神经髓鞘脱落是多发性硬化症的一个特征。但如果你只发作了一次、磁共振影像上只有一个病灶，是不能被确诊为多发性硬化症的。只有症状再次发作、磁共振影像上出现新病灶时，才能被确诊。因为当时是史蒂夫第一次发作，而且医生不知道磁共振影像的病灶是新出现的还是早已存在的，所以并没有确诊他患有多发性硬化症，而是告诉他可能患有这种令人衰弱的自身免疫性疾病，并让他回家观察是否再次出现这种症状。

　　可能患多发性硬化症的消息让史蒂夫担忧不已，他以前一直很健康，从事的是体力劳动，是一名建筑工人。可以想象，他听到自己可能患病的消息后的心情，这种病不仅会影响他的健康，更会毁了他的工作。他之所以来我这里就诊，有两个原因。第一，左脚一直麻木、刺痛，他担心症状会进一步恶化。第二，他听说了功能医学，想知道我能否让他的症状好转，从而避免患上自身免疫性疾病。

　　我第一次问诊时就注意到史蒂夫十分自律，为了健康他愿意做任何事情。他虽然很担心自己的诊断结果，但他的冷静与随和给我留下了深刻印象。在给他做了全面体检、仔细查看他之前的就诊资料、听了他的自诉之后，我发现关键是他比平时更加疲劳，左脚麻木、刺痛，尤其是在运动之后。除此之外，他身体相当健康，也很精壮。

你现在或许已经猜到了，我做的第一件事是让史蒂夫进行无麸质饮食。我请他改变摄入的脂肪，戒掉油炸食品和牛肉，多吃用橄榄油炒的白肉（鸡肉）和蔬菜。我还让他不要吃动物奶及其制品。此外，我还了解了他的压力及他处理压力的方式。在与他交谈一段时间并做了相应的评估之后，我发现他自我压力管理得很好。因此，我明白压力不是他生病的主要因素。这实际上不同寻常，因为大多数人压力很大，且无法好好地处理压力。

之后，我开始将关注重点放在他的消化道和肝脏上。为做到这一点，我让他做了粪便化验，检查他是否存在感染；还做了重金属检测，检查他体内的汞水平。由于他感到极度疲劳，作为评估的一部分，我还检测了他体内的甲状腺激素和睾酮水平，筛查他是否患有其他自身免疫性疾病（比如乳糜泻），看他是否有慢性感染，还检测了他体内多种维生素的水平。在询问史蒂夫的饮食习惯时，我发现他5年来每周至少吃一次金枪鱼寿司，且经常吃旗鱼。这两种鱼体内的汞含量都很高。所以，我担心他体内积聚了不少汞，是汞破坏了他的免疫系统和神经细胞。这也是我检测史蒂夫体内的汞水平的原因。

我在前文提到过几种重金属检测方法，其中一种是常规血液检测。但这种方法只能显示你当前的重金属暴露水平，因为重金属只能在血液中存在很短的时间，之后或者被肝脏和肾脏排出体外，或者从血液进入身体组织。而因为人体红细胞可存活三四个月，所以红细胞检测能显示你在这段时间内重金属的暴露水平。

虽然这两种检测方法对确定血液中的重金属水平有一定的帮助，但关键是要知道你身体组织中是否有重金属，身体组织才是重金属破坏的对象和自身免疫性疾病发病的场所。所以同对其他患者所做的一样，我使用了一种能够深入人体组织的方法来检测史蒂夫体内的重金属水平。你必须找医生、自然疗法师、执业护士等专业人士来做这类检测，基本上这类检测都需要你服用DMSA。DMSA可以进入人体组织，捕获汞和其他重金属，将它们带至肾脏，然后带进尿液，我们只要进行尿检就行了。

一个月后，史蒂夫回来做第二次检测。他当时兴奋极了，因为脚的麻木和刺痛症状已经有所减轻。是的，当他在跑步机上跑步或做其他运动时，脚仍有刺痛感，但已经没有之前那么严重了。对我来说，这也是一个不错的开始，还让我明白麸质确实对自身免疫性疾病患者有害。这次的检测结果也揭示了一些其他问题，比如他的甲状腺激素活性降低，而这正是他感到疲倦的原因；此外，他消化道感染了念珠菌（酵母菌），念珠菌会损害肠黏膜，释放有毒化合物，引起疲劳、脑雾，造成消化问题（比如便秘、排气和进食后腹胀），并引发免疫反应，让肢体远端（尤其是脑部）出现炎症。

正如我在第八章中所述的，消化道健康对自身免疫性疾病患者，尤其是多发性硬化症患者来说很重要。于是，我将注意力转移到他的消化道。我让他进行低糖饮食（目的是将酵母菌饿死，因为酵母菌嗜糖），并开了个处方，让他服用制霉菌素和草本制剂牛至，以杀灭消化道中的酵母菌。史蒂夫的维生素 D 水平为 60 nmol/L（24 ng/ml），在美国当时规定的正常范围，即 50~200 nmol/L（20~80 ng/ml）内。最近，维生素 D 的正常范围被修改为 75~200 nmol/L（30~80 ng/ml），所以以当前的标准衡量的话，他体内的维生素 D 水平偏低。尽管很多临床医生对此不以为然，但多发性硬化症确实与维生素 D 缺乏有关。所以，我希望能将史蒂夫体内的维生素 D 水平提高至 125 nmol/L（50 ng/ml）以上。于是，我让他每天服用 5 000 IU 的维生素 D。针对他的甲状腺问题，我给他开了含维生素 A、锌、硒和碘的甲状腺配方。

令我担心的是，史蒂夫的尿液检测显示其体内的汞浓度肌酐水平为 15 μg/g 肌酐，而正常值最高为 3 μg/g 肌酐。我怀疑史蒂夫的症状与汞有关，并且他磁共振影像上显示的损伤可能正是汞造成的。可以用多种方法去除人体内的汞，其中一种方法是螯合疗法，但我不建议你私下进行。不过，你可以通过在家实施排毒计划来强化肝脏功能，从而清除体内的毒素（包括重金属）。但对有些人来说，这么做还不够，他们还需要采取其他治疗方法，比如使用螯合疗法。我通常让患者花 3 个月的时间来让身体为螯合疗法做好准备，只有肝功能良好、肝脏可正常排毒，你才能将汞或其他重金属从身体组织中清除出去。此外，消化道也要处于最佳状态，所以要清除所有有害的细菌、酵母菌或寄生虫来修复消化道。

为清除史蒂夫体内的汞，并让他的排毒系统准备就绪，我让他服用了 3 个月的护肝草药制剂和维生素补充剂。我还在他的饮食中添加了大量深色绿叶蔬菜，如羽衣甘蓝、甜菜、绿叶甘蓝和菠菜，以及西蓝花、花椰菜、卷心菜、抱子甘蓝和白菜，以便改善他的排毒系统。

史蒂夫本该在 3 个月后来复诊，但他很忙，所以将复诊时间推迟了 3 个月。虽然他没有及时复诊，但他告诉我他一直在严格执行治疗计划。随后，他的检测结果也证实了这一点。史蒂夫的甲状腺功能得到了改善，体内的维生素 D 水平也上升至 163 nmol/L（65 ng/ml）。但他还是很担心，因为上次就诊之后，他脚上的麻木和刺痛感并未减轻。正如前文所述，虽然他的脚不再出现持续性的麻木和刺痛的情况，但他在室外或跑步机上跑步时，这种症状又会出现。这表明史蒂夫体内仍有汞在搞破坏，因为汞会引发这些神经系统症状。虽然他为清除体内的汞服用了 6 个月的护肝补充剂，但症状仍没有消失。我决定采取更加积极的措施来将汞从他体内排出。于是，我开始对他实施螯合疗法：先让他连服 3 天的 DMSA，接下来的 11 天停止服用 DMSA，改服其他补充剂来补充他在前 3 天随汞一起排出的矿物质。就这样持续了 3 个月。接下来，在史蒂夫停止服用 DMSA 一个月后，重新检测其体内的汞水平。

他再次来复诊时，体内的汞浓度肌酐水平已由 15 µg/g 肌酐降至 5.9 µg/g 肌酐。听到这个消息，他高兴得无法自已，还没跨进我办公室就大声宣布他脚上的麻木和刺痛感已经消失了。我们都认为，清除他体内的汞才是他痊愈的原因。此外，我还认为他甲状腺受损也是汞引起的，因为将汞清除之后，他的甲状腺功能也有所改善（我也复查了他的甲状腺功能），精力也恢复了正常。

史蒂夫希望继续治疗，将他体内残余的汞也清除掉（他希望将体内的汞浓度肌酐水平降到 3 µg/g 肌酐或更低）。但这次我没有继续使用螯合疗法，而是让他服用一种草本制剂——重金属排毒片（Metalloclear）。我一般用这种补充剂治疗那些重金属轻微超标的人。患者在服用重金属排毒片一个月后，体内的金属硫蛋白水平会提高，而服用两三个月后，体内的重金属会被排出体外。它的效果没有螯合剂好，我通常在金属（汞、铅、镉、铝，以及类金属元素砷）中毒患者体内相关金属水平不高后用它进行治疗。

一年后，史蒂夫体内的汞浓度肌酐水平降至 3 µg/g 肌酐，已经恢复正常。至此，我已经和史蒂夫一起努力了两年。他的所有症状都已经消失，于是他去神经科医生那里，重新做了一次磁共振检查。检查结果非常好，没有出现新病灶，我们都松了一口气。这已是 3 年前的事情了。自那时起，史蒂夫的所有磁共振检查结果都正常，症状也已经完全消失。史蒂夫从未被确诊患有多发性硬化症，我相信他以后也不会。但我也相信，如果我没有让他进行无麸质饮食，没有清理并修复他的消化道，没有清除他体内的汞，他最终会患上多发性硬化症。现在，史蒂夫每年都会来我这里复查，确保身体各系统都处于最佳状态。

自我评估

自我评估：你怎么知道自己需要排毒？

如果你体内有太多的毒素，并且这些毒素引发了诸多症状，那么你需要排毒。

我诊治的大多数患者每天都接触杀虫剂、塑料或重金属等有毒物质，不管他们是否患有自身免疫性疾病。在细致了解患者的环境毒素暴露史、听他们讲述自己的症状后，我就可以诊断出他们体内的毒素是否超标。我设计了一份评估问卷，它可以帮助你确定自己是否需要排毒，从而免去你亲自来我办公室的麻烦。你可以根据评估结果确定自己是只需要调控饮食，还是需要服用补充剂。

评估毒素负荷的目的是了解你出生以来接触了多少环境毒素。如果你在这项评估中的得分很高，那么你的排毒系统已经并且可能继续承受巨大的毒素负荷。你的身体是否能够承受得了这些负荷，取决于你的基因和自我照顾情况（饮食、运动、睡眠、压力管理等）。如果你和大多数人一样，那么毒素可能已经从你的肝脏中溢出，刺激身体的其他细胞和组织，包括大脑、关节、肌肉、脂肪细胞和免疫细胞。事实上，你身体的每一个细胞都可能受到影响。

你怎么才能知道自己生病的原因是不是体内毒素负荷过大呢？这就是第二项评估（第 223 页 "症状评估"）要解决的问题了。这项评估将帮你确定自己当前的症状是否与体内毒素负荷情况有关。同时，这项评估的结果还能帮你确定自己要采用哪种排毒方式。也许你只需调控饮食，不过也可能还需要有针对性地服用补充剂来改善肝脏的排毒系统。

毒素负荷评估

审视自己的工作或生活，看看自己是否有过以下毒素暴露经历（表 21 ）。

表 21　毒素负荷评估表

	偶尔 =1	经常 =2
在工作中接触化学物质或能闻到化学气味		
接触电磁辐射（比如在电线、高电压设备或手机信号塔附近生活或工作）		
吃含汞的鱼（旗鱼、金枪鱼、国王鲭鱼）或用银汞合金填充物补牙		
接触霉菌（能闻到霉味或能看到霉菌）		
接触铅（来自 1970 年以前的旧管道或旧油漆）		
接触石棉（来自 1950 年以前建筑物的建筑垃圾）		
接触杀虫剂（来自草坪、高尔夫球场、农场或其他户外场所）		
接触杀虫剂（用于杀灭蚊虫的杀虫剂）		
接触有机溶剂（来自油漆、家具和家用清洁剂）		

续表

	偶尔 =1	经常 =2
接触油漆（尤其是油性油漆，无论是刷在房子外面的还是创作喷漆作品时用的）		
接触干洗化学物质		
过去 10 年间喝酒		
过去 10 年间抽烟或接触二手烟		
过去 10 年间曾使用毒品		
吃快餐鸡肉、牛肉、鱼或非有机乳制品		
总分		

得分情况说明

小于 6（毒素负荷小） 恭喜你，你生活或工作的环境非常洁净！

6~15（毒素负荷中等） 你接触了不少毒素。下一项评估的得分将决定你是否需要接受第二阶段的排毒治疗，或者是不是只需调控饮食。

16~30（毒素负荷大） 你体内的毒素负荷已经非常大，必须接受第二阶段的排毒治疗。

症状评估

接下来，我们来看看你的症状。请根据你在过去 30 天的情况，对自己的症状做个评估（表 22）。具体评分标准如下。

0——你没有或几乎没有这个症状。

1——这个症状偶尔出现，且影响不严重。

2——这个症状偶尔出现，但影响严重。

3——这个症状经常出现，但影响不严重。

4——这个症状经常出现，且影响严重。

表 22　症状评估表

	从不或几乎不出现（0分）	偶尔出现且不严重（1分）	偶尔出现但严重（2分）	经常出现但不严重（3分）	经常出现且严重（4分）
头痛					
头晕					

续表

	从不或几乎不出现（0分）	偶尔出现且不严重（1分）	偶尔出现但严重（2分）	经常出现但不严重（3分）	经常出现且严重（4分）
失眠					
有眼袋或黑眼圈					
耳朵发痒					
耳鸣					
鼻窦不舒服					
打喷嚏					
口腔溃疡					
慢性咳嗽					
舌头发肿或变色					
慢性痤疮					
多汗					
潮热					
荨麻疹或皮疹					
脱发					
心律不齐或漏搏					
哮喘或支气管发炎					
慢性便秘					
长期恶心					
进食后腹胀					
关节疼痛					
关节发炎					
肌肉疼痛					
感觉疲惫					
液体潴留					
体重增加					
嗜吃特定食物					

	从不或几乎 不出现（0分）	偶尔出现且 不严重（1分）	偶尔出现但 严重（2分）	经常出现但 不严重（3分）	经常出现且 严重（4分）
焦躁或易怒					
记忆力差					
无法集中精力					
情绪波动					
焦虑					
抑郁					
常生病					

总分：_____

得分情况说明

  症状较轻：<35

  症状中等：35~69

  症状较重：70~99

  症状严重：>99

综合评估

  通过阅读下方表格（表23）中的内容，你可以确定自己的治疗方案：先找到表格中你在"症状评估"中的得分所对应的行，再确定你在"毒素负荷评估"中的得分所对应的列，从而找到适合自己的治疗方案。

表23　综合评估

		毒素负荷评估		
		毒素负荷小（<6）	毒素负荷中等（6~15）	毒素负荷大（16~30）
症状评估	症状较轻 （<35）	恭喜你！你生活的环境非常洁净，你的肝脏一直在处理你体内的毒素。你只需接受第一阶段的治疗	你的肝脏在处理毒素时表现得很好。你只需接受第一阶段的治疗	鉴于你体内的毒素负荷大，虽然你现在症状较轻，但生病的风险仍然相当大。因此，你应该同时接受第一阶段和第二阶段的治疗

续表

		毒素负荷评估		
		毒素负荷小（<6）	毒素负荷中等（6~15）	毒素负荷大（16~30）
症状评估	症状中等（35~69）	虽然尚未确定你体内有什么毒素，但你已经出现了相关症状。你可以只接受第一阶段的治疗，但如果你患有自身免疫性疾病，那么我建议你也接受第二阶段的治疗	你应该同时接受第一阶段和第二阶段的治疗，因为你体内的毒素已经影响了你的健康	你应该同时接受第一阶段和第二阶段的治疗，因为你体内的毒素已经影响了你的健康
	症状较重（70~99）	虽然你体内的毒素负荷看起来较小，但你的身体已因毒素而生病。你的排毒系统可能在基因上有缺陷。因此，你应该同时接受第一阶段和第二阶段的治疗	你应该同时接受第一阶段和第二阶段的治疗，因为你体内的毒素已经影响了你的健康	你体内的毒素负荷很大，且毒素已经让你生病。你应该同时接受第一阶段、第二阶段和第三阶段的治疗
	症状严重（>99）	虽然你体内的毒素负荷看上去较小，但毒素已经让你生了重病。你的排毒系统可能在基因上有缺陷。因此，你应该同时接受第一阶段、第二阶段和第三阶段的治疗	虽然你体内的毒素负荷没那么大，但毒素已经让你生了重病。因此，你应该同时接受第一阶段、第二阶段和第三阶段的治疗	你体内的毒素负荷很大，且毒素已经让你生了重病。因此，你应该同时接受第一阶段、第二阶段和第三阶段的治疗

治疗方案

如果你跟着本书一步步治疗，那么读到这里时，你已经为净化身体、维护肝脏做好了准备。阅读本书第一部分时，你吃了许多具有抗炎功效的食物，即将精制糖、白面粉制品、反式脂肪和动物性饱和脂肪从饮食中清除了。你吃了更多富含抗氧化剂和健康脂肪的食物，还了解了会引发炎症的食物，如含麸质食物、动物奶、大豆和玉米。

阅读本书第二部分时，你开始治疗自己的应激系统，让自己睡得更香，吃得更用心。你还知道要在白天摄入足够的蛋白质（不仅是动物蛋白，还包括植物蛋白），且不能漏餐。

阅读本书第三部分时，你采取了一些重要措施来清除消化道里的毒素，以平衡肠道菌群，并通过吃富含天然消化酶和益生菌的食物来修复肠道。这些措施不仅强化了你肠道的免疫力，还抑制了有害的细菌和酵母菌分泌毒素，减轻了肝脏的负担。你可能并没有意识到，自己在修复消化道时就已经开始排毒了。

那么，接下来你还要做什么呢？要做两件事。第一，要了解自己是否对其他食物敏感，即是否还有食物可能让你发炎、且可能被你的肝脏视为毒素。第二，要通过调控饮食和（如有必要）服用营养补充剂来帮助肝脏排毒。

第一阶段：食疗

食物全面戒除计划

每当患者听到我让他们实施食物全面戒除计划时，他们眼中都流露出抗拒的神情。别担心！你可以循序渐进地进行，况且很多食物在此之前已经被你从饮食中去除了。

这个计划为期3周，有双重原因。第一个原因是，你要找出除了麸质、动物奶、大豆和玉米（在第三章中我已经让你做过相关评估）之外，自己是否还对其他食物敏感。你如果在阅读第三章时没有做评估，那么现在应该尽全力一次性做完所有食物的评估。请制订个性化饮食计划，即找出并去除任何让你敏感的食物，从而减轻炎症。要知道，给免疫系统减压很重要。

我在这里介绍食物全面戒除计划的第二个原因是，肝脏需要处理你吃进去的所有食物。食物被消化之后，营养物质和毒素进入血液，而消化道（包括胃、小肠和大肠）的所有血管直通肝脏。接着，肝脏就得处理这些物质——找出毒素，并将脂肪和糖变成胆固醇。对肝脏来说，这些都是它每天要做的繁重工作。所以，实施食物全面戒除计划有助于给肝脏留出休息的时间，让它不必处理油腻的动物性食品、糖、酒精和加工食品，同时还为肝脏提供其正常运转所需的特殊营养物质。因此，即使你已经在阅读第三章时评估过自己对麸质、动物奶、大豆和玉米的敏感度，但无论结果如何，你都应该再次戒掉这些食物，从而完成这里的排毒计划。我的目标是在这一章带你冲过终点线。你就快做到了！

下表对食物全面戒除计划做了简要概括（表24）。正如我在第一部分所讲的，3周之后，你要将这些食物再次纳入饮食。现在，你要戒掉：

- 麸质、动物奶、大豆和玉米
- 精制糖和有害脂肪

- 鸡蛋，贝类，牛肉、猪肉、香肠和相关熟食

- 花生

- 橙子

- 咖啡、咖啡因、酒精和巧克力

表24 食物全面戒除计划

类别	替代品	应戒除的食物
蔬菜	所有蔬菜，煮熟、用橄榄油或椰子油炒熟均可	——
面粉、淀粉、谷物及相关制品	全谷物无麸质的面包、意大利面、苏打饼和卷饼；糙米或野生稻米、全藜麦、全小米	玉米、玉米糖浆、玉米淀粉（查找食品营养成分表）、普通小麦粉、斯佩尔特小麦粉、大麦粉、卡姆小麦粉、黑麦粉、土豆、精米
豆类	小扁豆、鹰嘴豆等豆类（除了大豆）	大豆及大豆制品，包括丹贝、豆腐、毛豆、酱油等（查看食品配料表中是否有"大豆"）
动物奶	杏仁奶，米乳，用椰子制成的奶、普通酸奶和开菲尔酸奶	牛奶、绵羊奶、山羊奶及其制品，包括用它们制成的普通酸奶、开菲尔酸奶、奶酪和黄油；营养成分表上有"酪蛋白"和"乳清蛋白"的食品
蛋白质	鸡肉（包括火鸡肉）、羊羔肉、汞含量低的鱼类	鸡蛋，贝类，香肠，猪肉、牛肉和相关肉类熟食
坚果与种子	杏仁、核桃、巴西坚果等除花生以外的所有坚果；种子	花生
水果	最好选择低糖水果，包括浆果、苹果、梨、桃子和李子	橙子；高糖水果，比如菠萝和瓜类
动物脂肪及相关食物	鱼、鱼油补充剂、草饲牛肉、澄清黄油	乳酪、乳脂、玉米饲牛肉、起酥油
植物脂肪及相关食物	所有冷榨油，包括橄榄油、菜籽油、亚麻籽油、红花油、芝麻油、杏仁油、葵花子油、核桃油、南瓜子油；牛油果、椰子油、椰奶、棕榈油；坚果、种子、叶菜	人造黄油、沙拉酱、蛋黄酱或其他含反式脂肪的食品（阅读营养成分表，查看是否含有部分氢化油）
甜味剂	未加工的龙舌兰糖浆、甜叶菊、糙米糖浆、黑糖蜜、浓缩的果汁甜味剂	所有人工合成的甜味剂，包括阿斯巴甜、三氯蔗糖和糖精；果葡糖浆、白糖和红糖、蜂蜜、浓缩的甘蔗汁、枫糖浆
饮料	不含咖啡因的花草茶、气泡水、矿泉水；每天只喝一杯咖啡或茶	碳酸饮料、果汁和含果葡糖浆的饮料；咖啡因和酒精的摄入量有限制

类别	替代品	应戒除的食物
调味品	有机番茄酱、黄芥末、醋、各种天然香料	含果葡糖浆、玉米糖浆或蔗糖的所有调味品，比如非有机番茄酱、烧烤酱、辣酱、照烧酱
甜食	发酵椰奶或椰奶冰激凌、新鲜水果或水果干、无糖巧克力、本书中的所有低糖甜点	普通冻酸奶或冰激凌、雪葩、曲奇、蛋糕、糖果
零食或小食	全谷物无麸质苏打饼，搭配鹰嘴豆泥、杏仁酱或牛油果酱；发酵椰奶；坚果（花生除外）；水果，如苹果、桃子、李子和浆果	椒盐脆饼，薯片，玉米片（包括墨西哥玉米片），爆米花，用白面粉制作的苏打饼，用白面粉和白糖制作的曲奇、蛋糕、麦芬

小建议

　　你如果想预防及治疗毒素相关疾病，得先判断自己暴露在什么毒素中，并加以清除。接着，你要为肝脏提供营养以协助肝脏代谢解毒。什么是代谢解毒？你可以理解为肝脏的新陈代谢。提高肝脏解毒的效率，可以更快地将毒素从体内清除。但在这之前，你要检查一番，采取措施清除环境中的致病因子，从而减少毒素暴露，确保周围的环境不会让自己生病。

- 使用你能够找到的最天然的清洁用品和家用产品。
- 使用高效微粒空气过滤器。
- 勿在室内或室外喷洒杀虫剂。
- 使用不含合成香料、对羟基苯甲酸酯和邻苯二甲酸酯的化妆品或护肤品。
- 食用有机水果、蔬菜和乳制品。
- 选择有机肉类及鸡蛋。
- 喝干净的水。水质因地区而异，但总体来说，过滤自来水是个不错的做法。
- 编号为3、6、7的塑料容器（通常标在底部）会将塑料成分渗入其中的食品中，所以不要食用用这些容器装的食品。
- 用微波炉加热食品时可使用玻璃器皿，不要使用塑料器皿。
- 如果你有龋齿，告诉牙医不要使用汞合金填充物补牙。如有必要，找一位学过整合医学的牙医。

准备工作

在排毒期间，你每天至少要喝 6~8 杯水，这么做有助于身体排出毒素。在最初的几天，你可能感觉有些疲劳、疼痛、头痛或头脑不清楚（脑雾），具体症状因体内的毒素水平而异。如果上述症状比较严重，说明你补充的营养还不够，最好每餐都摄入蛋白质。对体内毒素水平高的人来说，直到第二周脑雾情况才会有所改善。虽然适量运动（如散步、做瑜伽或进行短距离放松式的慢跑）有助于身体排毒，但要避免剧烈运动。你还要保证充足的睡眠，每晚至少要睡 8 小时，好让身体在进行超负荷的新陈代谢后获得应有的休息。如果你爱喝咖啡，我建议你在开始实施食物全面戒除计划之前逐渐减少咖啡的饮用量，以免因咖啡因戒断造成头痛。如果你经常吃糖，则需要在开始实施计划之前的几天逐步减少糖的食用量，直到完全戒掉。和咖啡因一样，糖也很容易让人上瘾，所以一下子戒掉糖会让人出现严重的头痛或其他戒断反应。

我建议你在开始这个计划前抽出一点儿时间准备食物。你需要确保有足够的食物制作每日奶昔。如果你白天不在家，记得带点儿小食或零食。除非事先做好准备，否则饿的时候你很难控制饮食，或者很难找到合适的东西吃。此外，我建议你制作绿蔬排毒汤（第十三章），一次多做一点儿，并将其分成小份冷冻起来，以便随时取用。排毒期间，这种汤你想喝多少都可以，因为它营养丰富，对肝脏有支持作用，还能填饱肚子。如果可能，尽量选择有机农产品和家禽肉，这一点对食物全面戒除计划来说尤为重要，因为它们在你的饮食中占了很大的比例，要知道非有机食品中的杀虫剂会给肝脏带来额外的负担。

即使你没有服用补充剂，进行排毒饮食、吃一些护肝的食物（详见下文）也足以让你感受到排毒的强大效果。虽然有时会出现上文提到的一些症状，但这意味着你正在慢慢好起来！

在实施排毒饮食计划 3 周后，你需要将之前戒掉的食物重新纳入饮食。

- 在将之前戒掉的食物重新纳入饮食时，一次添加一种食物。其间，一种食物得连吃 2 天，每天吃 2 次，注意体会自己的感受。第 3 天，不要吃这种食物，继续观察自己的感受。如果你发现自己没什么不良反应，第 4 天开始将另一种食物纳入饮食。

- 如果你在吃某种食物后出现了一些不良反应，比如头痛、起疹子、脑雾、疲劳、消化不良或其他症状，则把相关症状写在下方的表格（表 25）里，以防自己后面忘记。一旦确定某种食物对自己有害，你就要再次戒掉它。一般情况下，这些反应会在一两天内消失，不过有些人可能需要更长的时间。

- 等反应消失后，接着尝试下一种食物。
- 这里要提一下麸质。我已经在第三章中说过，确定自己是否对麸质有明显的反应很重要。如果你摄入麸质后没有出现反应，也没有自身免疫性疾病，那么可以在饮食中保留麸质。不过，即使你没有出现反应，只要你患有自身免疫性疾病，就要戒掉麸质。
- 耐心一些，再过 3 周左右的时间，你就可以将之前戒掉的所有食物一一添加进来。
- 在此期间，将自己的所有反应记录在下方的表格中。

表 25　症状记录表

症状	麸质	动物奶	大豆	玉米	鸡蛋	花生	橙子	牛肉	其他
腹胀									
头痛									
关节痛									
潮热									
……									
……									

恭喜你！现在你应该知道上表中的食物是否会在你体内引发免疫反应，从而让身体出现你熟悉的或新的症状。如果你发现自己对不止一种食物敏感，不要惊慌，这是很常见的现象。这些症状都是由身体不同部位的炎症引起的。那么，你要戒掉这些食物多久呢？我建议你至少坚持 6 个月。待消化道修复之后，你可以尝试把它们重新纳入饮食，一次添加一种。

如果你的乳糜泻抗体检测（包括 AGA 检测和 ADGA 检测）结果呈阳性，则你终身不能摄入麸质。如果你患有乳糜泻以外的自身免疫性疾病，也应该保证饮食中不含麸质，直到将疾病治愈，即所有症状都消失、检测结果也都正常。之后，你要确保所吃的 95% 的食物中不含麸质，这意味着你在日常生活中完全不能摄入麸质，只是在外出就餐或旅行时偶尔（每月最多一两次）破例。

排毒饮食

我们生活在一个充满毒素的世界里——食物中的农药和激素、使用的有机溶剂、家中的霉菌、吃的鱼和喝的水中的重金属等，对人体来说都是毒素。肝脏是主要的排毒器官，所以人体的排毒能力取决于它的功能！肝脏排毒分两个阶段进行，食物、维生素和草本制剂在每个阶段都发挥着重要作用。

在排毒的第一个阶段，人体内的酶（统称为细胞色素 P450 酶系统）利用氧气和维生素（尤其是抗氧化剂）来转化有毒化合物、药物或类固醇激素（Ⅰ相反应）。之后，酶促使它们进入排毒的第二个阶段。在进入第二阶段之前，这些毒素已经变成了"中间代谢物"。此时是抗氧化剂发挥重要作用的时候，因为中间代谢产物含有大量自由基，除非它们进入第二阶段，否则会在肝脏内堆积并损害肝脏组织。进入第二阶段后，氨基酸和其他化合物作用于毒素，使它们更容易排出体外（通过尿液或粪便）。这一过程被称为结合反应（Ⅱ相反应），期间最重要的营养物质是维生素 B_{12}、叶酸和氨基酸。

能促进排毒的食物

食用水果和蔬菜对肝脏最有益，因为它们能为肝脏提供排毒急需的抗氧化剂、B 族维生素和矿物质。它们还能促进Ⅰ相反应和Ⅱ相反应，这也是很多人说吃蔬菜和水果有助于预防癌症的原因。

以下蔬菜功效尤佳：十字花科蔬菜，比如西蓝花、抱子甘蓝、花椰菜、西洋菜和卷心菜。羽衣甘蓝、瑞士甜菜和绿叶甘蓝的功效也很好，是排毒强有力的助手；和其他十字花科蔬菜一样，它们在雌激素代谢方面也具有重要作用。此外，能促进肝脏排毒的食物还有大蒜、洋葱、浆果、大豆、绿茶、红茶以及迷迭香、罗勒、姜黄、孜然、黑胡椒和香菜等芳香植物或香料。

很多人问我是否可以制订一个为期 3~7 天的绿色饮品排毒计划。这个主意不错，绿色饮品确实可以作为排毒饮食的补充。但是，出于某些原因，只喝绿色饮品排毒是不够的。第一，绿色饮品并不一定是有机的，因此我担心你摄入大量杀虫剂而不自知。第二，虽然这些饮品能够为你的肝脏提供大量抗氧化剂，有助于增强Ⅰ相反应，但你会因此缺乏氨基酸，而氨基酸是蛋白质的重要组成部分。如果你在实施绿色饮品排毒计划时没有摄入某种形式的蛋白质，特别是在你体内毒素水平很高的情况下，虽然一开始你的肝脏能很好地处理毒素，但由于氨基酸供应不足，排毒过程将中断。那么，不摄入蛋白质人会有什么感觉呢？答案是糟糕的感觉！这就是许多人在实施这个计划之后的第二天或第三天感到头痛、疲劳、肌肉酸痛或头晕的原因——在缺乏必需营养的情况下，肝脏将不堪重负。

因此，无论你实施哪种排毒计划，都要补充植物蛋白（吃小扁豆、坚果、种子等）和动物蛋白（吃有机散养鸡肉等），你也可以喝蛋白粉（大米、南瓜子和蔬菜的混合粉）。此外，记住不能摄入大豆蛋白和乳清蛋白。

第二阶段：实施药物排毒计划

虽然我们希望通过食物，包括绿色饮品来获得身体所需的所有营养，但对大多数人来说，这是不现实的，尤其是在他们体内毒素水平很高的情况下。在做完本章的自我评估后，你觉得自己是他们中的一员吗？如果你需要接受第二阶段的治疗，那么最好制订一个药物排毒计划。"药物排毒"是我经常说的一个词，其实就是通过服用营养补充剂来治疗肝脏疲劳。

以下是我的一些建议，这里提到的剂量均为日摄入量。你每天可能需要不止一次地服用补充剂（每次一粒或一片）才能达到所需剂量。

为了每天都能支援肝脏，**你需要补充 B 族维生素**，其中维生素 B_1、维生素 B_2 和维生素 B_3 各 25~50 mg；维生素 B_5 至少 100 mg；维生素 B_6（5-磷酸吡哆醛）至少 50 mg；维生素 B_{12}（甲钴胺）至少 1 000 μg；叶酸（比如 L-5-甲基四氢叶酸）800 μg；生物素 400~1 000 μg。

你也要补充抗氧化剂。请每天服用维生素 C 1 000~2 000 mg、维生素 E（混合生育酚）200~400 mg、维生素 A（视黄醇棕榈酸酯）1 000~5 000 IU、混合类胡萝卜素（包括 β 胡萝卜素）3 000~8 000 IU、硫辛酸 200~600 mg 以及 EGCG 250~500 mg。

矿物质补充剂也很重要。请购买含 15~30 mg 锌、200 μg 硒、250 μg 锰、500 μg 铜的复合维生素 / 矿物质补充剂。

此外，**你还需要护肝和清除体内的重金属**，为此你每天要补充 100~400 mg 牛奶蓟、400~600 mg N-乙酰半胱氨酸以及 300~600 mg 的硫辛酸。

能强化雌激素代谢的补充剂也必不可少。请每天补充 100~150 mg 吲哚-3-甲醇或 100~150 mg 二吲哚甲烷，分两次服用。

氨基酸是日常饮食的一个重要组成部分。建议你每餐都摄入蛋白质，可以是动物蛋白（来自有机散养鸡或火鸡、草饲牛、鱼等），也可以是植物蛋白（来自豆类、坚果和种子）。蛋白质的日摄入量为每千克体重 1 g。所以，如果你的体重为 60 kg，那么你每天要摄入 60 g 蛋白质。你可以通过阅读食材包装上的营养成分表来了解自己每餐蛋白质的摄入量。可以用以下算法计算你从一块鸡肉或鱼肉中摄取的蛋白质：1 盎司（约 28 g）肉类或鱼中含有 7 g 蛋白质。我通常建议患者将每日蛋白质分 4 次（吃早餐、午餐、下午点心和晚餐时）摄入。

除了要摄入足够的蛋白质外，你还要能很好地消化掉这些蛋白质，只有这样蛋白质才能被分解为氨基酸，从而被身体吸收和利用。因此，你必须拥有良好的消化能力，必要时要接受消化道方面的治疗，具体参见第九章。

如果你饭后立即出现反流、排气和腹胀的情况，且在饭后两小时仍有饱胀感，则需要强化消化道的功能。我建议你每餐摄入多种酶，以保证自己能获得所需的氨基酸，详情参见第九章。

如果你想要补充氨基酸，**建议你服用氨基酸复合产品**。你可以服用复合氨基酸的胶囊，也可以在做思慕雪或早餐奶昔时加入蛋白粉。甘氨酸是参与 II 相反应的一种重要的氨基酸，请每天以服用复合氨基酸补充剂的形式补充 1 500 mg 的甘氨酸。如果你对排毒奶昔感兴趣，请选择用大米、豌豆或植物蛋白制作的奶昔。下面是我给你的一些具体建议。

药物排毒与饮食排毒同步进行

在排毒的同时护肝。每天除了服用补充剂，你还可以吃排毒奶昔——用各种水果（橙子除外，它不利于排毒）、水、冰（可选）和两大匙蛋白粉制作。你也可将上述蛋白粉添加到蓝莓菠菜思慕雪（第 239 页）中。

在吃排毒奶昔的同时，你还要服用抗氧化剂、B 族维生素和草本制剂来平衡肝脏排毒系统中的各种酶。

即使你不喝排毒奶昔，只服用这些补充剂也能增强肝脏的排毒功能。

第三阶段：找卫生保健人员开功能医学方案

如果你因环境患病，且体内的毒素负荷很大，那么很难自行实施排毒计划。如果你确信自己要做排毒，但对自己独立实施排毒计划没把握，那么可以向整合医学的医生寻求帮助。此外，如果你担心自己体内的汞和铅水平过高，或者想检测环境中的毒素，也可以向整合医学的医生（特别是功能医学的从业人员）寻求帮助。

医生、自然疗法师、脊椎指压治疗师、整骨疗师、护士、助理医生和受过功能医学培训的营养师，都可能受过排毒饮食和护肝方面的培训。目前，美国正在出台一套新的认证方案，很快就会公布一份经认证的从业人员名单。此外，你还可以访问各大功能医学实验室，如美国功能医学及抗衰老诊断中心的网站，寻找经常使用它们服务的专业人士。这是一个寻找在功能医学方面有丰富的实践经验的专业人士的好办法。如果你要做重金属检测，可以寻求功能医学的从业人员或自然疗法师的帮助。

第十三章

肝脏维护食谱

我们设计本章食谱的目的，是为你的肝脏提供所需的多种营养，使其处于最佳状态。为肝脏提供这些营养其实很容易实现，你只需选择天然食物，即选择没有经过任何加工的食物。一方面，这些食物富含蛋白质、膳食纤维、抗氧化剂、矿物质和维生素。另一方面，如果你食用了加工食品（即盒装或袋装食品）、用精制糖和白面粉制作的食品、含有杀虫剂和激素的农产品（包括肉类），那么你将无法改善身体的排毒系统。相反，你会因此摄入更多的毒素，给肝脏带来额外的负担。如有可能，请尽量选择有机食品，包括有机的动物性食品（包括乳制品）、水果和蔬菜。

总食谱

绿蔬排毒汤

蓝莓菠菜思慕雪

北非马粟豆汤

蒜香甜菜白芸豆

鹰嘴豆沙拉

羽衣甘蓝沙拉

蘑菇野生米饭

枫糖浆照烧三文鱼

黑豆饼

亚洲风味沙拉

每日食谱 1

早餐

　　绿蔬排毒汤

午餐

　　鹰嘴豆沙拉

　　羽衣甘蓝沙拉

晚餐

　　枫糖浆照烧三文鱼

　　蒜香甜菜白芸豆

每日食谱 2

早餐

　　蓝莓菠菜思慕雪

午餐

　　北非马粟豆汤

　　蘑菇野生米饭

晚餐

　　黑豆饼

　　亚洲风味沙拉

绿蔬排毒汤

这道汤是你送给肝脏的最好的礼物，你喝了它，有助于肝脏在血液排毒和过滤方面发挥关键作用。含硫食物（如洋葱和大蒜）有助于身体维持谷胱甘肽的水平，还能提高肝脏的抗氧化能力。十字花科蔬菜能促进身体排出各种毒素，尤其是有害的激素。你可以在早餐时喝这道汤，当然也可以在任何时候享用它。此外，你可以一次性多做一点儿，将汤分装在小容器里冷冻起来，肚子饿时随时取出来食用。

4~6 人份

原料

1 汤匙特级初榨橄榄油或椰子油

1 个小洋葱，切丁

1 茶匙姜末

2 瓣蒜，切末

1 根芹菜，去叶，切碎

3 量杯碎西蓝花

$\frac{1}{2}$ 个茴香头，切碎

1 茶匙盐

3 量杯水

$\frac{1}{8}$ 茶匙现磨胡椒粉

做法

1. 取一口中等大小的锅，倒入特级初榨橄榄油或椰子油，中高火加热。

2. 入洋葱丁与姜末，炒至洋葱变得半透明。

3. 入蒜末、芹菜碎、西蓝花碎、茴香头碎和少许盐，翻炒 2 分钟。

4. 入水、剩余的盐和现磨胡椒粉。

5. 先煮至水沸，再盖上锅盖，小火继续炖 20 分钟。

6. 将上一步煮沸的汤倒入搅拌器，搅拌至混合物变得细腻且呈乳状。最后，根据个人口味调味。

蓝莓菠菜思慕雪

一提到思慕雪，大多数人想到的是水果口味的。其实思慕雪也可以用蔬菜做，以便为身体提供所需的抗氧化剂、维生素和矿物质——这些物质都是肝脏排毒所需的。如果你还没有试过蔬菜口味的思慕雪，别担心，你会喜欢的。你可以试着加一点儿香菜，为肝脏提供更多的抗氧化剂来清除重金属。

2 人份

原料

1 量杯杏仁奶、椰奶或米乳

¾ 量杯冻蓝莓

1 根香蕉

1 个蜜枣，去核

1 汤匙亚麻籽粉

15 g 蛋白粉

1~2 把菠菜（或羽衣甘蓝）

1 把香菜叶（可选）

做法

1. 将所有原料放入搅拌器，搅拌至混合物的状态跟你预期中的一样。
2. 如果你想稀一点儿，可以加入少许水后继续搅拌。

北非马粟豆汤

布卢姆康复中心的烹饪学校常做这道汤，因为它味美可口、制作方法简单，对健康也很有益。马粟豆富含膳食纤维，而膳食纤维能与肠道中的毒素结合，从而将毒素带出体外。孜然有助于人体消化和抗炎；而大蒜和洋葱含硫，是促进人体排出重金属的重要食物。你可以一次性多做一些，将汤分装在小容器里冷冻起来，可以保存一年。冬天，我午餐常喝北非马粟豆汤，每周至少喝一次。你可以单独食用这道汤，也可以搭配煮熟的藜麦或其他无麸质食物食用。

8 人份

原料

2 汤匙橄榄油

1 个中等大小的黄洋葱，切碎

1 根大胡萝卜，切丁

2 茶匙孜然粉

3 瓣蒜

1½ 茶匙盐

2 量杯马粟豆

8 量杯水或蔬菜汤

适量现磨胡椒粉

适量酸橙，切瓣

适量欧芹碎

做法

1. 取一口大锅，倒入橄榄油，中高火加热。

2. 入黄洋葱碎、胡萝卜丁、孜然粉、蒜和 1 茶匙盐，翻炒 5 分钟，或炒至洋葱变软。

3. 入马粟豆、水（或蔬菜汤）以及剩余的盐。

4. 水沸后，将火调至最小。

5. 半盖锅盖，继续煮约 30 分钟，或煮至马粟豆完全变软。

6. 如果想要汤浓一些，可以将马粟豆煮至软烂。

7. 撒一些现磨胡椒粉，搅拌均匀。

8. 趁热出锅装盘，围一圈酸橙瓣做装饰，点缀一些欧芹碎。

蒜香甜菜白芸豆

白豆和绿色蔬菜对排毒来说简直是绝配。白芸豆（一种白豆）含有膳食纤维，甜菜含有抗氧化剂、B 族维生素，这道菜具有不错的排毒功效。你可以用任何自己喜欢的绿色蔬菜，比如绿叶甘蓝、江青菜、菠菜或羽衣甘蓝来代替甜菜，因为它们都能为人体提供吲哚-3-甲醇——一种有助于人体排出有害雌激素的营养物质。

4~6 人份

原料

3 汤匙澄清黄油或橄榄油

3 瓣蒜，切末

5 量杯甜菜叶，粗略切碎

½ 茶匙盐

少许切碎的干红辣椒片

½ 量杯干白芸豆（浸泡一夜后煮熟）或者 400 g 白芸豆罐头

适量现磨胡椒粉

适量特级初榨橄榄油

少许柠檬汁

1 个烤红辣椒，切细丝

适量烤过的松子仁

做法

1. 取一口大平底煎锅，倒入 2 汤匙澄清黄油或橄榄油，中高火加热。

2. 入蒜末，翻炒 30 秒。

3. 入甜菜叶碎、红辣椒片、¼ 茶匙盐，翻炒至菜叶变软。

4. 入白芸豆、剩余的盐和少许现磨胡椒粉，翻炒均匀。

5. 在白芸豆熟透后，淋适量特级初榨橄榄油和少许柠檬汁。

6. 装盘，点缀一些烤红辣椒丝和松子仁。

鹰嘴豆沙拉

豆类富含膳食纤维，而膳食纤维有助于消化道排出毒素。和昆布一起煮的话，鹰嘴豆将为人体提供更有助于甲状腺的矿物质。在这道沙拉中，新鲜的芳香植物让鹰嘴豆风味十足，柠檬汁和红甜椒还能为人体提供充足的维生素 C。之所以加迷迭香，不仅是味道上的需要，还因为它有助于肝脏代谢雌激素。可以将这道菜与羽衣甘蓝沙拉搭配食用，以摄取丰富的蛋白质。

6 人份

原料

> 2 量杯熟鹰嘴豆
>
> ¼ 量杯红洋葱碎
>
> ¼ 量杯胡萝卜，切小丁
>
> ¼ 量杯红甜椒，切小丁（若不能吃茄科蔬菜，用黄瓜或萝卜代替红甜椒）
>
> 1 汤匙鲜柠檬汁
>
> 2 汤匙苹果醋
>
> 4 汤匙特级初榨橄榄油
>
> 2 小枝迷迭香，切碎
>
> 2 汤匙欧芹碎
>
> 适量盐
>
> 适量现磨胡椒粉

做法

> 1. 将所有原料混合均匀。
> 2. 立即食用，或者放几小时，等入味后再食用。

羽衣甘蓝沙拉

这道沙拉是我以"疾病侦探"的身份参加《奥兹医生秀》这档电视节目时制作的。羽衣甘蓝营养非常丰富，富含维生素 A、维生素 K、维生素 D、维生素 E 和膳食纤维，这些营养物质对肝脏代谢来说非常重要。海带和坚果中的锌、碘、硒不仅对肝脏有益，还能改善甲状腺功能。锌能够增强免疫系统，还能促进重金属代谢。你可以前一天晚上就将这道菜做好，然后放在冰箱里冷藏一夜。这样，羽衣甘蓝会变软——被柠檬汁浸泡得越久，甘蓝就越软。

2~4 人份

原料

1 捆羽衣甘蓝，去茎，细细切碎

¼ 量杯薄萝卜片

½~1 汤匙海带碎

1 个小红甜椒或黄甜椒，切丁

¼ 量杯香菜碎

2 汤匙中东芝麻酱

1 个柠檬，榨汁

1 茶匙龙舌兰糖浆或蜂蜜

½ 茶匙盐

2 汤匙水

2 汤匙橄榄油

¼ 量杯烤过的核桃仁或巴西坚果仁，细细切碎

做法

1. 取一个大碗，加入羽衣甘蓝碎、萝卜片、海带碎、甜椒丁和香菜碎，搅拌均匀。

2. 另取一个小碗，加入中东芝麻酱、柠檬汁、龙舌兰糖浆（或蜂蜜）、盐、水和橄榄油，搅拌均匀，芝麻酱就做好了。

3. 将芝麻酱倒在大碗里的蔬菜混合物中，搅拌均匀。

4. 静置至少 1 小时。

5. 撒一些核桃仁碎或巴西坚果仁碎。

蘑菇野生米饭

蘑菇野生米饭富含蛋白质、叶酸、镁和维生素 A，是秋冬季节的一道营养丰富而令人满足的美食。为了给人体提供更多的抗氧化剂，我们使用了不少蔬菜。

6 人份

原料

1½ 量杯野生米

适量盐

2¾ 量杯水

2 汤匙特级初榨橄榄油

1 个小洋葱，切丁

2 瓣蒜，切末

2 量杯蘑菇（最好是褐菇），带柄，每朵切 4 瓣

½ 量杯芹菜碎

适量鲜柠檬汁

¼ 量杯欧芹碎

¼ 量杯烤过的开心果仁碎或核桃仁碎

¼ 量杯蔓越莓干

适量现磨胡椒粉

做法

1. 将野生米、¼ 茶匙盐和水倒入炖锅中，煮沸。

2. 盖上锅盖，小火煮至水收干，大约需要 30 分钟。

3. 取一口大平底锅，倒入特级初榨橄榄油，中火加热。入洋葱丁和少许盐，偶尔翻炒一下，直至洋葱变软。整个过程大约需要 8 分钟。

4. 入蒜末，翻炒 2 分钟。

5. 入蘑菇、芹菜碎和柠檬汁，盖上锅盖，煮 5 分钟。

6. 掀开锅盖，继续煮 5 分钟，期间不断搅拌，在收汁的同时煮熟蘑菇和芹菜。

7. 关火，冷却一段时间，然后将炒好的菜和煮好的米饭混合。

8. 拌入欧芹碎、开心果仁碎（或核桃仁碎）和蔓越莓干。最后根据个人口味加入适量盐和现磨胡椒粉调味。

枫糖浆照烧三文鱼

三文鱼富含必需脂肪酸——ω-3脂肪酸，还含有维生素 B_{12}、烟酸和硒。购买时要确保三文鱼是干净的、没被污染的，人工养殖的三文鱼体内通常含有大量多氯联苯、二噁英和食用染料，所以请购买有机三文鱼。

4 人份

原料

450 g 有机三文鱼，切成 4 片

2 瓣蒜，切末

2 茶匙鲜姜末

1 汤匙枫糖浆

2 汤匙味淋

$1\frac{1}{2}$ 汤匙意大利香醋

$\frac{1}{2}$ 个柠檬，榨汁

少许盐

1 汤匙小葱，切末

做法

1. 将三文鱼洗干净，擦掉表面的水分。

2. 将蒜末、鲜姜末、枫糖浆、味淋、意大利香醋、柠檬汁和盐混合，调成酱汁。之后，将 ¾ 的酱汁装入密封袋中，然后将剩余的酱汁盛在小碗里，放入冰箱冷藏。

3. 将三文鱼放入装有酱汁的密封袋中，然后将密封袋放入冰箱冷藏 1~4 小时。

4. 预热烤箱。

5. 从密封袋中取出三文鱼，放到室内回温。

6. 先将三文鱼放在烤盘上，然后将烤盘放入烤箱（距烤箱顶部约 10 cm），烤 5 分钟。

7. 之后再烤 10 分钟（具体时间因三文鱼片的厚度而异），或烤至三文鱼熟透，期间反复将三文鱼取出刷酱汁。

8. 烤好后，将三文鱼装盘，撒一些小葱末点缀一下。

黑豆饼

这道黑豆饼虽然没有肉，但营养丰富。每餐摄入充足的蛋白质很重要，因此在你吃午餐或与家人一起吃便餐时，黑豆饼是个不错的选择。黑豆饼做好之后，无论是生的还是熟的，你都可以将它们冷冻起来，等想吃的时候再吃。

4 人份

原料

1½ 茶匙亚麻籽粉

1½ 汤匙水

2½ 量杯熟黑豆

½ 个墨西哥辣椒，去籽，切碎

1 瓣蒜，切末

1 茶匙孜然粉

¾ 茶匙盐

1 汤匙番茄酱

2 汤匙无麸质面包糠

1~2 汤匙无麸质面粉

¼ 量杯胡萝卜，切丁

1 个牛油果，切片（可选）

2 汤匙橄榄油

做法

1. 取一个小碗，加入亚麻籽粉和 1½ 汤匙水，将其搅拌成糊状，静置 5 分钟。亚麻籽糊主要起黏合作用。

2. 将黑豆、墨西哥辣椒碎和蒜末放入食物料理机中，打至混合物混合均匀。再加入孜然粉和盐，将混合物打成浓稠的黑豆酱。

3. 将打好的黑豆酱盛在一个大碗里，拌入番茄酱、无麸质面包糠、无麸质面粉、胡萝卜丁和亚麻籽糊，搅拌均匀。

4. 取一口平底煎锅，倒入橄榄油，中高火加热。

5. 将黑豆糊捏成 4 个黑豆饼，放入锅中煎，每面煎约 4 分钟，直至黑豆饼金黄、酥脆。

6. 将牛油果片放在饼上，做装饰。

亚洲风味沙拉

夏季，亚洲风味沙拉是不错的配菜，你也可以用墨西哥玉米卷卷着吃。紫甘蓝是亚洲风味沙拉中最常用的蔬菜，它处理起来简单，还含有肝脏排毒必需的营养物质，包括具有抗氧化作用的维生素 C、维生素 E、维生素 A、B 族维生素和吲哚-3-甲醇，吲哚-3-甲醇是一种能降低人体内雌激素水平的化合物。

4 人份

原料

4 量杯紫甘蓝，切细丝

1 根胡萝卜，切细丝

1 个红甜椒，切细丝

1/2 量杯红洋葱，切细丝

2 汤匙纯芝麻油

2 汤匙香烤芝麻油

2 茶匙酸橙汁

2 茶匙糙米醋

1½ 茶匙盐

2 茶匙姜末

2 汤匙烤过的芝麻

1/4 量杯香菜碎

做法

1. 取一个大碗，将紫甘蓝丝、胡萝卜丝、红甜椒丝和红洋葱丝混合并搅拌均匀。

2. 取一个小碗，将两种芝麻油、酸橙汁、糙米醋、盐和姜末混合并搅拌均匀，酱汁就调好了。

3.将上一步调好的酱汁倒在大碗中的蔬菜混合物上，搅拌均匀，可以根据个人口味调味。

4.将沙拉放入冰箱冷藏 10~20 分钟，让沙拉更入味。

5.拌入芝麻与香菜碎。

第五部分

自身免疫性疾病补充说明

最好的出路就是勇往直前。

——罗伯特·弗罗斯特

第十四章

感染与自身免疫性疾病

现在你已经知道，各种自身免疫性疾病之间存在众多共同点。我已经在前文详细介绍了麸质与自身免疫性疾病之间的关联、压力是如何诱发或加重自身免疫性疾病的、肠道菌群在维持和平衡人体免疫功能方面的重要性，以及肠道生态失调和肠漏症与自身免疫性疾病之间的关联。此外，我还与你探讨了众多环境毒素（比如汞）与自身免疫性疾病之间的关系，以及通过减少毒素暴露、强化排毒系统、提高人体内谷胱甘肽的水平来支援肝脏和排毒系统的方法。

由于各种自身免疫性疾病的特征与治疗方案不同，我将在本章中着重对多发性硬化症、类风湿性关节炎、系统性红斑狼疮、自身免疫性甲状腺病（Graves 病和桥本甲状腺炎）、乳糜泻和干燥综合征做一些补充说明。我之所以强调这几种自身免疫性疾病，是因为它们最常见。

虽然治疗自身免疫性疾病的关键是修复免疫系统的基础功能（从饮食、压力、消化道和毒素暴露等方面着手），但其实每一种自身免疫性疾病都有一些特殊性。我将在本章中着重讨论上面提及的这几种自身免疫性疾病的特殊性，并对它们的定义、可能出现的症状、传统治疗方案和功能医学治疗方案进行简单的回顾。

但在那之前，我要先详细介绍一下感染。许多研究探讨了感染（尤其是病毒感染）与自身免疫性疾病之间的关联。在我们详细介绍具体的疾病之前，我先提供一些有关感染的背景资料。

感染在自身免疫性疾病中起的作用

我在第八章中谈到了肠道菌群与免疫系统之间的关联。正如我在前文所说的，有时有害的细菌、酵母菌或寄生虫会在消化道内过度生长。它们可能引起亚临床感染，即它们不会让人体出现典型的感染症状（比如发热，疲劳，肌肉疼痛，局部发红、疼痛和肿胀）。亚临床感染虽然不表现出任何症状，但会不断刺激人体免疫系统。接下来，我将重点介绍病毒和其他感染源。虽然这些感染源并非来自肠道，而是来自身体的其他部位，但它们同样会引发或加重自身免疫性疾病。

我将从感染与自身免疫性疾病之间的关联开始介绍。多年来，一直有不少研究试图证明，某些特定的微生物（细菌、病毒、寄生虫、螺旋体或酵母菌）会引发特定的自身免疫性疾病。不过，目前还没有任何一项研究能够证明某种自身免疫性疾病是因人体感染特定的微生物引起的。如果想证明这一点，就要在每一位患者身上找到这种微生物，但结果不尽如人意。那么，为什么我仍然认为感染与自身免疫性疾病有关联呢？因为动物实验与流行病学研究（研究某种疾病的患病人数以及其中有多少人被感染）结果表明，有些病毒和细菌与许多自身免疫性疾病之间存在明显的关联。如果你体内有这些病毒或细菌，那么你患自身免疫性疾病的风险将增大。虽然目前仍然无法确定感染就是病因，但它们之间的这种关联告诉我们，感染可能是自身免疫性疾病的诱因。

感染是如何诱发自身免疫性疾病的？

针对感染是如何引起或诱发自身免疫性疾病的问题，目前人们已经提出了不少理论。有一种理论认为，免疫系统出错了：它所产生的针对微生物的抗体开始攻击自身组织。受攻击的组织不同，人所患的自身免疫性疾病就不同。例如，如果这种攻击发生在大脑的髓鞘上，人将患多发性硬化症；如果这种攻击发生在甲状腺上，人将患桥本甲状腺炎或 Graves 病。这种机制被称为分子拟态，我在前文已多次阐述。人们认为，麸质和肠道有害菌就是通过这种机制让人患上自身免疫性疾病的，也就是说，对抗麸质和肠道有害菌的抗体对自身组织产生了免疫反应。

另一种理论认为，自身免疫性疾病的发病机制可能如下：微生物直接感染细胞，并在细胞内生活，从而造成细胞与组织损伤。这可能造成两种后果。第一种，免疫系统对组织内的微生物产生免疫反应，从而造成身体受损，也就是所谓的"旁观者效应"。第二种，细胞被微生物感染后，表面被标上不同的"标记"，导致免疫系统把这种带特殊标记的组织当作异物。如果感染发展成慢性的，免疫系统会持续攻击自身组织。感染能够发生在人体内的任何部位，包括关节、大脑和甲状腺，甚至可能发生在免疫细胞内，从而造成免疫细胞不再对自身组织耐受。

还有一种理论认为，自身免疫性疾病患者的组织受损后，会引来病毒，病毒在受损的组织中积聚，从而引发继发性问题。有些学者已经针对自身免疫性受损组织内的病毒进行了研究，但目前尚不清楚组织受损是不是由病毒引起的。

为什么有些人在被感染后能康复，有些人却不能呢？**有证据表明，一些人因基因不良或毒素暴露而造成组织受损，这使得他们的免疫系统无法摆脱慢性感染。**因此，如果你第一次被感染或者持续被感染，体内就会产生自身免疫反应。每当我探讨各种自身免疫性疾病及其与病毒和细菌之间的关联时，你都要意识到这些正是各项科学研究在积极探索的内容。

你的免疫系统存在缺陷吗？

针对慢性感染与自身免疫性疾病之间的关联，最新研究表明，免疫系统有缺陷可能是一大原因。[1] 也就是说，你非但很难摆脱感染，反而会让病毒有机可乘。那么，人体免疫系统是如何受到侵害的呢？基因似乎是一个原因，环境也起了一定的作用。但基因不等于命运，体现的只是一个人未来的规划情况。你生活的环境决定了基因的读取和转录。通过阅读本书，你已经了解**所吃的食物（营养物质）、承受的压力、环境毒素及有害菌是如何影响免疫系统的**。所以，即使你基因不良，也可以通过改善免疫系统来克服基因问题，从而使免疫系统更好地对抗感染，减小你患自身免疫性疾病的风险。如果你有慢性感染问题，那么本书的治疗方案对你有帮助：你需要一个健康的免疫系统来对抗感染，以防病情加重。

如何知道你的免疫系统是否有缺陷，以及你的基因是否让你更容易患自身免疫性疾病呢？其中一个方法是看你的家庭成员（包括你的父母、祖父母、姑姑、姨妈、叔叔、伯伯和兄弟姐妹）是否患有自身免疫性疾病。如果有家庭成员患病，那么你患病的可能性会增大。换句话说，你更可能因基因问题而患病。目前针对特定自身免疫性疾病的基因检测不多，但研究人员已经逐步发现一组基因，即人类白细胞抗原（HLA）与自身免疫性疾病有一定的关联。我相信，人类总有一天会攻克基因问题。之后，你通过检测就可以知道自己是否有会引发特定自身免疫性疾病的基因。

目前，你能做的就是弄清楚家族病史，因为 HLA 检测只针对部分疾病（其中就包括乳糜泻，详见下文）。

目前仅有少数基因检测能够让你了解自己的免疫细胞是否存在功能障碍，其中一些我会在诊所做，但不经常做，因为这些检测非常昂贵，且所产生的费用不在医保范围内。我采用的基因检测是美国功能医学及抗衰老诊断中心提供的"免疫基因组检测"（ImmunoGenomics Profile）。如果你患有某种自身免疫性疾病，那么很可能体内有这种病的遗传基因，这一点你不做检测就该知道。免疫基因组检测能够告诉你自己的免疫系统是否存在缺陷，以至于你难以摆脱慢性感染。

在你知道感染可能是自身免疫性疾病的诱因后，我接下来带你回顾前文提到的几种自身免疫性疾病，即多发性硬化症、系统性红斑狼疮、乳糜泻、类风湿性关节炎、干燥综合征和自身免疫性甲状腺病（Graves 病和桥本甲状腺炎）。

多发性硬化症

正如前文所述，多发性硬化症是一种严重的慢性神经系统疾病。患者神经周围的髓鞘受损，即髓鞘脱落，而这会导致神经功能紊乱，引发炎症，损害包括大脑和脊髓在内的中枢神经系统。根据症状，多发性硬化症可分为 4 个亚型。其中复发缓解型多发性硬化症表现为发作时有症状，之后症状基本消失，直到复发或再次发作。另外 3 个亚型是症状似乎永远不会消失的进展型多发性硬化症，包括原发进展型（症状无法缓解）、继发进展型（症状只在一开始有所缓解）和进展复发型（症状始终缓慢加重，但偶尔有所缓解）。

症状：

- 眼部疼痛
- 身体某个部位发麻或刺痛，症状持续两周以上
- 四肢或躯干肿胀
- 皮肤奇痒，尤其是颈部皮肤

医生或卫生保健人员应做的检测：

- 目前没有针对多发性硬化症的抗体检测。确诊依据是磁共振影像显示大脑或脊髓发生病变。要注意的是，只有神经系统出现两处病灶或者相关临床症状再次发作，才能确诊。临床症状如果只出现了一次，没有再次发作，则不能作为多发性硬化症的确诊依据。

多发性硬化症的临床病程存在差异，85%的患者被确诊为复发缓解型多发性硬化症。人们一般相信，是某种物质促使免疫细胞攻击包裹神经纤维的髓鞘，从而造成该病复发、持续炎症和中枢神经系统受损的。问题在于，是什么触发了这一过程？多发性硬化症的发病存在某种诱因吗？还是说这种病是多种诱因共同作用的结果？在这一过程中，免疫细胞是否错误地攻击了健康的髓鞘？抑或是有什么物质破坏或改变了髓鞘，让其看起来像异物而受到攻击？人们在研究多发性硬化症的诱因时发现，感染可能是最大的诱因。

多发性硬化症与感染

肺炎衣原体

许多关于自身免疫性疾病发生的统计学与模式的研究显示，虽然与其他自身免疫性疾病一样，多发性硬化症也可能具有遗传易感性，但它是后天的，而不是先天的。研究人员通过观察多发性硬化症患者的脑脊液发现，免疫球蛋白（由免疫细胞分泌的分子）的水平总是较高。事实上，95%的多发性硬化症患者脑脊液中有高水平的免疫球蛋白，这表明他们的大脑正在积极地对抗感染。[2] 研究人员进一步研究发现，这些免疫球蛋白对抗的是肺炎衣原体———一种遍布全世界、寄生在人体细胞内的细菌。这种细菌在患者自以为病情好转之后的很长一段时间都会继续在他们体内搞破坏。有些人根本不知道自己感染了肺炎衣原体，因为他们没有表现出任何症状。有些人则因此患上呼吸道疾病，比如支气管炎、上呼吸道感染或肺炎。肺炎衣原体还会造成持续性的脑部感染。近15年来，有证据表明，肺炎衣原体与多发性硬化症之间存在较强的关联性。

由于常在多发性硬化症患者脑脊液中发现肺炎衣原体抗体，研究人员认为肺炎衣原体可能是造成患者出现脑部慢性感染的罪魁祸首。美国范德堡大学医学院神经学系的研究人员称，这些抗体同样存在于中枢神经系统中，这说明肺炎衣原体也能感染中枢神经系统。事实上这些研究人员发现，只有50%的多发性硬化症患者的血液中有肺炎衣原体抗体（因为血液只在大脑外流动，被血脑屏障隔开），并且他们大脑内的肺炎衣原体抗体水平更高，因此肺炎衣原体感染可能发生于脑部。[3]

研究人员曾从一位病情急剧恶化的多发性硬化症患者的脑脊液中分离出了肺炎衣原体，并且该患者在经过抗生素治疗后病情得到控制，人们因此猜测肺炎衣原体可能是多发性硬化症的诱因。自那之后，许多研究人员做了相关研究，即在多发性硬化症患者的组织培养物中寻找肺炎衣原体。好几家研究中心称他们在人体组织中发现了这种细菌，不过也有一些研究无法得到这一结果。虽然肺炎衣原体在多发性硬化症患者体内比较常见，但目前的研究结果还不足以证明它就是多发性硬化症的诱因。因为用抗生素可以轻松消灭肺炎衣原体，所以用米诺环素治疗多发性硬化症患者似乎是一种比较合理的做法。虽然我一般很少使用抗生素，因为它们会伤害肠道内的有益菌，但我还是会给多发性硬化症患者开米诺环素，只不过会让他们同时服用益生菌补充剂来保护肠道。

EB 病毒

在所有与自身免疫性疾病相关的慢性病毒感染的研究中，有关 EB 病毒的研究最多。EB 病毒是一种会引发传染性单核细胞增多症的病毒。95%的美国人 EB 病毒抗体检测结果呈阳性，但几乎 100%的多发性硬化症患者 EB 病毒抗体检测结果呈阳性。因此，EB 病毒与多发性硬化症之间很可能存在关联。流行病学研究表明，传染性单核细胞增多症患者日后患多发性硬化症的概率是正常人的 2 倍。与对照组成员相比，实验组成员（多发性硬化症患者）体内的 EB 病毒抗体水平更高。部分针对多发性硬化症患者的研究表明，EB 病毒生存在脑髓鞘受损的区域。[4]

虽然有很多研究表明 EB 病毒感染与多发性硬化症存在关联，但这还不足以证明 EB 病毒是多发性硬化症的诱因。目前学界就这一点争论得很激烈，因为研究人员还无法确定多发性硬化症患者是在得病之前感染了 EB 病毒，还是因为得了多发性硬化症而免疫力低下，从而感染了 EB 病毒。

虽然多发性硬化症和 EB 病毒之间、多发性硬化症和肺炎衣原体之间似乎真的存在某种关联，但关键是弄清楚多发性硬化症是否是由感染引起的。如果是，那么问题出在感染上，还是因受损而无法完全消除感染的免疫系统上？因为人体内有很多病毒，而大多数人相安无事，所以我认为问题是由免疫系统功能低下或受损造成的。因此，按照本书的治疗方案修复免疫系统，才是你对抗多发性硬化症的第一步。

多发性硬化症的其他潜在诱因

维生素 D

多发性硬化症的发病与人体内维生素 D 水平低下存在很强的关联性。此外，生活在中波紫外线辐射水平较低的地区的人更容易患多发性硬化症，因为中波紫外

线能帮助人体合成维生素 D。事实证明，维生素 D 会在人体内转化成有助于身体
对抗细菌和病毒的激素——1,25-二羟基维生素 D。1,25-二羟基维生素 D 能够提高
大脑中抗菌肽的含量，而抗菌肽这种化合物具有除菌的功效。因此，维生素 D 缺
乏可能使中枢神经系统长期遭受慢性感染，从而引发多发性硬化症。一项研究表明，
补充维生素 D 的女性患多发性硬化症的风险减小了 40%。[5]

检测与治疗

如果你患有多发性硬化症，除了采取本书的四大方案进行治疗之外，我还建议
你采用以下方法进行治疗。

- 众多针对肺炎衣原体的研究表明，米诺环素对治疗多发性硬化症有效。你得
  找神经科医生开米诺环素胶囊，每天服 2 次，每次服 100 mg，连续服 3 周。
  如果医生对此有疑虑，你可以将本书最后的参考文献给他 / 她看。
- 对血液中的假丝酵母菌 IgG 和 IgM 进行检测，以此来辅助评估肠道情况。
  如果这些检测结果呈阳性，则需要用氟康唑治疗 3 周（每天服 2 次，每次
  100 mg）。

以上治疗方法是我从医学博士大卫·珀尔马特那里学来的。他是一位杰出的神
经学家，协助我们开发了多发性硬化症的功能医学治疗法。

治疗脑部疾病时，最好采用以食代药的方法。我建议多发性硬化症患者坚持进
行生酮饮食。这里的 "酮" 是一种简单的脂肪分子，也是细胞的养料。事实证明，
大脑和线粒体非常喜欢酮。另一种饮食方式——原始饮食要求人不吃谷物，摄入健
康脂肪（来自牛油果、椰子油和草饲动物），吃蔬菜、浆果、一些坚果和种子以及
用草饲动物加工的、未经杀菌的有机乳制品。进行原始饮食之后，你大脑中的酮类
物质将增加，而它们具有消炎的功效，有助于髓鞘自我修复。多发性硬化症患者也
可以采取这种饮食方式。如果你想了解更多相关信息，可以阅读诺拉·格奇奥德
斯著的《还原身心：健康长寿之原始饮食法》（*Primal Body, Primal Mind: Beyond the
Paleo Diet for Total Health and a Longer Life*）。

对多发性硬化症患者来说，肠道健康非常重要。所以，即便你没有消化问题，
也要接受我给出的肠道生态失调和肠漏症治疗方案中第二阶段的治疗。另外，可以
考虑服用以修复神经为主的补充剂，比如服用 N-乙酰半胱氨酸补充剂以促进人体
合成谷胱甘肽（详见第十二章）。我也常让患者服用 NRF2（一种调节细胞氧化应
激反应的重要转录因子）补充剂来促进身体合成谷胱甘肽。此外，摄入健康脂肪也

很重要，所以我建议你每天食用一汤匙含中链甘油三酯的油，比如椰子油，另外每天摄入 500 mg 的 DHA。

系统性红斑狼疮

系统性红斑狼疮是一种慢性炎症性的全身性自身免疫性疾病。这种疾病影响的是全身，不仅会像多发性硬化症一样影响中枢神经系统，还会对一些器官造成影响。系统性红斑狼疮患者受损的主要是皮肤、关节、肾脏和神经系统，有时其他器官也会受损。女性患这种疾病的概率是男性的 9 倍。在美国，黑人患系统性红斑狼疮的风险是白人的 3 倍。系统性红斑狼疮具有很强的遗传易感性：同卵双胞胎都患病的概率是 25%，而异卵双胞胎都患病的概率只有 2%。此外，系统性红斑狼疮的发病受环境因素的影响较大，这也是同卵双胞胎中只有一个患病的概率占 75% 的原因。因此，尽管对系统性红斑狼疮来说，基因确实有一定的影响，但环境也是一大诱因。

我在前文已经列出了一些与系统性红斑狼疮相关的环境诱因，这里我再与你一同回顾一下。研究表明，系统性红斑狼疮的诱因具体如下：

- 外源性雌激素水平高
- 二氧化硅粉尘、杀虫剂、芳香胺（如染发剂）和肼暴露
- 汞暴露
- 采用高脂肪 / 低抗氧化剂的饮食方式
- 受紫外线辐射
- 抽烟
- 慢性病毒和细菌感染
- 感染后体内发生的分子拟态也可能是一大诱因（系统性红斑狼疮与 EB 病毒的关联最显著；还有一些研究表明，沙眼衣原体和肺炎球菌与系统性红斑狼疮存在一定的关联）

所有系统性红斑狼疮患者体内都有会进行自我攻击的 IgG 抗体。研究人员一共发现了 50 多种不同类型的 IgG 抗体。检测人员一般根据最常见的一些抗体进行诊断。系统性红斑狼疮的特异性抗体包括：

- 抗史密斯抗体
- 抗核糖体 P 蛋白抗体
- 抗双链 DNA 抗体

系统性红斑狼疮和其他风湿性自身免疫性疾病共同的抗体包括：

- ANA
- 抗磷脂抗体
- 类风湿因子
- 抗单链 DNA 抗体
- 抗 SSB 抗体
- 抗核糖核蛋白抗体

系统性红斑狼疮的抗体攻击的不是特定的器官，因此患者的炎症和损伤遍布全身。研究表明，在患者表现出任何临床症状或体征之前，这些抗体已经在他们体内存在多年了。这也是你一旦感觉身体状况不佳，即便医生没有发现任何异常，也要做上述抗体检测的原因。如果你在发病之前就发现了这些抗体，就可以按照本书提供的方案更从容地控制疾病。

患上系统性红斑狼疮后人会有什么感受？系统性红斑狼疮的症状如下：

- 疲劳
- 肌肉疼痛、无力
- 病情严重时发热
- 出现器官特异性反应，如关节痛、肌肉痛和呼吸困难
- 被阳光照射后，脸颊和脖子上出现蝴蝶斑
- 脱发（不到秃头的程度）
- 口腔或鼻腔溃疡，但无痛感
- 因寒冷或情绪引起的手脚变色

医生或卫生保健人员应做的检测：

- ANA 检测
- 抗磷脂抗体检测
- 抗双链 DNA 抗体检测
- 抗史密斯抗体检测

ANA 检测是筛检系统性红斑狼疮的首要项目。正如上文所述，ANA 检测结果呈阳性并不意味着你得了系统性红斑狼疮，除非其他 3 个检测结果中的 1 个也是阳性的。

同其他自身免疫性疾病患者一样，系统性红斑狼疮患者也要照着本书的治疗方案一步步治疗，以使免疫系统更好地发挥作用。**针对系统性红斑狼疮患者，我还会**

关注两点，一是关注 EB 病毒活性，看它是长期活跃还是再次被激活的；二是关注患者体内的激素水平，尤其是雌激素和 DHEA 的水平。

系统性红斑狼疮与 EB 病毒

近几十年的研究表明，系统性红斑狼疮与 EB 病毒有一定的关联，不过研究人员一直未能确定它们之间的作用机制。大多数成年人感染 EB 病毒后终身携带该病毒，但不表现出任何临床症状。然而，出于某些未知的原因，EB 病毒在一些人体内会诱发传染性单核细胞增多症，这些人在发病时体内有针对 EB 病毒和自身组织的交叉反应抗体。有趣的是，系统性红斑狼疮患者体内也经常被检测到这种抗体，这是分子拟态的另一个例子。我们似乎可据此认为，抗 EB 病毒抗体与自身蛋白的交叉反应是系统性红斑狼疮自身免疫过程的发端。美国俄克拉何马州医学研究基金会的研究人员发现，EB 病毒核抗原 1 抗体与系统性红斑狼疮中常见的自身蛋白（如抗 SSA 抗体和抗史密斯抗体）发生交叉反应。众多研究表明，与健康人相比，系统性红斑狼疮患者更常患病毒血症（血液中有病毒），体内更常出现 EB 病毒抗体，这进一步支持了 EB 病毒可能引发自身免疫反应的说法。[6]

这是如何发生的呢？澳大利亚昆士兰大学的研究人员发现，系统性红斑狼疮患者的免疫系统抵抗 EB 病毒血症的能力较差，无法识别并杀灭感染 EB 病毒的细胞。他们认为 EB 病毒引发系统性红斑狼疮的根源是，被 EB 病毒感染的 B 细胞在组织内积聚。这些被感染的 B 细胞失去耐受性，从而针对自身组织产生抗体。[7]

这可能是 EB 病毒引发系统性红斑狼疮一个机制。这一过程同时表明，是免疫系统先出现了一些根本性的问题，使得 EB 病毒能够在人体内存活。我认为这一论点最令人信服。我一般让来找我就诊的所有自身免疫性疾病患者都做 EB 病毒活性检测，结果我每次都能在他们体内检测到 EB 病毒。有时候 EB 病毒处于休眠状态，有时候却很活跃。玛吉是一位系统性红斑狼疮患者，她来找我就诊时已经 38 岁了。她告诉我，上高中时自己就得了可怕的单核细胞增多症，6 个月之后又被确诊患有系统性红斑狼疮。她很可能是遗传易感性人群中的一员，体内的维生素 D 水平也可能比较低，这些都是她的免疫系统无法对抗 EB 病毒的原因。我可以肯定，感染 EB 病毒是她患自身免疫性疾病的原因。我在检测她体内的抗体水平后发现，EB 病毒非常活跃。目前还没有针对细胞内 EB 病毒的抗病毒疗法，所以我让她先修复免疫系统以让它更好地发挥作用。

具体该怎么做呢？正如我在前文所说的，你要修复自己的消化道、改善饮食、补充你可能缺乏的营养物质（比如维生素 D）、清除体内的毒素，以及平衡体内的激素。之后你才能更好地对抗 EB 病毒。

系统性红斑狼疮与激素：雌激素、黄体酮、DHEA 和睾酮

那么，激素在系统性红斑狼疮的发病机制中扮演着什么样的角色呢？众多研究表明，疾病恶化或暴发与人体内激素水平升高有关。所以，保证雌激素和黄体酮处于平衡状态很重要。患系统性红斑狼疮的女性在绝经后不应采取激素替代疗法或服用避孕药。

检测与治疗

检测

针对 EB 病毒活性，做以下血液检测：EB 病毒早期抗原 IgG（EB 病毒 EA IgG）、EB 病毒衣壳抗原 IgG（EB 病毒 VCA IgG）、EB 病毒核抗原 IgG（EB 病毒 EBNA IgG）和 EB 病毒衣壳抗原 IgM（EB 病毒 VCA IgM）。

- EA 检测会告诉你你体内是否有慢性 EB 病毒感染，且病毒是否活跃。
- IgM 检测会告诉你 EB 病毒是被再次激活的还是你新感染的。
- 如果你曾经被 EB 病毒感染，那么 EBNA IgG 和 VCA IgG 检测结果将呈阳性。大多数医生看到这一检测结果后会告诉你你曾经感染过 EB 病毒。但 EBNA IgG 呈阳性还表明，EB 病毒正在你的 B 细胞内疯狂地复制，EB 病毒数量越多，复制活动就越疯狂。所以，我认为只要 EBNA IgG 大于 8，你体内的 EB 病毒就会持续引发问题，可能继续诱发人体产生自身抗体。

我认为系统性红斑狼疮患者要做下列与激素相关的检测：
- 雌激素代谢检测
- 针对皮质醇的唾液检测（人体内的皮质醇水平会影响黄体酮的水平）
- 针对黄体酮、DHEA-S 和睾酮的血液检测

治疗

治疗的重点应该放在强化肝脏对雌激素的代谢功能上。我在第十一章中已经阐述过一部分内容，这里再详细介绍一下。
- 清除饮食和环境中的外源性雌激素和杀虫剂。

- 强化肝酶，每天吃深色绿叶蔬菜和十字花科蔬菜。
- 多吃非转基因大豆、亚麻籽油和鱼油，多摄入膳食纤维，这些东西都能帮你更好地排出雌激素。
- 建议你服用吲哚-3-甲醇或二吲哚基甲烷、西蓝花提取物与萝卜硫素。这些补充剂有助于你更好地排出雌激素。
- 你要修复自己的消化道，因为有害菌会促进有害激素再循环。
- 你还要平衡肾上腺激素水平。让医生检测你血液中的 DHEA-S 水平，并服用 DHEA 补充剂，使得其水平高于 2.6 μmol/L（100 μg/dl）。我在前文讲过研究人员让系统性红斑狼疮患者服用大剂量的 DHEA（200 mg）来减小泼尼松的服用剂量的故事。DHEA 补充剂的起始剂量为 25 mg；不过在服用之前，你要先检测一下自己体内的 DHEA 水平，确定这一剂量是否适合自己。此外，你要将自己照顾好以保持肾上腺健康（请重温第二部分的内容）。你还要做唾液检测，看看自己是否患有肾上腺疲劳。

乳糜泻

正如我在第一章所述，乳糜泻是由麸质过敏引起的，其确诊依据是小肠上的指状突起（肠绒毛）受损。患者可能接触麸质多年后才会出现肠绒毛受损的症状，并被确诊患有乳糜泻。但在确诊之前，麸质可能已经引起消化问题和自身免疫问题。由于很多人对麸质敏感，乳糜泻成为一种最为人熟知的自身免疫性疾病。

除肠道之外，麸质还会造成其他器官的自身免疫问题，因此乳糜泻会表现出多种症状，从四肢麻木、刺痛到甲状腺功能减退引起的疲劳，不一而足。具体如下：

- 关节炎
- 脑雾
- 全身疲劳
- 消化问题，如腹泻、食后胀气、胃灼热等
- 贫血

检测与治疗

目前，乳糜泻的诊断方法非常混乱。胃肠科医生只有在活检显示小肠绒毛受损后才会确诊。这种方法具有很大的局限性，因为在检测结果呈阳性时，你可能已经

患乳糜泻几十年了，只不过那时候还没有表现出任何症状。因此，应该让医生进行 AGA 检测和 ADGA 检测。这两种检测能够敏锐判断你是否对麸质过敏，在小肠受损之前的多年就能检测出来。检测结果呈阳性表明你身体的某处正在发生自身免疫攻击。如果是这样，你就应该意识到自己患有早期乳糜泻，虽然你的肠道还没有受损，但你的身体已经受到了巨大的损害，虽然这种损害目前可能表现为桥本甲状腺炎、Graves 病、多发性硬化症或其他自身免疫性疾病。

更令人感到困惑的是，即使以上检测结果全部呈阴性，你也可能对麸质敏感。这是因为上述检测的目的仅仅是检查你是否患有乳糜泻，但麸质还会引起其他自身免疫性疾病。因此，如果你患有自身免疫性疾病，那么无论你患的是哪一种，都要戒麸质。

你可以做一下基因检测——请医生针对你的 HLA DQ2 和 HLA DQ8 基因进行检测，检测结果将显示你患乳糜泻的风险。如果针对乳糜泻的其他检测结果均正常，那么这项检测结果将对你有很大的帮助，因为如果你知道自己具有遗传易感性，则要尽量进行无麸质饮食。

如果你已经被确诊患有乳糜泻，仅仅戒掉麸质还不能让你的身体恢复。如果你的 AGA 或 ADGA 检测结果呈阳性，那么代表你患有潜在型乳糜泻。即便胃肠科医生认为你的肠道没有受损，觉得你不需要进行任何治疗，你也要严格按照本书中的方案控制饮食。此外，乳糜泻患者常常营养吸收不良。

如果你的上述检测结果都为阳性，除了进行无麸质饮食，你还可以采取以下治疗方法。

- 每天服用复合维生素/复合矿物质补充剂来提高体内的维生素水平。请记得补充维生素 B_{12}（舌下含服）。

- 根据肠漏症的治疗方案（第九章）修复肠黏膜、平衡肠道菌群，因为麸质会给肠道施压、让肠道菌群失衡，从而让你患上肠漏症。仅仅戒掉麸质是不够的，你只有修复肠黏膜，才能让免疫系统恢复健康。你每天要补充益生菌，其中至少含有 250 亿~300 亿个嗜酸乳杆菌活菌。

- 因为你患其他自身免疫性疾病的风险很大，所以要让医生检查你体内是否有抗甲状腺抗体，并且筛查你是否患系统性红斑狼疮、类风湿性关节炎和干燥综合征。如果你确实患有上述自身免疫性疾病，戒掉麸质对你的病情有所帮助。乳糜泻是遗传易感性疾病，所以让你的孩子也做一下检测，越早做越好。

类风湿性关节炎

类风湿性关节炎是一种特殊的关节炎。通常来说，它的症状与常见的骨关节炎（因年龄增长或创伤引发的关节炎）引起的疼痛和肿胀很难区分。因免疫细胞攻击关节而造成组织损伤、炎症和疼痛，是类风湿性关节炎的发病机制。要想了解自己得的是哪种关节炎，需要进行一系列血液检测。

症状：

- 肌肉疼痛

- 疲劳

- 低热

- 体重减轻

- 抑郁

- 晨僵，至少持续 6 周，每次至少持续 1 小时

- 3 处以上关节肿胀，至少持续 6 周

- 手腕或手指肿胀，至少持续 6 周

- 对称性关节肿胀

- 皮下或患处关节出现结节或肿块

医生或卫生保健人员应做的检测：

- 手部 X 射线检测

- 血液检测（抗体）：包括 ANA、RF、抗 CCP 抗体检测

- 血液检测（炎症）：ESR、高敏 C 反应蛋白检测

最好将上述的血液检测都做一次，因为这些检测结果是诊断类风湿性关节炎的依据。如果其他检测结果均呈阴性，但 ANA 检测结果呈阳性，那么你未患类风湿性关节炎；如果 RF 检测或抗 CCP 抗体检测结果呈阳性，ANA 检测结果呈阴性，那么你患有类风湿性关节炎。ESR 和高敏 C 反应蛋白是检测炎症的指标，有助于医生监控疾病的发作情况。

类风湿性关节炎与肠漏症

所有自身免疫性疾病中，类风湿性关节炎与肠道生态失调、肠漏症和免疫复合物疾病之间的关系最密切。研究人员已经发现了肠道内有害菌过度繁殖造成外源性蛋白渗入血液的机制：血液中的外源性蛋白令免疫细胞分泌大量抗体，抗体附着在

外源性蛋白上后，二者形成免疫复合物，积聚在关节中，引起炎症。这一机制最令人信服。由于系统性红斑狼疮、干燥综合征和类风湿性关节炎（它们的共同点是ANA检测结果呈阳性）会同时发病，所以知道上述机制对患有这些疾病的患者都很重要。

还有一种关节炎叫反应性关节炎，它和类风湿性关节炎的症状一样，只不过相关血液检测结果都不呈阳性。不过，反应性关节炎和类风湿性关节炎的发病机制是一样的，所以与类风湿性关节炎的治疗方法也一样。发病时，你体内正在发生炎症反应，而这很可能是因为肠道或泌尿生殖道被细菌感染了。因此，你要先修复肠道，具体内容参见第九章。反应性关节炎包括银屑病关节炎和脊椎炎。类风湿性关节炎有一定的遗传易感性。一对同卵双胞胎，如果其中一个患了类风湿性关节炎，那么另一个患该病的概率为15%。这表明85%的类风湿性关节炎是由环境因素，比如微生物引起的。

类风湿性关节炎与感染

类风湿性关节炎与奇异变形杆菌

自20世纪80年代中期以来，许多研究强调奇异变形杆菌对类风湿性关节炎的影响。奇异变形杆菌会反复引起尿路感染（但通常未累及肾脏），还会让人体产生大量交叉反应性抗体。这些抗体会结合并攻击滑膜组织内的目标抗原，破坏关节结构，最终让人患上类风湿性关节炎。奇异变形杆菌引起的感染有时候无法被检测到，也不会表现出严重疼痛或小便有灼烧感等症状。这是细菌和自身抗原分子发生拟态或交叉反应的一个典型例子，表明类风湿性关节炎患者关节组织中的奇异变形杆菌免疫反应非常活跃。

有研究小组发现，与来自15个国家的其他疾病患者或健康的受试者相比，类风湿性关节炎患者体内抗奇异变形杆菌的抗体水平明显较高。[8]免疫学、分子生物学和微生物学方面的研究成果证明了这一观点，即奇异变形杆菌在类风湿性关节炎的发生和发展过程中起着至关重要的作用。这是否意味着感染奇异变形杆菌会引发类风湿性关节炎呢？也许吧。那么，这是否意味着感染奇异变形杆菌是所有类风湿性关节炎患者的病因呢？当然不是。我认为还有一种肠道感染，通过分子拟态机制和合成免疫复合物来引发类风湿性关节炎。

类风湿性关节炎与 EB 病毒

同其他所有自身免疫性疾病一样，类风湿性关节炎也具有一定的遗传性，并且受到环境因素的影响。研究发现，和系统性红斑狼疮患者一样，类风湿性关节炎患者体内的抗体对 EB 病毒和关节组织也存在交叉反应，这表明分子拟态机制可能在类风湿性关节炎的发病及发展过程中发挥着一定的作用。有些研究人员已经在类风湿性关节炎患者的关节中发现了 EB 病毒。法国马赛医学院的研究人员发现，类风湿性关节炎患者体内的 T 细胞无法很好地对抗 EB 病毒，这就造成他们体内的病毒载量比健康人体内的多。这表示人体内持续存在的 EB 病毒可能诱发类风湿性关节炎。抗体会直接攻击关节，在关节组织中积聚免疫复合物（免疫复合物是抗体与异物相结合形成的大分子，这些大分子会在组织和关节中积聚，从而引起局部炎症和损伤）。[9] 因此，如果类风湿性关节炎患者不能很好地处理 EB 病毒感染，并且血液中的病毒载量持续增加、抗体水平持续升高，他们体内的免疫复合物也将持续增加，从而引发慢性关节炎。这是研究人员经过多年讨论得出的结论。

美国布莱根妇女医院的研究人员对 EB 病毒检测结果呈阳性的女性进行长期跟踪研究后发现，她们患类风湿性关节炎的风险并没有变大。这表明 EB 病毒和类风湿性关节炎之间并无关联。[10] 这是一项前瞻性研究，首次正面回答了人感染 EB 病毒是否会增大患类风湿性关节炎的风险这一问题，这项研究给出的答案是否定的。

检测与治疗

以下是我的一些建议。

- 制订食物全面戒除计划，控制入口的食物，包括茄科蔬菜（番茄、土豆、茄子和辣椒）。对你来说，不良饮食是一大诱因，你要知道自己对哪些食物敏感，然后戒掉它们。
- 即便你没有表现出任何症状，也要接受我在前文提到的肠道生态失调与肠漏症治疗方案中第二阶段的治疗。
- 在修复肠道之前，至少戒掉所有敏感食物 6 个月。
- 每天摄入 450~500 mg 的 GLA（一种 ω-6 脂肪酸）。研究表明，GLA 有消炎作用。
- 服用姜黄素和乳香等抗炎草药制剂以减轻关节痛和炎症。可以只服用姜黄素，也可以服用含有姜黄素的复合产品。

- 如果 3 个月后症状没有得到任何改善，则要进行粪便化验。肠道生态失调与类风湿性关节炎之间存在密切关联，因此你必须确保肠道菌群平衡。

干燥综合征

干燥综合征是一种攻击黏液腺的疾病，会导致患者分泌物减少，可能单独发作，也可能与类风湿性关节炎、系统性红斑狼疮或其他系统性自身免疫性疾病并发。发病时，淋巴细胞浸润黏液腺，使它们无法正常工作。因此，干燥综合征患者最初的症状往往是口眼干燥，因为口腔中分泌唾液的唾液腺和眼睛中分泌眼泪的泪腺受到了免疫攻击。对干燥综合征，临床医学面临的最大挑战是难以确诊，因为它的很多临床症状，比如关节发炎、疲劳和肌肉疼痛，也是其他病的症状。此外，干燥综合征的抗体也可能出现在系统性红斑狼疮、类风湿性关节炎、系统性硬化症、混合性结缔组织病和抗磷脂综合征患者体内。上述这些疾病的症状与检测指标都相似，这说明它们的发病机制也相似。和系统性红斑狼疮患者的情况一样，干燥综合征患者中也有 90% 是女性。

具体症状如下：

- 口眼干燥
- 阴道、皮肤、肺、鼻窦以及消化道干燥
- 疲劳
- 关节痛
- 肌肉痛
- 认知紊乱

医生或卫生保健人员应做的检测：

- ANA，抗 SSA 抗体、抗 SSB 抗体检测

干燥综合征与 DHEA

有研究表明，干燥综合征患者在使用 DHEA 治疗后症状有所改善。[11] DHEA 是肾上腺分泌的一种激素前体，能帮助女性产生雄激素——睾酮。DHEA 是由肾上腺产生的，这是在提醒我们：如果患了干燥综合征，要尽力保持肾上腺健康（第五章）。此外，事实证明，为维持免疫系统平衡，也要确保雌激素和雄激素处于平衡状态。因为人体内雌激素过多会将免疫系统推向一个极端（Th2 型免疫反应），而

DHEA 和睾酮过多则会将其推向另一个极端（Th1 型免疫反应）。也就是说，如果你体内的 DHEA 和睾酮水平过低，那么雌激素将处于主导地位，这对免疫系统不利。因此，我尤其关注干燥综合征患者体内的 DHEA 和睾酮水平，并尽力让它们与雌激素维持在平衡状态。

干燥综合征与 EB 病毒

相关研究表明，干燥综合征与 EB 病毒之间的关联性很强，这也是干燥综合征患者患淋巴瘤的风险很大的原因，因为有证据表明，淋巴瘤的发生与病毒，尤其是 EB 病毒有关。EB 病毒会感染咽喉和鼻子的细胞，而唾液腺和泪腺就在附近。法国贝桑松大学让·明乔兹医院的研究人员发现，干燥综合征患者的唾液及／或唾液腺中出现 EB 病毒 DNA 的概率比对照组的大。[12] 但这一发现尚未得到其他研究的证实。不过有一点是确定的，那就是与类风湿性关节炎患者和系统性红斑狼疮患者一样，干燥综合征患者体内的 EB 病毒抗体水平比健康人体内的高。虽然有些研究称有人在急性感染了 EB 病毒后患了干燥综合征，但目前还是没有证据能够证明 EB 病毒会令感染者患干燥综合征的风险增大。

检测与治疗

除了按照前面介绍的四大治疗方案治疗外，干燥综合征患者还要保持体内激素平衡，并在必要时补充雄激素。和系统性红斑狼疮患者一样，干燥综合征患者也要检测并持续关注自己体内的 EB 病毒水平。

- 检测 DHEA-S 的水平。如有需要，服用 DHEA 补充剂，使 DHEA-S 的水平高于 2.6 μmol/L（100 μg/dl）。如果医生对此有异议，你可以让他／她看本书。
- 检测体内的睾酮水平。如有需要，女性患者可以服用 DHEA 来提高体内的睾酮水平。每天吃 1~2 汤匙亚麻籽粉也有帮助。我通常建议患者同时采用这两种办法。亚麻籽含有一种芳香化酶抑制剂，这种物质能够阻止睾酮转化为雌激素，而人在有压力时就会将睾酮转化为雌激素。
- 采取本章中的有关方法来促进雌激素代谢。
- 如果你患有多种自身免疫性疾病，请遵照本章中类风湿性关节炎部分的指导方法，重点治疗肠漏症。
- 做 EB 病毒抗体检测，确定自己是否患有慢性或复发性疾病。

自身免疫性甲状腺病：桥本甲状腺炎与 Graves 病

我将桥本甲状腺炎和 Graves 病放在一起讨论是因为它们有很多共同点。正如你所知，桥本甲状腺炎是身体产生抗甲状腺抗体的一种疾病，这些抗体会逐渐损害甲状腺，最终导致甲状腺功能减退。而患 Graves 病后，患者的免疫系统会产生一种刺激性抗体，使得甲状腺分泌过多的甲状腺激素，从而导致甲状腺功能亢进。在甲状腺功能减退或亢进之前，这些抗体可能已经在人体内存在很长时间了。尽早发现这些抗体是治疗这类自身免疫性疾病、避免甲状腺受损的最佳方法。所以，**做抗体检测很重要，尤其是当你患有其他自身免疫性疾病时，即便现在你的甲状腺功能仍然正常。**

自身免疫性甲状腺病与病毒

一直以来，人们普遍认为亚急性甲状腺炎的发病与病毒有关。亚急性甲状腺炎是一种甲状腺炎，一般由病毒性疾病，比如上呼吸道感染、流感和单核细胞增多症引发，表现为颈部疼痛或严重的喉咙痛。有些人在发病数周或数月之后可康复。亚急性甲状腺炎可能造成患者体内的甲状腺激素水平过高（心率加快、体重减轻、失眠），也可能造成甲状腺激素水平过低（感觉疲倦、乏力，体重增加，脱发，总是感觉冷）。目前已有充分的证据证明，这种疾病是由感染引起的。但问题是这种感染是否会继而引发桥本甲状腺炎或 Graves 病。虽然有这种可能，也有一些研究佐证了这一可能，但这类的研究并不多。也就是说，如果你因被病毒感染而得了亚急性甲状腺炎，那么只有在极少数情况下亚急性甲状腺炎才会发展成自身免疫性甲状腺病。

撇开亚急性甲状腺炎不谈，目前有大量证据表明自身免疫性甲状腺病是由感染引起的。例如，有研究发现 Graves 病的发病率具有季节性，且存在地区差异。其他相关研究表明，36% 刚确诊患有 Graves 病的患者近期被细菌或病毒感染过，而对照组中只有 10% 的人有这一情况。上述细菌或病毒包括柯萨奇 B 组病毒、逆转录病毒、丙型肝炎病毒、小肠结肠炎耶尔森菌和幽门螺杆菌。目前，研究人员已经在甲状腺组织中发现了与 Graves 病相关的逆转录病毒，以及与桥本甲状腺炎相关的人类 T 淋巴细胞白血病 I 型病毒、肠病毒、风疹病毒、腮腺炎病毒、单纯疱疹病毒、EB 病毒和细小病毒等。[13]

这些病毒或细菌真的是引发自身免疫性甲状腺病的罪魁祸首吗？越来越多的人

认为，这些病毒或细菌可能只是靠存在炎症或被免疫攻击的组织生存而已，它们可能只是无辜的"旁观者"。后续研究必须厘清这一问题。但不管病毒是造成组织受损或发炎的罪魁祸首，还是只是在组织受损后聚集在受损组织中，这都是病毒出现在受损组织和发炎区域的一个例子。

Graves 病

人体产生抗体刺激甲状腺，导致 T_4 水平升高，即甲状腺功能亢进，就可能引发 Graves 病。治疗 Graves 病的传统方法是使用会损害甲状腺的药物，目的是让失控的甲状腺停止分泌激素。如果你的症状很严重，比如严重心悸、体重急剧减轻或严重失眠，那么用上述药物治疗是必要的。但很多患者并没有出现这些极端症状，所以我们治疗的重点要放在修复免疫系统、降低体内的抗体水平上，这样患者就无须服用会造成甲状腺损伤的药物了。

Graves 病的症状包括：

- 体重减轻
- 脉搏快
- 眼球突出
- 失眠
- 燥热
- 焦躁不安
- 腹泻
- 易怒
- 心悸

医生或卫生保健人员应做的检测：

- TSH 检测
- 游离 T_4 检测
- 游离 T_3 检测
- TSI 检测
- TSH 受体抗体检测

下列检测指标是 Graves 病的典型指标。

- TSH 值偏低，比如 <0.5 mIU/L，通常更低或检测不到。
- 游离 T_4 值升高，一般 >32.3 pmol/L（2.5 ng/dl）。

- 游离 T_3 值可能正常，但一般 >6.16 pmol/L（4.0 pg/ml）。
- TSI 或 TSH 受体抗体检测结果呈阳性。如二者检测结果均正常，则可以排除患 Graves 病的可能。

你可能只有某项指标超出正常范围，比如游离 T_4 值偏高而 TSH 值正常。这可能只是一个信号，告诉你可能你早就有这方面的问题了。此时正是治疗的好时候，你可以按照书中的方法去做，将疾病扼杀在摇篮中。

桥本甲状腺炎

桥本甲状腺炎，又名慢性自身免疫性甲状腺炎，是一种常见的自身免疫性疾病。患病后，患者的甲状腺会遭到免疫细胞的入侵。临床医生只有在看到患者甲状腺功能减退（甲状腺激素不足）后才会对症治疗，而治疗甲状腺功能减退的传统方法是激素替代疗法。但这种方法针对的只是甲状腺功能减退的问题，并不能解决患者的自身免疫问题。如果你在甲状腺已经受损、开始服用对甲状腺有损的处方药之前就发现自己患有桥本甲状腺炎，不是更好吗？如果你能早发现问题并用本书中的治疗方案进行治疗，就可以在甲状腺功能减退之前阻止免疫系统攻击甲状腺。

记住，我们在谈论桥本甲状腺炎时不可避免地会涉及两个概念：自身免疫和甲状腺功能。桥本甲状腺炎患者的甲状腺功能可能还是正常的，也可能已经减退。无论是哪种情况，患者的症状都是一样的，因此有必要做血液检测加以明确。

桥本甲状腺炎的症状包括：

- 甲状腺变大（甲状腺肿）
- 甲状腺经常发炎，有些人会因此感到喉咙痛
- 疲劳
- 脱发
- 体重增加

医生或卫生保健人员应做的检测：

- TSH 检测
- 游离 T_4 检测
- 游离 T_3 检测
- 抗甲状腺球蛋白抗体和抗甲状腺过氧化物酶抗体检测

甲状腺功能正常的指标

- 抗甲状腺球蛋白抗体或抗甲状腺过氧化物酶抗体水平升高。如果二者均正常，则可以排除患桥本甲状腺炎的可能。

- 如果 TSH 值、游离 T_4 值和游离 T_3 值处于正常水平，则可以排除甲状腺功能减退的可能。在早期，桥本甲状腺炎患者的甲状腺仍然能分泌足够的激素，此时是按照本书中的方案进行治疗的最佳时机。在病情还可控时发现了症结所在并积极治疗，就可以避免甲状腺受损。以下是各项指标的正常值。

  - TSH 值：< 3.0 mIU/L
  - 游离 T_4 值：< 12.9 pmol/L（1.0 ng/dl）
  - 游离 T_3 值：< 4.00 pmol/L（2.6 pg/ml）

甲状腺功能濒临减退的指标

- 抗甲状腺球蛋白抗体或抗甲状腺过氧化物酶抗体水平升高。
- TSH 值：3~4.5 mIU/L
- 游离 T_4 值：< 12.9 pmol/L（1.0 ng/dl）
- 游离 T_3 值：< 4.00 pmol/L（2.6 pg/ml）

如果你的 TSH 值还低于 4.5 mIU/L，则不会被确诊为甲状腺功能减退，但你已经能感觉到甲状腺功能减退了（已经表现出了症状）。此时，你可以花 3 个月的时间来按照本书提供的方案，尤其是下面的方案进行治疗。如果你照做了，或许就不用服用激素了。

甲状腺功能减退的指标

如果你的 TSH 值高于 4.5 mIU/L，则要考虑服用激素。该吃什么药不是本书要讨论的内容，但以我的经验，我不会让桥本甲状腺炎患者服用甲状腺素片（Armour Thyroid）、天然甲状腺素（Naturethroid）之类的药，因为我发现有些人吃了这些药后，抗体水平反而上升了。由于每个人的情况不同，所以如果你的 TSH 值高于 4.5 mIU/L，那么最好和医生讨论一下你该服用哪种处方药。

检测与治疗

无论你患的是 Graves 病还是桥本甲状腺炎，都需要注意以下 3 件事。

- 饮食中不含麸质，因为自身免疫性甲状腺病与乳糜泻有关，即使血液检测或粪便化验结果均显示你没有患乳糜泻。

- 每天补充 200~400 μg 硒，因为硒是保持甲状腺细胞健康和分泌甲状腺激素的必需元素（第三章）。

- 减少汞暴露。由于甲状腺位置特殊，它很容易受到来自口腔的毒素的影响，这是自身免疫性甲状腺病区别于其他自身免疫性疾病的一个重要方面。有研究表明，银汞合金填充物（银汞合金填充物对汞过敏者的影响尤其大，因为他们体内会产生针对汞的抗体）、汞暴露和自身免疫性甲状腺病之间存在一定的关联。

　　如果你患有自身免疫性甲状腺病，在按照本书中的治疗方案治疗时，请着重回忆一下自己的汞暴露史。你用银汞合金填充物补牙了吗？如果补了，请让牙医将所有银汞合金填充物取出来。可以登录国际口腔医学与毒理学学会的网站，查看安全去除银汞合金填充物的方法。你是否每周都吃汞含量很高的鱼，比如金枪鱼、旗鱼和智利海鲈？如果是，以后请吃汞含量低的鱼。多摄入硒和 N-乙酰半胱氨酸以提高甲状腺细胞内谷胱甘肽和抗氧化剂的水平，它们的水平会因汞暴露而降低，从而导致甲状腺细胞受损。请翻阅第十二章，接受第二阶段的治疗，至少连续治疗 3 个月，将体内的重金属排出去。最后，你还要找一位整合医学的医生做一下检测。

结 语

现在你已经读到本书的最后几页了，这意味着你即将迎来一段令人兴奋的旅程，因为你的人生轨迹即将改变。无论你是接受了部分治疗，还是已经做完所有的治疗（或者正在接受某项治疗），你都在朝着逆转自身免疫性疾病的目标前进，最终都将过上丰富而充实的生活。我知道带着自身免疫性疾病生活不易，我也知道人在患自身免疫性疾病后情绪如过山车般起伏不断，总是充满挫折感，这些我都知道，因为我也经历过。

我也曾被确诊患自身免疫性疾病，我的医生也告诉我生活会因此发生改变，并且我也体会过这种变化。但我没有接受自己的免疫功能无法恢复这一说法，而是不断鼓舞和激励自己，开辟一条让自己康复的道路。我的直觉和从医经验告诉我，我可以找到更好的方法，并且一旦找到了，我要公之于全世界。后来，一个又一个患者带着医生的诊断书来找我，他们被告知要终身服用处方药、终身与疼痛相伴。他们的医生还劝他们学会习惯这种生活方式，因为这以后就是他们的常态。但我不一样。我努力指导每一位来就诊的患者，因为他们不想那样生活，我也不希望他们那样生活。

我写这本书的初衷就是不想你也过那样的生活！我积极地分享自己的经验，希望千千万万的患者能够摆脱自身免疫性疾病的困扰，并且把患病看作改善自己生活的契机。照顾好自己、让免疫系统恢复健康是一段漫长的旅程。这也是我每天在走的路。你将发现这段旅程越走越轻松。生命有起有落，但你从不孤单，这也是我写本书的原因。我的目标是为你带去希望并提供解决问题的答案。我希望带给你力量，让你重新掌控自己的健康，得到应有的照顾。我还希望你能掌控自己的人生，因为我知道，如果我们做了自己该做的事，不仅有益于自己，还有益于朋友、家人，乃至全世界。

你不能再拖下去了。你不能指望政府或医疗机构出台什么政策或帮你改善生活的环境。在解决自身免疫性疾病的道路上，除了你自己，没有人能帮到你。如果你希望掌控自己的健康，现在就要做出改变。虽然本书涵盖的信息很多，且你照着书中的方案治疗的话要付出很多努力，但不要被困难吓倒。慢慢来，按照自己的节奏去做，因为这不是一场冲刺跑，而是马拉松。

有句名言说得好：千里之行，始于足下。我很高兴你选择和我一起迈出征程的第一步。我相信如果你照着书里的方案做了，一定可以痊愈。你一定可以的，我相信你！

苏珊·布卢姆

致　谢

写这样一本书一直是我想做的事。感谢我的搭档米歇尔·本德，有了她，这段写作经历变得没那么痛苦，我们有节奏地工作，相互传送各章节的内容。感谢我的经纪人贾尼斯·多诺，他在我开始写书时为我提供了不少有益的建议与指导。感谢出版人苏珊·莫尔多，她和编辑惠特尼·弗里克听了我的阐述后立即就明白了我想写的内容的重要性。感谢惠特尼，是他的幽默、激情和许多好建议助我写出了这本我们希望能够帮助数百万人的书。

感谢我的所有病人，是他们让我明白写这本书的重要性。我希望自己能将功能医学的相关知识介绍给所有受慢性病折磨的人。说起这本书，还得追溯到一个简单的医疗实践（成百上千的人因此得到了帮助），那时我就意识到我的想法是正确的，因为在我的努力下，那些被宣告患"不治之症"的人病情都有所好转。

当然，如果没有我在功能医学研究院的同事和老师，我也无法像现在这样行医。杰弗里·布兰德博士、马克·海曼医学博士、大卫·琼斯医学博士、乔尔·埃文斯医学博士、大卫·珀尔马特医学博士，帕特里克·哈纳韦医学博士和丹·卢卡谢医学博士为我和其他许多人打开了功能医学的大门。我还要向我的朋友兼同事阿德里娅·罗思柴尔德致谢，感谢她和我一起踏上了这条路，也感谢她在"以食代药"这部分做的评述和反馈。

我要特别感谢马克·海曼邀请我作为"疾病侦探"出席《奥兹医生秀》这档电视节目。我还要感谢当初与我合作的许多制片人和医学博士穆罕默德·奥兹，是他们让我有了上节目的机会。

除了功能医学，我在生活和工作中多年以来一直与心身医学中心保持着密切联系。我永远感激我的伟大导师兼朋友詹姆斯·戈登医学博士。心身医学中心的老师都是我的好朋友，是他们塑造了今天的我、见证了我的成长。感谢凯西·法拉、林达·瑞斯米尔、杰罗尔·基梅尔、埃米·希纳、凯尔西·梅内汉、托尼·班克斯顿、克莱尔·惠勒、莫妮克·克拉斯、德布拉·卡普兰、洛拉·马茨、鲍勃·巴克利和团队里帮助我成长的其他成员。另外，特别感谢吉姆和埃米，他们为第五章的内容提供了反馈意见。感谢乔·库珀在我将心身医学中心的"以食代药"的理念融入布卢姆康复中心的实践和本书中时所提供的帮助。我知道在这里我还要感谢其他很多人，但限于篇幅，不再一一具名。他们都是我的前辈，我很庆幸自己能够成为其中的一员。

两年前，为实现心中的梦想，我迈出了一大步，创立了布卢姆康复中心。康复中心由功能医学诊所和生活指导中心组成。生活指导中心下设一座烹饪学校和一间冥想室。我的团队成员富有奉献精神，给了我不少帮助，我对我们在这段时间里取得的成绩感到感激和惊讶。此书就是我们所从事的事业和所学的知识的延伸。感谢我忠诚的助手萨布丽娜·德·格雷戈里奥，她从一开始就陪在我身边，与我风雨同舟，从不动摇。我还要感谢我的临床医生兼医疗事务顾问、家庭执业护士伊丽莎白·格雷格。感谢我的烹饪总监马蒂·沃尔夫森，本书中的营养食谱全靠他。感谢媒体和品牌总监达娜·爱泼斯坦，从一开始就为我提供指导。感谢我团队里的其他人，包括贝尔纳黛特·瓦西奇、玛丽·贝丝·韦斯纳、伊丽莎白·贝耶尔和加里·戈德曼，是他们在我有需要的时候挺身而出，以各种可能的方式支持我，我对他们的感激之情无以言表。

这本书的写作离不开我身边所有人的支持。创立布卢姆康复中心和完成这本书一直是我的梦想。如果没有家人的支持，这一切都不可能实现。我先要感谢我的丈夫布鲁斯，我每前进一步，他都为我加油打气。他不仅在资金和商业计划上为我提供帮助，还容忍我在办公室里埋头写作来度过无数个周末。他是我最忠实的粉丝，一直向身边的人宣传进行天然饮食的好处，并且坚定不移地站在我的身边。我还要感谢我的儿子杰里米、科里，尤其是埃弗里，我写这本书的时候，埃弗里还住在家里。在我因这个庞大的项目分身乏术时，他从来没有抱怨过。埃弗里，我知道你对家里的饮食并不太满意，但总有一天你会感谢我的！

我将永远感激我的婆婆卡萝尔·布卢姆，是她设计并建造了布卢姆康复中心，还给我提供了宝贵的建议。感谢我的妹妹辛迪·康罗伊，她同时也是我的首席财务官和首席商业合伙人。感谢我的妹夫大卫·本德，是他细化了布卢姆康复中心的一切。感谢我的侄子亚当，他是我团队里的重要成员，主要负责网站建设工作。感谢基思·沃纳从一开始就帮助我。感谢我的父母芭芭拉·斯潘顿和唐纳德·斯潘顿、我的兄弟姐妹黛安娜和安德鲁、我的弟媳安妮塔、姐夫耶尔·罗以及小叔子莫特·布卢姆医学博士。有这样一个家庭为我提供各方面的支持，没有谁比我更幸运了。我需要感谢的人太多太多。你要知道，众多支持我的人也都支持你。

参考文献

第一章　自身免疫性疾病

[1] Fourth National Report on Human Exposure to Environmental Chemicals. Centers for Disease Control. www. cdc.gov/exposurereport/pdf/Fourthreport_Executive Summary.pdf.

第二章　食物与自身免疫性疾病

[1] Anna Sapone et al. Spectrum of gluten-related disorders: consensus on new nomenclature and classification. *BMC Medicine* 2012;10:13.

[2] William Davis, M.D. *Wheat Belly: Lose the Wheat, Lose the Weight, and Find Your Path Back to Health.* Rodale books, 2011.

[3] L. Paimela et al. Gliadin immune reactivity in patients with rheumatoid arthritis. *Clin Exp Rheumatol* 1995 sep–Oct;13(5):603–607.

[4] Amy C. Brown. Gluten sensitivity: problems of an emerging condition separate from celiac disease. *Expert Rev Gastroenterol Hepatol* 2012;6(1):43–55.

[5] Yolanda Gonzalez et al. High glucose concentrations induce TNF-alpha production through the down-regulation of CD33 in primary human monocytes. *BMC Immunology* 2012;13:19, DOI: 10.1186/1471-2172-13-19.

[6] Olaf Adam et al. Anti-inflammatory effects of a low arachidonic acid diet and fish oil in patients with rheumatoid arthritis. *Rheumatol Int* 2003;23:27–36, DOI 10.1007/ s00296-002-0234-7.

[7] Deborah Rothman, Pamela DeLuca, and Robert B. Zurier. Botanical lipids: effects on inflammation, immune responses and rheumatoid arthritis. *Semi Arthritis Rheu* 1995 Oct; 25(2): 87–96.

[8] Emeir M Duffy et al. The clinical effect of dietary supplementation with omega-3 fish oils and/ or copper in systemic lupus erythematosus. *J Rheumatol* 2004;31:1551–1556.

[9] D. J. Birmingham et al. Evidence that abnormally large seasonal declines in vitamin D status may trigger SLE flare in non–African Americans. *Lupus* 2012;21(8):855–864.

[10] Joost Smoldersa et al. Vitamin D as an immune modulator in multiple sclerosis, a review. *J Neuroimmunol* 2008;194:7–17.

[11] A. Vasquez, G. Manso, and J. Cannell. The clinical importance of vitamin D (cholecalciferol): a paradigm shift with implications for all healthcare providers. *Altern Ther Health Med* 2004; 10:28–36.

[12] Anna Velia Stazi and Biagino Trinti. Selenium status and over-expression of interleukin-15 in celiac disease and autoimmune thyroid diseases. *Ann Ist Super Sanita* 2010; 46(4):389–399, DOI: 10.4415/Ann_10_04_06.

[13] Diana Stoye et al. Zinc aspartate suppresses T cell activation in vitro and relapsing experimental autoimmune encephalomyelitis in SJL/J mice. *Biometals*, DOI 10.1007/ s10534-012-9532-z.

[14] Dayong Wu et al. Green tea EGCG, T cells, and T cell-mediated autoimmune diseases. *Mol Aspects Med* 2012;33:107–118.

[15] Carmen P. Wonga et al. Induction of regulatory T cells by green tea polyphenol EGCG. *Immunol Lett* 2011;139:7–13.

第五章　压力与自身免疫性疾病

[1] Susan J. Torres and Caryl A Nowson. Relationship between stress, eating behavior, and obesity. *Nutrition* 2007;23:887–894.

[2] Linda Witek-Janusek et al. Psychological stress, reduced NK cell activity, and cytokine dysregulation in women experiencing diagnostic breast biopsy. *Psychonacroen- docrinology* 2007;32:22–35.

[3] Mirjana Dimitrijevic et al. End-point effector stress mediators in neuroimmune interactions: their role in immune system homeostasis and autoimmune pathology. *Immunol Res*, DOI 10.1007/s12026-012-8275-9.

[4] M. Skamagas and E. B. Geer. Autoimmune hyperthyroidism due to secondary adrenal insufficiency: resolution with glucocorticoids. *Endocr Pract* 2011 Jan–Feb;17(1):85–90.

[5] Michelle A. Petri et al. Effects of prasterone on corticosteroid requirements of women with systemic lupus erythematosus. *Arthritis Rheum* 2002 Jul;46(7):1820–1829.

[6] A. Booji et al. Androgens as adjuvant treatment in postmenopausal female patients with rheumatoid arthritis. *Ann Rheum Dis* 1996;55:811–886.

[7] M. Lyte, L. Vulchanova, and D. R. Brown. Stress at the intestinal surface: catechol- amines and mucosa-bacteria interactions. *Cell Tissue Res* 2011 Jan;343(1):23–32.

[8] Femke Lutgendorff, Louis M. A. Akkermans, and Johan D. söderholm. The role of microbiota and probiotics in stress-induced gastrointestinal damage. *Curr Mol Med* 2008;8:282–298.

[9] Y. Tache and S. Brunnhuber. From Hans Selye's discovery of biological stress to the identification of corticotropin-releasing factor signaling pathways: implication in stress-related functional bowel diseases. *Ann N Y Acad Sci* 2008 Dec;1148:29–41

第六章　压力自我评估手册

[1] C. Potagas et al. Influence of anxiety and reported stressful life events on relapses in multiple sclerosis: a prospective study. *Multiple Sclerosis* 2008;14:1262–1268.

第八章　消化道与自身免疫性疾病

[1] Lauren Steele. Lloyd Mayer, and M. Cecilia Berin. Mucosal immunology of tolerance and allergy in the gastrointestinal tract. *Immunol Res*, DOI 10.1007/s12026-012-8308-4.

[2] Denise Kelly, Shaun Conway, and Rustam Aminov. Commensal gut bacteria: mechanisms of immune modulation. *Trends Immunol* 2005 Jun;26(6).

[3] Laurence Macia et al. Microbial influences on epithelial integrity and immune function as a basis for inflammatory diseases. *Immunol Rev* 2012 Jan;245(1):164–76, DOI: 10.1111/j.1600-065X.2011.01080.x.

[4] Hsin-Jung Wu and Eric Wu. The role of gut microbiota in immune homeostasis and autoimmunity. *Gut Microbes* 2012 Jan–Feb;3(1):1–11.

[5] S. Grenham et al. Brain-gut-microbe communication in health and disease. *Front Physiol* 2011;2:94.

[6] Graham A. W. Rook. Hygiene hypothesis and autoimmune diseases. *Clin Rev Allerg Immu* 2012 Feb;42(1):5–15, DOI: 10.1007/s12016-011-8285-8.

[7] J. Thorens et al. Bacterial overgrowth during treatment with omeprazole compared with cimetidine: a prospective randomised double blind study. *Gut* 1996 Jul;39(1):54–59.

[8] Christophe E. M. De Block, Ivo H. De Leeuw, and Luc F. Van Gaal. Autoimmune gastritis in type 1 diabetes: a clinically oriented review. *J Clin Endocrinol Metab* 2008;93:363–371.

[9] M. Lyte, L. Vulchanova, and D. R. Brown. Stress at the intestinal surface: catechol- amines and mucosa-bacteria interactions. *Cell Tissue Res* 2011 Jan;343(1):23–32.

[10] Femke Lutgendorff, Louis M. A. Akkermans, and Johan D. Söderholm. The role of microbiota and probiotics in stress-induced gastro-intestinal damage. *Curr Mol Med* 2008;8:282–298.

[11] Francisco Guarner, et al. World Gastroenterology Organisation global guidelines probiotics and prebiotics October 2011. *J Clin Gastroenterol* 2012 Jul;46(6).

[12] Saranna Fanning et al. Bifidobacterial surface-exopolysaccharide facilitates commensal-host

interaction through immune modulation and pathogen protection. *PNAS* 2012 Feb 7;109(6), DOI: 10.1073/pnas.1115621109.

[13] A. Fasano. Leaky gut and autoimmune diseases. *Clin Rev Allergy Immunol* 2012 Feb; 42(1): 71–78.

[14] Linda chia-Hui Yu et al. Host-microbial interactions and regulation of intestinal epithelial barrier function: from physiology to pathology. *World J Gastrointest Patho- physiol* 2012 Feb 15;3(1):27–43.

[15] Katherine R. Groschwitz and Simon P. Hogan. Intestinal barrier function: molecular regulation and disease pathogenesis. *J Allergy Clin Immunol* 2009;124:3–20.

第十一章　肝脏与环境毒素

[1] Centers for Disease Control. Fourth National Report on Human Exposure to Environmental chemicals. www.cdc.gov/exposurereport/pdf/Fourthreport_Executive Summary.pdf.

[2] Environmental Working Group. Human Toxome Project, Mapping the Pollution in People. www.ewg.org/sites/humantoxome.

[3] United States Environmental Protection Agency, Toxics Release Inventory Program. www.epa.-gov/TRI.

[4] Lyn Patrick. Mercury toxicity and antioxidants: part I: role of glutathione and alpha-lipoic acid in the treatment of mercury toxicity. *Altern Med Rev* 2002;7(6):456–471.

[5] Campaign for Safe Cosmetics. Lead in lipstick. http://safecosmetics.org/article.php?id=223.

[6] Environmental Working Group. Skin Deep Cosmetics Database. www.ewg.org/ skindeep.

[7] Environmental Working Group. Bisphenol A. www.ewg.org/chemindex/chemicals/ bisphenolA.

[8] Environmental Working Group. Pharmaceuticals pollute tapwater. www.ewg.org/ node/26128.

[9] Ahmad Movahedian Attar et al. Serum mercury level and multiple sclerosis. *Trace Elem Res* 2012;146:150–153.

[10] A. Fulgenzi et al. A case of multiple sclerosis improvement following removal of heavy metal intoxication: lessons learnt from Matteo's case. *Biometals* 2012 Jun;25(3):569–576.

[11] Gilbert J. Fournié et al. Induction of autoimmunity through bystander effects: lessons from immunological disorders induced by heavy metals. *J Autoimm* 2001;16:319–326.

[12] Benjamin Rowley and Marc Monestier. Review:mechanisms of heavy metal-induced autoimmunity. *Mol Immunol* 2005;42:833–838.

[13] Glinda S. Cooper et al. Occupational risk factors for the development of systemic lupus erythematosus. *J Rheumatol* 2004;31:1928–1933.

[14] J. F. Nyland et al. Biomarkers of methylmercury exposure immunotoxicity among fish consumers in Amazonian Brazil. *Environ Health Perspect* 2011 Dec;119(12):1733–1738.

[15] F. C. Arnett et al. Urinary mercury levels in patients with autoantibodies to U3-RNP (fibrillin). *J Rheumatol* 2000 Feb;27(2):405–410.

[16] Carolyn M. Gallagher and Jaymie R. Meliker. Mercury and thyroid autoantibodies in U.S. women, NHANES 2007–2008. *Environ Int* 2012;40:39–43.

[17] L. Tomljenovic and C. A. Shaw. Mechanisms of aluminum adjuvant toxicity and autoimmunity in pediatric populations. *Lupus* 2012;21:223–230.

[18] Cecilia Chighizola and Pier Luigi Meroni. The role of environmental estrogens and autoimmunity. *Autoimmun Rev* 2012;11:A493–A501.

[19] Aisha Lateef and Michelle Petri. Hormone replacement and contraceptive therapy in autoimmune diseases. *J Autoimmun* 2012 May;38(2–3):J170–J176.

[20] Christine G. Parks. Insecticide use and risk of rheumatoid arthritis and systemic lupus erythematosus in the Women's Health Initiative Observational Study. *Arthritis Care Res* 2011 Feb;63(2):184–194, DOI 10.1002/acr.20335.

[21] T. E. McAlindon et al. Indole-3-carbinol in women with SLE: effect on estrogen metabolism and disease activity. *Lupus* 2001;10:779–783.

[22] Yi Wang et al. An investigation of modifying effects of metallothionein single-nucleotide polymorphisms on the association between mercury exposure and biomarker levels. *Environ Health Perspect* 2012 April;120(4):530–534.

[23] T. Uchikawa et al. Chlorella suppresses methylmercury transfer to the fetus in pregnant mice. *J Toxicol Sci* 2011 Oct;36(5):675–680.

[24] G. Park et al. Coriandrum sativum L. protects human keratinocytes from oxidative stress by regulating oxidative defense systems. *Skin Pharmacol Physiol* 2012;25:93–99.

[25] [No authors listed]. DMSA. *Altern Med Rev* 2000 Jun;5(3):264–267.

[26] F. Bamonti et al. Metal chelation therapy in rheumatoid arthritis: a case report. successful management of rheumatoid arthritis by metal chelation therapy. *Biometals* 2011 Dec; 24(6): 1093–1098.

第十四章　感染与自身免疫性疾病

[1] M. Larsen et al. Exhausted cytotoxic control of Epstein-Barr virus in human lupus. *Plos Pathog* 2011 Oct;7(10):e1002328.

[2] F. A. Luque and S. L. Jaffe. Cerebrospinal fluid analysis in multiple sclerosis. *Int Rev Neurobiol* 2007;79:341–56.

[3] Siddharama Pawate and Subramaniam Sriram. The role of infections in the pathogenesis and course of multiple sclerosis. *Ann Indian Acad Neurol* 2010 Apr–Jun; 13(2):80–86.

[4] H. Lassmann et al. Epstein-Barr virus in the multiple sclerosis brain: a controversial issue—

report on a focused workshop held in the Centre for Brain Research of the Medical University of Vienna, Austria. *Brain* 2011 sep;134(Pt 9):2772–2786.

[5] Joost Smoldersa et al. Vitamin D as an immune modulator in multiple sclerosis, a review. *J Neuroimmunol* 2008;194:7–17.

[6] Brian D. Poole et al. Epstein-Barr virus and molecular mimicry in systemic lupus erythematosus. *Autoimmunity* 2006 Feb;39(1):63–70.

[7] Michael P. Pender, Review article: CD8+ T-cell deficiency, Epstein-Barr virus infection, vitamin D deficiency, and steps to autoimmunity: a unifying hypothesis. *Autoimmune Dis* 2012, DOI: 10.1155/2012/189096.

[8] Taha Rashid and Alan Ebringer. Autoimmunity in rheumatic diseases is induced by microbial infections via crossreactivity or molecular mimicry. *Autoimmune Dis* 2012, DOI:10.1155/2012/539282.

[9] Nathalie Balandraud, Jean Roudier, and Chantal Roudier. Epstein-Barr virus and rheumatoid arthritis. *Autoimmunity Rev* 2004;3:362–367.

[10] Barbara L. Goldstein et al. Epstein-Barr virus serologic abnormalities and risk of rheumatoid arthritis among women. *Autoimmunity*, 2012 Mar;45(2):161–168.

[11] Clio P. Mavragani et al. Endocrine alterations in primary sjögren's syndrome: An overview. *J Auto-immunity* 2012, DOI: 10.1016/j.jaut.2012.05.011.

[12] Eric Toussirot and Jean Roudier. Epstein-Barr virus in autoimmune diseases. *Best Pract Res Cl Rh* Vol. 22, 2008;22(5):883–896, DOI: 10.1016/j.berh.2008.09.007.

[13] Rachel Desailloud and Didier Hober. Viruses and thyroiditis: an update. *Virology J* 2009;6:5.

附录 I 有用的书籍

- *BlumKitchen Nutrition Guide and Cookbook,* www.immuneprogram.com
- *Clean Start* and *Clean Food* by Terry Walters
- *Healing with Whole Foods* by Paul Pitchford
- *How to Cook Everything Vegetarian* by Mark Bittman
- *Vegetarian Cooking for Everyone* by Deborah Madison
- *Nourishing Traditions* by sally Fallon
- *The Blood Sugar Solution* by Mark Hyman
- *The Body Ecology Diet* by Donna Gates
- *The China Study* by T. Colin Campbell
- *Primal Body, Primal Mind* by Nora T. Gedgaudas
- *The Slow Down Diet* by Marc David
- *The Whole-Food Guide to Strong Bones* by Annemarie Colbin, Ph.D.
- *Wheat Belly* by William Davis, M.D.
- *10 Simple Solutions to Stress* by Claire Michaels Wheeler, M.D., Ph.D.
- *Unstuck: Your Guide to the Seven-Stage Journey Out of Depression* by James S. Gordon, M.D.
- *50 Ways to Soothe Yourself Without Food* by Susan Albers, Psy.D.
- *Flip the Switch: 40 Anytime, Anywhere Meditations in 5 Minutes or Less* by Eric Harrison
- *Guided Imagery for Self-Healing* by Martin L. Rossman, M.D.

- *I Can Do It* by Louise L. Hay

- *Why People Don't Heal and How They Can* by Carolyn Myss, Ph.D.

附录II 营养补充剂和草本制剂

以下是我在布卢姆康复中心给患者开的一些营养补充剂和草本制剂，它们可以帮助你修复免疫系统。下面的产品都是我比较熟悉的，因此推荐给你，虽然市面上还有一些不错的产品。*

第二章 食物与自身免疫性疾病

抗氧化剂与免疫支持产品

产品	生产商
Ultra Potent C	Metagenics
Stellar C	Designs for Health
E Complex	Metagenics
Zinc Picolinate	Thorne
Selenium Picolinate	Thorne
Vitamin D3 2000	Xymogen
Vitamin D3 1000	Metagenics
Vitamin D3 5000	Metagenics
Bio-D-Emulsion Forte	Biotics
Oxygenics	Metagenics

---

* 请遵医嘱服用。——编者注

产品	生产商
Silymarin (Milk Thistle)	Designs for Health, Metagenics
EGCG	Designs for Health
Celapro	Metagenics
GlutaClear	Metagenics
N-acetyl cysteine (NAC)	Designs for Health
Detox Antioxidants	Designs for Health
Lipoic Acid Supreme	Designs for Health
ALAmax (Extended Release Lipoic Acid)	Xymogen
Fish Oil High Concentrate Liquid	Pharmax
Fish Oil EPA /DHA 720	Metagenics
GLA Forte	Metagenics
ProEFA Liquid	Nordic Naturals
Immune and Antioxidant Packets	Blum Center for Health
蛋白饮品	
Immune Support Powder	Blum Center for Health
BioPure Whey	Metagenics

第五章　压力与自身免疫性疾病

产品	生产商
Adreset	Metagenics
Adrenal Support	Blum Center for Health
Cortico B5B6	Metagenics
AdreCor	Neuroscience
Cortisol Manager	Integrative Therapeutics
DHEA	Vital Nutrients
Serenagen	Metagenics
MyoCalm P.M.	Metagenics
Somnolin	Metagenics

第九章 消化道自我评估手册

消化道修护补充剂

产品	生产商
Complete Digestion Support	Blum Center for Health
Enzyme Support	Blum Center for Health
GastrAcid	Xymogen
Vital-Zymes Complete	Klaire Labs
Iberogast	Medical Futures, Inc

肠道生态失调补充剂

产品	生产商
GI Cleansing Herbs	Blum Center for Health
A.D.P. Oregano	Biotics
Formula SF722	Thorne
GI Microb-X	Designs for Health
Tricycline	Allergy Research Group
CandiBactin BR and AR	Metagenics

益生菌与益生元

产品	生产商
Flora Support	Blum Center for Health
Ther-Biotic Complete	Klaire Labs
Ultra Flora IB	Metagenics
Ultra Flora Plus DF Capsules	Metagenics
Sacharomyces Boulardii	Klaire Labs
BiotaGen	Klaire Labs
Endefen	Metagenics
蛋白饮品	
GI Support Protein Powder	Blum Center for Health
Immune Support Protein Powder	Blum Center for Health

肠黏膜修护补充剂

产品	生产商
DGL Chewable Licorice	Natural Factors
GI Lining Support Capsules	Blum Center for Health
GI Revive Capsules	Vital Nutrients
GI Protect Powder	Xymogen
Glutagenics Powder	Metagenics
Glutamine Powder and Capsules	Xymogen, Designs for Health, Throne
IgG 2000 Powder and Capsules	Xymogen
蛋白饮品	
GI Repair Protein Powder	Blum Center for Health
UltraInflam X Protein Powder	Metagenics

第十二章　肝脏自我评估手册

排毒补充剂

产品	生产商
AdvaClear	Metagenics
Silymarin	Metagenics, Designs for Health
Amino D-Tox	Klaire Labs
DIM-Avail	Designs for Health
BroccoProtect	Designs for Health
Methyl-Guard Plus	Thorne
Methyl Protect	Xymogen
Intrinsi B12 Folate	Metagenics
Modified Citrus Pectin Powder	Thorne
Liver Protect	Xymogen
MetalloClear	Metagenics
Chelex	Xymogen
GlutaClear	Metagenics
LV-GB Complex	Designs for Health
N-Acetyl Cysteine	Designs for Health

产品	生产商
Detox Booster	Blum Center for Health
Daily Detox Support	Blum Center for Health
Detox Fiber Blend	Blum Center for Health
蛋白饮品	
UltraClear Plus	Metagenics
I5	Xymogen
PaleoCleanse	Designs for Health
MeDiclear	Thorne
Liver Support Powder	Blum Center for Health

附录III　健康饮食和购物清单

人们常常会对应该吃些什么感到困扰。我们建议你在修复完免疫系统后，多注意自己的饮食。

饮食小贴士

- 尽量不要吃加工食品，包括无麸质的加工食品。

- 多喝汤，多吃沙拉和鸡肉。最明智的做法是多准备一些食物放在手边，以免饥饿难耐时吃一些不该吃的食物。

- 善用剩余食物。

- 少食多餐。虽然很多人按照本书的方案做后体重减轻了，但我们并不建议低热量饮食。

- 维持血糖稳定很重要，外出时随身携带坚果零食包。

- 如果你发现自己对一些食物敏感，即使这些食物有益于修复免疫系统，也请避免食用。

- 多吃彩色蔬菜（每天 5~7 份）和水果（每天 2~3 份）。牢记这一建议，并尝试每天吃一种排毒蔬菜和含类胡萝卜素的蔬菜。

- 吃没有喷洒农药的有机果蔬。

- 吃不含激素和抗生素的家禽肉和草饲羔羊肉。

- 如果你是素食主义者，请确保自己能从豆类和谷物，比如大米、藜麦、红苋菜、苔麸、小米和 100% 荞麦中获取足够的蛋白质。

• 饮用大量纯净水来帮助身体排毒。

购物清单

我们建议你从下列购物清单中挑选食材，加粗标记的食材是非常好的排毒剂——建议你每天食用。

水果

类黄酮: 排毒、抗氧化、抗癌	**蓝莓** **黑莓** 樱桃 蔓越莓（鲜果） 无花果（鲜果） 醋栗 红葡萄 李子 **石榴** 西梅 **树莓** **草莓**
类胡萝卜素: 增强免疫力	牛油果 杏子（鲜果） 哈密瓜 芒果 油桃 木瓜 水蜜桃 柿子 西瓜
柑橘类: 抗氧化	**葡萄柚** 金橘 柠檬 酸橙 橘子
其他水果	苹果 香蕉 奇异果 梨 菠萝

蔬菜

（如果你患有关节炎，请避开用斜体标记的食物）

十字花科蔬菜：排毒	芝麻菜 青江菜 西蓝花 花椰菜 西洋菜薹 花椰菜芽 汤菜 卷心菜 羽衣甘蓝 绿叶甘蓝 苤蓝 芥菜 白菜 萝卜 瑞士甜菜 芜菁甘蓝 西洋菜
类胡萝卜素：增强免疫力	甜菜 胡萝卜 南瓜 菊苣 *红甜椒* 生菜 菠菜 红薯 番茄（鲜果） 番茄酱 笋瓜（奶油南瓜、橡子南瓜、得力卡特南瓜、金丝瓜） 山药
葱属蔬菜：排毒	韭黄 大蒜 大葱 洋葱 青葱 红葱头

其他蔬菜

（如果你患有关节炎，请避开用斜体标记的食物）

洋蓟	蘑菇
芦笋	秋葵
牛蒡	欧防风
芹菜	豌豆
黄瓜	*土豆*
茄子	**海洋蔬菜——海藻、海带**
茴香	西葫芦
绿豆	
豆薯	

谷物类（无麸质）

谷粒苋	无麸质燕麦
100%荞麦	藜麦
小米	大米——糙米、野生米
燕麦糠	苔麸

豆类

赤小豆	利马豆
黑豆	绿豆
鹰嘴豆	花豆
小扁豆	豌豆

坚果和种子类

（包括相关油脂）

杏仁	芝麻（芝麻酱）
腰果仁	葵花子
南瓜子	胡桃

肉类和鱼类

（请选择汞含量低的鱼，有机、草饲、无激素、无抗生素的肉类）

黑海鲈	罗非鱼（美国）
鸡肉	鳟鱼
羊肉	火鸡
罐装淡金枪鱼	白鲑鱼
沙丁鱼	野生三文鱼
扇贝	鲷目鱼

动物奶替代品

杏仁奶 椰奶 榛子奶	燕麦奶 米乳

油脂（冷压）

杏仁油 芥花油 椰子油 亚麻籽油 橄榄油	南瓜子油 红花籽油 芝麻油 葵花子油 胡桃油

饮品

花草茶 蔬菜汁	天然泉水

调味品或辅料

罗勒 黑胡椒 香菜叶 肉桂 小茴香 蒲公英 莳萝 干黄芥末 **大蒜** 姜 芥末（加苹果醋）	肉豆蔻 营养酵母 牛至 **欧芹** 香草精 **迷迭香** 无盐草本混合物 龙蒿草 百里香 姜黄

甜味剂（少量）

蜂蜜 枫糖浆 糖蜜	大米糖浆 甜菊糖

附录IV　具排毒疗效的抗炎小食

- 芹菜胡萝卜鹰嘴豆泥（除了鹰嘴豆，还可以用其他豆子制作，比如白豆或利马豆）
- 坚果、坚果酱
- 橄榄
- 日本毛豆
- 用椰奶制成的开菲尔酸奶，原味，加浆果
- 火鸡紫菜卷（也可以将紫菜替换成生菜或甘蓝）
- 水果——苹果、梨、浆果
- 生食蔬菜，或清蒸蔬菜
- 杏仁松饼配蓝莓或苹果
- 葵花子、南瓜子和亚麻籽
- 无麸质燕麦，加一大匙蛋白粉
- 无麸质薄脆饼干，或者用鹰嘴豆、中东芝麻酱、牛油果酱（或坚果酱）制作的米饼、米糕
- 椰奶奶昔
- 加果干、椰丝的混合坚果
- 清蒸蔬菜配芝麻酱
- 自制豆酱
- 水果搭配坚果或坚果酱
- 无麸质格兰诺拉燕麦片，配发酵椰奶、椰奶或杏仁奶
- 全食物能量棒，搭配坚果和水果